臨床思考を踏まえる
理学療法プラクティス

極める
変形性膝関節症の
理学療法

常任編集
斉藤秀之 医療法人社団筑波記念会
加藤 浩 九州看護福祉大学大学院

保存的および術後理学療法の
評価とそのアプローチ

ゲスト編集
山田英司 総合病院回生病院関節外科センター

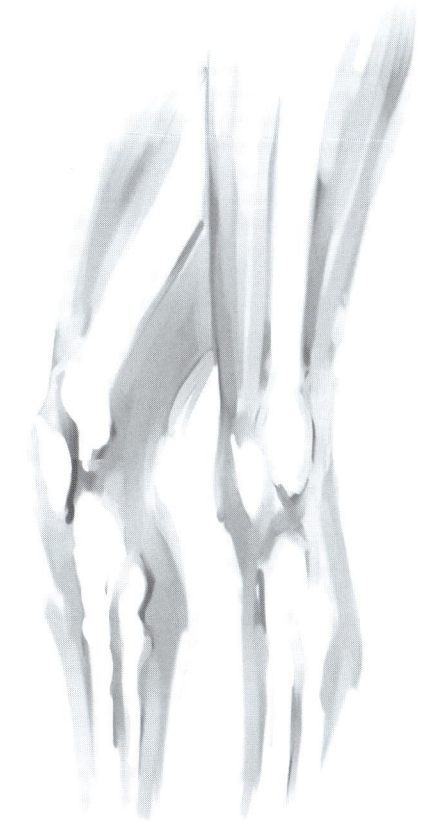

文光堂

常任編集

斉藤　秀之	医療法人社団筑波記念会リハビリテーション事業統括
加藤　浩	九州看護福祉大学大学院看護福祉学研究科教授

ゲスト編集

山田　英司	総合病院回生病院関節外科センター附属理学療法部部長

執　筆（執筆順）

嶋田誠一郎	福井大学医学部附属病院リハビリテーション部主任
森田　伸	香川大学医学部附属病院リハビリテーション部副技師長
小澤　淳也	広島国際大学総合リハビリテーション学部リハビリテーション学科准教授
中宿　伸哉	吉田整形外科病院リハビリテーション科科長
岡崎　大資	徳島文理大学保健福祉学部理学療法学科准教授
田中　亮	広島国際大学総合リハビリテーション学部リハビリテーション学科講師
森　正樹	香川大学医学部附属病院整形外科病院助教
真柴　賛	香川大学医学部附属病院整形外科講師
木藤　伸宏	広島国際大学総合リハビリテーション学部リハビリテーション学科准教授
田中　聡	県立広島大学保健福祉学部理学療法学科教授
礒脇　雄一	溝口整形外科リハビリテーション科科長
野尻　圭悟	福岡リハビリテーション病院リハビリテーション部運動器主任
山田　英司	総合病院回生病院関節外科センター附属理学療法部部長
田中　創	九州医療スポーツ専門学校理学療法学科 九州医療スポーツクリニック副院長
板東　正記	香川大学医学部附属病院リハビリテーション部
徳田　一貫	森整形外科リハビリテーション科
榎　勇人	徳島文理大学保健福祉学部理学療法学科准教授
西上　智彦	甲南女子大学看護リハビリテーション学部理学療法学科准教授
多々良大輔	福岡志恩病院リハビリテーション部部長
刈谷　友洋	四万十市立市民病院理学療法室
長田　優	おか整形・リハビリクリニックリハビリテーション科主任
井野　拓実	北海道科学大学保健医療学部理学療法学科助教
吉田　俊教	悠康会函館整形外科クリニック
内田　茂博	広島国際大学総合リハビリテーション学部リハビリテーション学科助教
森口　晃一	済生会八幡総合病院リハビリテーション技術科
田仲　勝一	香川大学医学部附属病院リハビリテーション部
福田　航	総合病院回生病院関節外科センター附属理学療法部主任
折尾　龍作	鮫島整形外科病院リハビリテーション科
松尾　篤	畿央大学健康科学部理学療法学科教授
前田真依子	森整形外科リハビリテーション科

序

「臨床思考を究めて，理学療法を極める！」

　大規模なコホート研究によると，本邦における変形性膝関節症の患者数は約2,500万人と推定されており，変形性膝関節症で苦しんでいる国民に対して，理学療法という手段を用いて貢献することは，理学療法士に与えられた宿命である．変形性膝関節症に対する治療ガイドラインもいくつか報告されているが，変形性膝関節症という大きなカテゴリーで捉えたガイドラインでは，さまざまな病態や症状を呈する個々の患者に対応することは，現段階では困難である．今後，変形性膝関節症をサブグループ化し，病態や症状で分類した小さなカテゴリーでエビデンスを構築していくことが重要である．

　本書では，変形性膝関節症に対する理学療法を保存的理学療法と術後理学療法に分け，さらにさまざまな視点からの治療戦略について述べている．運動器疾患に対する理学療法では，症状を呈している部分のみではなく，全身を評価し，治療していくことが重要であることは周知のことである．変形性膝関節症においても，結果として膝関節に加わるメカニカルストレスが増大したことがさまざまな症状を呈する第1の原因であり，そのメカニズムに関する臨床推論が基本的治療戦略となる．われわれはこれまでの教育の中で，疾患名から評価項目を抽出し，治療を展開すること，すなわち疾患ベースでの理学療法学を学んできた．しかし，変形性膝関節症だからこの評価項目，あるいはこの治療方法という思考過程では，臨床場面で思うような治療効果をあげることができない理学療法士も多いのではないだろうか．今後，疾患ベースから機能障害ベースの理学療法学へパラダイムシフトする必要がある．

　本書で書かれているさまざまな治療戦略は，可能な限り最新のエビデンスを用いるよう企画した．しかし，まだ，客観的に証明されていない，いわゆる定性部分（artの部分）も含まれており，今後，科学的に明らかにしていく必要がある．本書が目の前の患者に対して汗をかき，もがき苦しんでいる理学療法士の一助となれば幸いである．

平成26年5月

ゲスト編集　山田英司

目次

Part I ■ 変形性膝関節症とは？

1 理学療法的視点からみた変形性膝関節症の病態　　嶋田誠一郎

- 変形性関節症（OA）の定義とは？ …… 2
- 膝OAの頻度はきわめて高い …… 3
- なぜ膝OAは痛む？ …… 4
- なぜ膝OAでは関節可動域（ROM）が低下するのか？ …… 4
- 膝OAではそれに見合う関節動揺性が存在しない！ …… 6
- 関節動揺性の存在が膝OAを悪化させる？ …… 6
- 真の関節動揺性の存在の程度は膝OAの進行を予測できる？ …… 8
- 動揺性が症状のない安定した膝を作り出す？ …… 8
- 膝OAでは歩行時の動的負荷が増大している …… 8
- 関節固有受容感覚の悪化と前十字靱帯（ACL）損傷後の発症と進展 …… 10

ミニレクチャー　変形性膝関節症と筋力　　森田　伸 …… 14

2 変形性膝関節症の軟骨代謝障害　　小澤淳也

- はじめに …… 18
- 関節軟骨の構造 …… 18
- OAにおける蛋白分解酵素の役割 …… 19
- 軟骨細胞の変性，アポトーシス …… 21
- 軟骨代謝における炎症の役割と蛋白分解酵素の発現機序 …… 21
- 軟骨下骨の構造 …… 23
- 終末糖化産物（AGEs）の影響 …… 23
- 軟骨下骨の代謝変化 …… 25
- 軟骨代謝の評価 …… 26
- 軟骨代謝と理学療法 …… 26

3 変形性膝関節症の痛みの捉え方　　中宿伸哉

- 膝OAの疼痛をどのように捉える？ …… 30
- 単純X線による関節変形程度と疼痛は必ずしも比例しない …… 30
- 疼痛の原因となる組織を同定するためには？ …… 31
- 鑑別すべき疼痛の評価と理学療法 …… 35

ミニレクチャー　痛みをとるための物理療法選択のコツ　　岡崎大資 …… 44

4 変形性膝関節症における理学療法のエビデンスの現状　　田中　亮

- EBMとエビデンス …… 47
- 保存的理学療法のエビデンス …… 49
- 術後理学療法のエビデンス …… 55
- エビデンスの臨床応用 …… 57

5 変形性膝関節症に対する手術療法　　森　正樹，真柴　賛

- 高位脛骨骨切り術（high tibial osteotomy：HTO） …… 60
- 人工膝単顆置換術（unicompartmental knee arthroplasty：UKA） …… 63

67	人工膝関節全置換術（total knee arthroplasty：TKA）	

Part II ■ 変形性膝関節症に対する保存的理学療法
(73)

74	**1 変形性膝関節症の運動学・運動力学的特徴**	木藤伸宏
75	初期接地〜荷重応答期にかけて衝撃吸収ができているか	
79	荷重応答期に起こる外側スラストの正体は何か？	
81	荷重応答期〜単脚起立期開始までの間に何が起こっているのか？	
83	立脚中期に何が起こっているだろうか？	
84	立脚中期〜立脚終期の間に何が起こっているのか？	
87	立脚終期〜遊脚期に起こる問題	
90	**ミニレクチャー** 変形性膝関節症と体力	田中　聡
94	**2 体幹から捉えた評価と治療戦略**	礒脇雄一
94	膝OAの歩行時にみられる特有の問題は？	
95	骨盤帯機能について考えよう	
101	体幹機能について	
107	立脚終期の内転筋活動について	
112	**ミニレクチャー** 変形性膝関節症と姿勢	野尻圭悟
120	**3 膝から捉えた評価と治療戦略**	山田英司
120	膝OAの理学療法の目的	
120	何が問題か？	
121	問題解決のための情報収集	
121	情報を批判的に吟味する	
121	どのように理学療法を行うか？	
124	膝OAの歩行の特徴	
124	なぜinitial contactが出ないのか？	
124	理学療法	
128	理学療法の効果とその限界	
131	**4 足部から捉えた評価と治療戦略**	田中　創
131	膝OAの症状の特徴	
131	膝OAの運動学的特徴	
133	足部から捉えた膝OAの評価	
137	膝OA患者における臨床推論のポイント	
146	**ミニレクチャー** 変形性膝関節症と運動学習	板東正記
150	**5 歩行から捉えた評価と治療戦略**	徳田一貫
150	正常歩行を理解する！	
151	膝OA患者でみられる歩行の特徴は？	
153	歩行時にどのような問題があるか？	
153	問題解決のために情報を集めよう！	

154	情報を批判的に吟味してみる	
155	目の前の患者にどう適用するか？	
158	臨床推論に基づく理学療法の実際	
164	**ミニレクチャー** 歩行練習のコツ	榎 勇人

6 慢性疼痛疾患として捉えた評価と治療戦略　　西上智彦
167

167	何が問題か？	
167	ケース1　身体イメージの変質が痛みを修飾している患者	
171	ケース2　破局的思考や不安回避思考が痛みを修飾している患者	
173	ケース3　下行性疼痛調節系の減弱によって痛みが増強している患者	
174	まとめ	

177　Part III ■ 変形性膝関節症に対する術後理学療法

1 TKA後における体幹から捉えた評価と治療戦略　　多々良大輔
178

178	何が問題か？	
178	問題解決のための情報収集	
180	情報を批判的に吟味する	
182	どのように理学療法を行うか？	
187	理学療法の効果と限界	
188	おわりに～腰部変性疾患発症リスクの予測～	
191	**ミニレクチャー** 術後のstiff-knee gaitについて	刈谷友洋
194	**ミニレクチャー** スタビリティー向上のための体幹トレーニングのコツ	長田 優

2 TKA後における膝から捉えた評価と治療戦略　　井野拓実, 吉田俊教
197

197	人工膝関節の機械特性を理解する	
201	術後経過における治療段階	
208	おわりに	
210	**ミニレクチャー** TKAにおいて術前から予後予測をするためには？	内田茂博

3 TKA後における歩行から捉えた評価と治療戦略　　森口晃一
214

214	TKA後の歩行に着目する意義とは	
214	TKA後の歩行における問題とは	
215	評価の進め方	
217	仮説の設定とその検証—具体例	
218	理学療法の紹介	
220	効果の判定は？	
222	**ミニレクチャー** 歩行分析のポイント	田仲勝一

4 HTO後における評価と治療戦略　　福田 航
225

225	はじめに	
225	ステップ1　患者に関する臨床的な問題は何か？	

225	ステップ2　問題を解決するための情報検索	
227	ステップ3　情報の整理	
230	ステップ4　理学療法戦略	
231	ステップ5　理学療法効果の評価	
235	**ミニレクチャー**　関節可動域運動のコツ	折尾龍作
237	**5 運動イメージ・運動観察を利用した治療戦略**	松尾　篤
237	変形性膝関節症（膝OA）患者の痛みと機能障害について	
239	運動イメージと運動観察の神経機構とは	
243	膝OA理学療法に運動イメージ・運動観察を取り入れるために	
245	膝OAに対する運動イメージ・運動観察の理学療法戦略	
247	まとめ	
251	**6 術後の筋緊張・動作パターンから捉えた評価と治療戦略**	山田英司
251	膝OAと筋緊張	
251	何が問題か？	
252	なぜ筋緊張は高まるのか？	
254	どのように理学療法を行うか？	
257	理学療法の効果とその限界	
259	**ミニレクチャー**　認知機能を利用した理学療法のコツ	前田真依子
262	**付録**	
265	**索引**	

「臨床思考を踏まえる理学療法プラクティス」発刊にあたり

　「実践MOOK　理学療法プラクティス」は2008年5月に「これだけは知っておきたい脳卒中の障害・病態とその理学療法アプローチ」「これだけは知っておきたい腰痛の病態とその理学療法アプローチ」の2冊を皮切りにMOOKの形で定期的に発刊される新人理学療法士の「指南書」として企画されたものである．その後，2011年5月の「運動連鎖～リンクする身体」に至るまで12に及ぶ企画を3年間にわたり取り上げた．

　そのテーマは，大きく「疾病・障害構造の理解」と「機能障害の捉え方・治療へのアプローチ」の2つである．さらにそのコンセプトは，前者では，疾患を運動機能障害等の一面で捉えるのではなく，それと関連する多くの障害と共に多面的・包括的に捉え，これを評価や治療の背景とすることで，理学療法士は多くの治療選択肢を得ることができるという，常に持っていて欲しい臨床に向かう姿勢を示したものである．後者では，診断・治療する上で，対象者を常に患部から全体へ，また逆に全体から患部へと捉える意味・重要性はいつの世でも変わらないということを示したものである．

　今は亡き嶋田智明常任編集者のこうした熱き想いが新人理学療法士や学生に理解して頂く第1期MOOKシリーズとして構築されたのである．今回第2期MOOKを開始するにあたり，第1期から第2期に引き継ぐ面と，第2期で独自に構築していく面の2つを編集・企画方針の根底とした．

　引き継ぐ面は，理学療法の基本的知識と技術を身につけてもらうよう，一度に多くのことを詰め込まず，重要で優先度の高い順序で段階を踏みながら成長できる内容を企画することであり，「熱き想い」も引き継ぐつもりである．一方，独自に構築していく面は，「reasoningのhow toを可視化する，出来ればevidenceを示す」である．言葉，イラストだけでは計り知れない体内の動きを「見る→診る」ことでそこに記されている理学療法技術，手技の根拠が理解できるよう，理学療法技術，手技の根拠を解剖，生理，運動から説明していく方向も打ち出したいと考えている．さらに同じ障害であるが，程度の違い，病態（病因）の違いや，特に高齢者は基礎疾患をしっかり押さえて理学療法を提供する姿勢を伝えたい．また，「診療録等を見→診に行く」「ベッドサイドの患者を見→診に行き」「発症からどの位経っているか（病期）を確認する」などとともに，リスク管理，マナー（接し方）にも触れていきたい．

　理学療法士のキャリアを構築する上で重要となる10年の始まりとなる新人時代に，形式知と経験知で構成された「指南書」が個々人の手元にあることは，臨床において，すなわち対象者の幸福を支援する理学療法において，間違いなく役に立つと信じてやまない．そのため3冊目である「極める変形性股関節症の理学療法」から，常任編集者として新たに加藤浩氏に加わっていただいた．「指南書」として，また理学療法を「極める」という側面を基軸に，今回新たに開始される第2期MOOKシリーズが寄与することになれば，第1期MOOKから引き継いだ編者としてこれ以上の喜びはない．

平成25年10月

常任編集者　斉藤秀之・加藤　浩

変形性膝関節症とは？

PART I

I. 変形性膝関節症とは？

1 理学療法的視点からみた変形性膝関節症の病態

嶋田誠一郎

変形性膝関節症（膝OA）における疾患の要因は多様であり，病態的変化も多様かつ多層的であるものの，類似した病態の出現とともにそれに関連した症状が起こる疾患グループであるといえる．これらの多様な病態，要因への対策や病態，症状を軽減させる方法をそれぞれ考えていくことで，この疾患の発症を予防し進行を軽減するという最終目標に理学療法が貢献できると考えられる．

変形性関節症（OA）の定義とは？

OAは最も頻発する変性関節疾患であり，その定義をアメリカリウマチ学会診断・治療基準委員会は，「関節軟骨の欠損的整合性に関連した関節症状や徴候へと導く状態の混成グループであり，付け加えて関節周囲の下層の骨の関連した変化」と示している．つまり関節軟骨のみの変性ではなく，関節周囲の骨組織を含んだ変化である．またOAとして特徴づけられる臨床的および病態生理学的・生理学的・生体力学的変化とする包括的な定義がある．これらはわれわれが対象者に説明するときによく用いるOAが，単に「軟骨の減少した状態」だけではなく，多層的な問題を含んだ病態であるといえる．

> **メモ　さらに複雑な膝OAの定義**
>
> 1994年にFloresらは「変形性関節症は異なった疾患が重複するグループであり，それは異なった病因ではあるが，生物学的および形態学的に臨床転帰で類似している．病気の経過は関節軟骨のみに影響するのではなく関節全体を包含し，軟骨下骨および靱帯，関節包，滑膜，関節周囲筋を含んでいる．最終的に関節軟骨はフィブリル化および亀裂，潰瘍，関節表面の全層的欠損を伴い変性する．変形性関節症は関節軟骨コンドロサイトと細胞外基質，軟骨下骨の分解と合成の正常な結合を揺るがす機械的および生物学的事象両方の結果である．それらは多要因で始まるであろうけれど遺伝性および発達性，代謝性，外傷性の因子を含み，変形性関節症は可動関節のすべての組織を包含している．最終的に変形性関節症は軟化とフィブリル化，潰瘍，関節軟骨の消失，硬化，軟骨下骨の象牙質化，骨棘，軟骨下嚢胞へと導く細胞と基質の両方に形態学的および生化学的・分子的・生体力学的な変化を呈する．臨床的に明らかな場合，変形性関節症は系統的な影響なしで関節痛，圧痛，運動制限，摩擦音，不定期な滲出液，炎症の多様な強度により特徴づけられる」[1]と定義している．

すなわちOAの疾患要因は多様であり（図1），病態的変化も多様かつ多層的であるものの，背景としてある要因にかかわらず類似した病態が出現し，類似した症状が起きる疾患

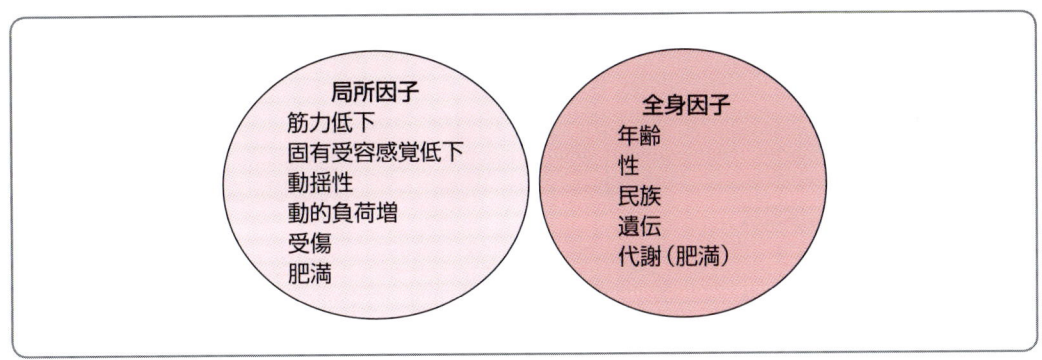

図1　OAの危険因子

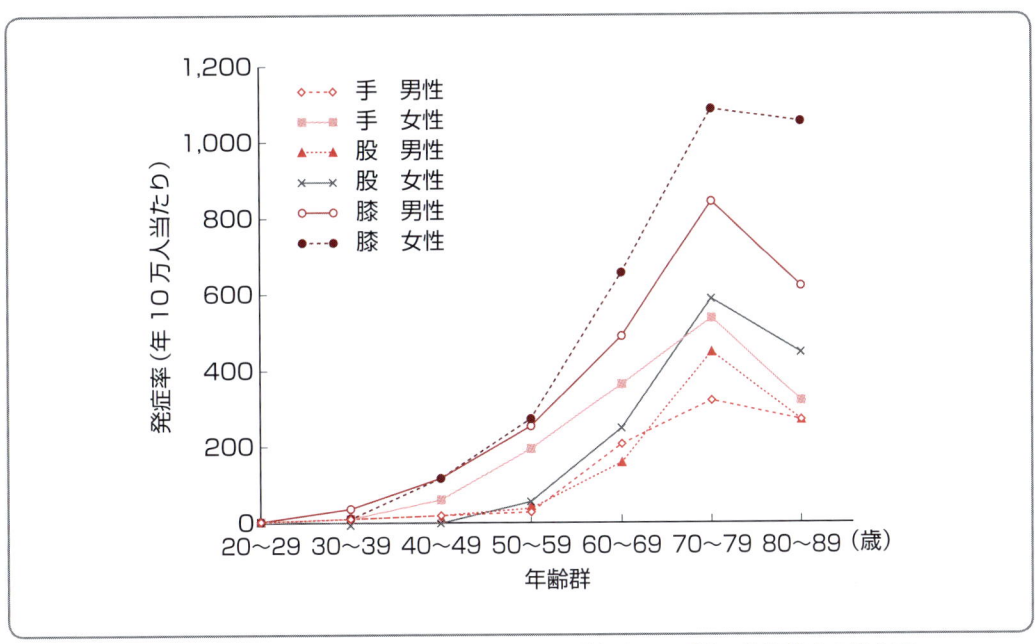

図2　ファロン地域健康計画構成員内での変形性手および股，膝関節症の発生率

「Oliveria SA, Felson DT, Reed JI, et al：Incidence of symptomatic hand, hip, and knee osteoarthritis among patients in a health maintenance organization, Arthritis Rheum, 38(8)：1138, 1995」より改変して引用

グループであるといえるだろう．

膝OAの頻度はきわめて高い

　症候性の膝OAの発症率は膝で1.6〜9.4％，特に高齢者では10〜15％，変形性股関節症で0.7〜4.4％，変形性手関節症で2.6％とされており[2]，膝関節で発症率が高い．OAの発症は年齢と強く関係している．また女性で発症率が高いことが知られている（図2）．

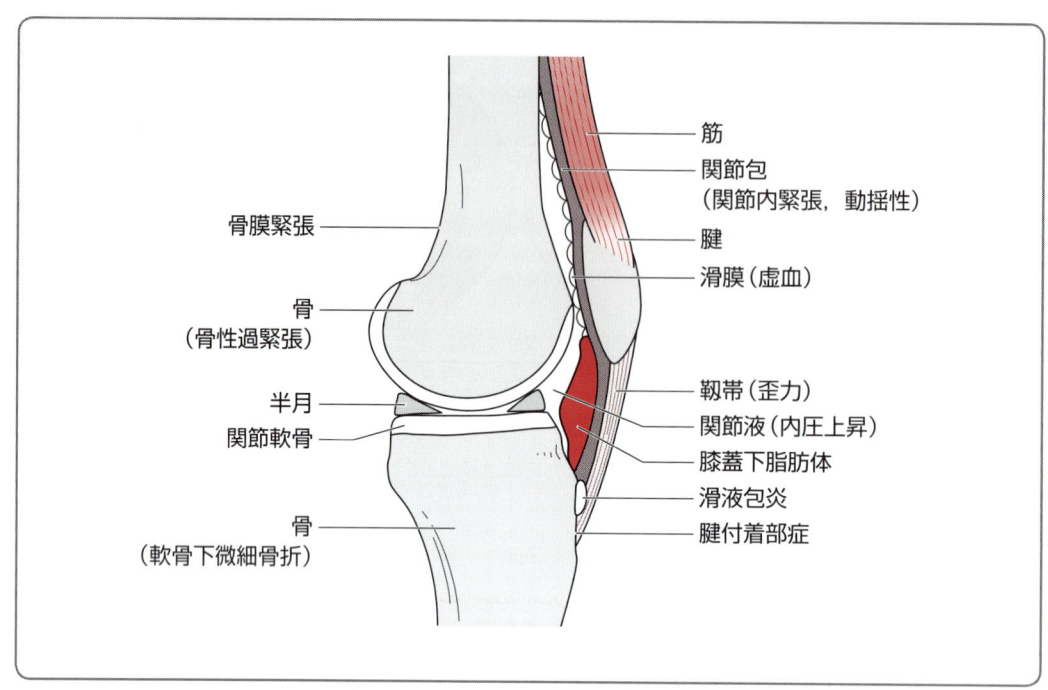

図3 膝OAにおける局所疼痛発生の可能性と部位

なぜ膝OAは痛む？

　膝OAの疼痛部位とそのメカニズムについては十分な解明は得られていない（図3）．関節周囲組織の部位によって疼痛閾値や位置識別能も異なることを理解しておく必要がある（図4）[3]．理学療法を実施するうえで参考となるのは，疼痛と関連している組織は深部の組織ではなく表在の組織である可能性が高いということであり，膝OAの疼痛も表在の組織からの疼痛が含まれている可能性が高いことである．すなわち，理学療法の中でも徒手的な治療や物理療法で効果を上げることができる疼痛を含んでいるということである．

なぜ膝OAでは関節可動域（ROM）が低下するのか？

　膝OAが進行するとROM機能も悪化することが知られている．膝OAでROMが制限される要因として，骨・軟骨性の要素と筋・靱帯性の要素，およびそれらの相互作用が考えられてきた．骨・軟骨性要素としての骨棘の形成はOAの特徴として挙げられるものである（図5）．

メモ　骨棘と可動域制限

　骨棘が直接接触する場合と，骨棘が軟部組織の遊びを減少させ関節運動における軟部組織の過緊張を引き起こしていることが考えられる．骨棘はさらに靱帯を圧迫し走行を変

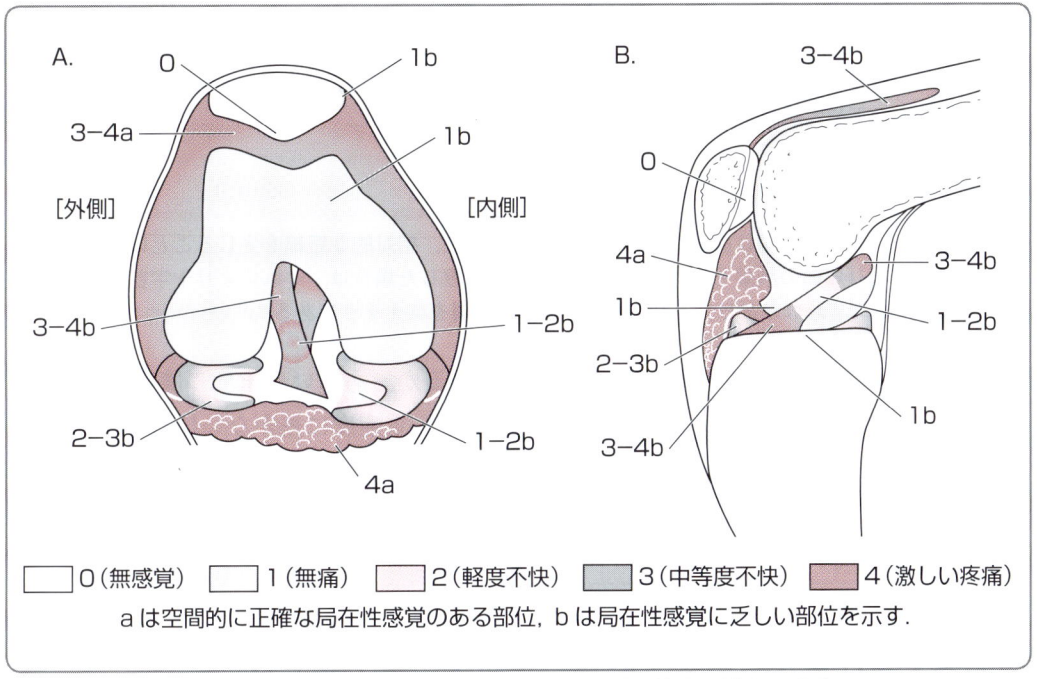

図4 矢状面（A）と前額面（B）における膝関節内部構造の感覚

「Dye SF, Vaupel GL, Dye CC：Conscious neurosensory mapping of the internal structures of the human knee without intraarticular anesthesia. Am J Sports Med, 26（6）：775, 1998」より改変して引用

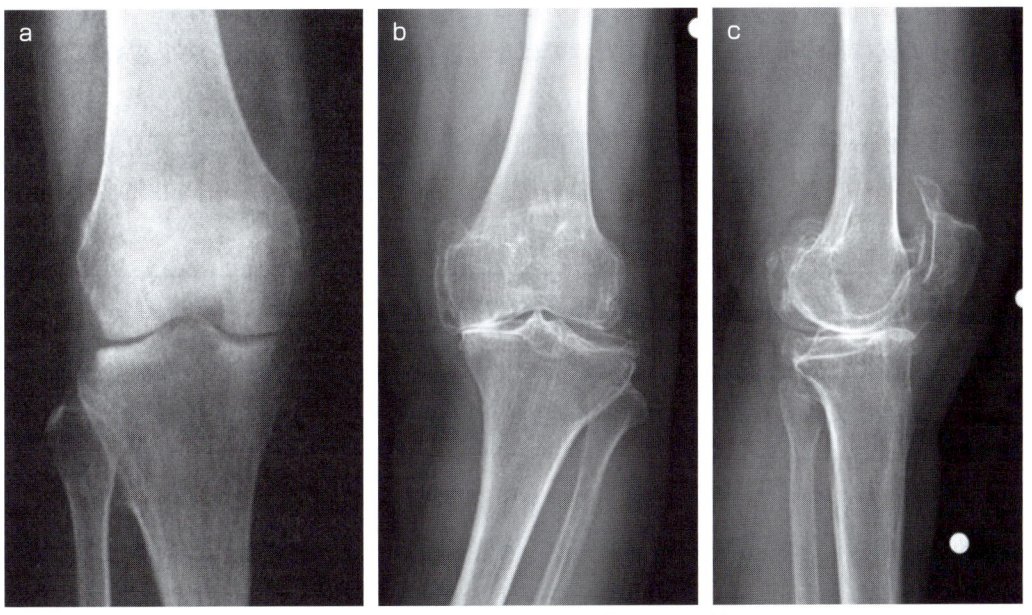

図5 膝OAと関節リウマチの画像から見た違い

関節リウマチ（a）では軟骨などの欠損により関節動揺性が高まるのに対し，膝OA（b, c）では進行に伴う骨棘の増殖によりROMは低下し，必ずしも関節動揺性は増加しない．

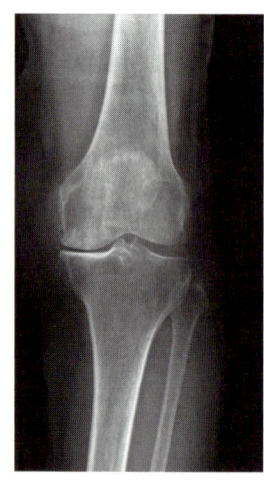
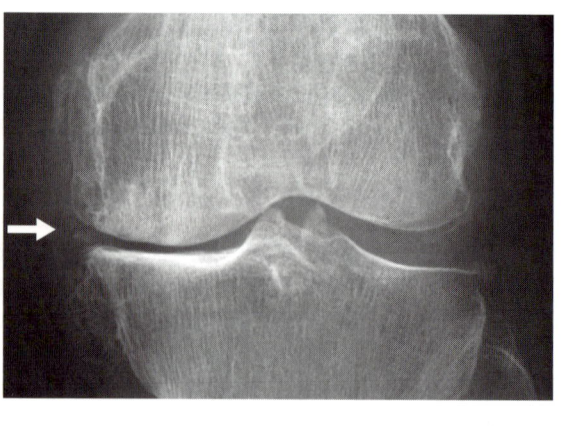

図8　非症候性の膝OAの一例
内側関節裂隙の内側に骨棘が形成されることにより，偽関節面を作り安定性が得られているように見える(矢印).

真の関節動揺性の存在の程度は膝OAの進行を予測できる？

　しかしながらOA膝の関節動揺性は靱帯のstiffnessや骨棘により真の動揺性よりも補正されている，つまり一見低下しているようにみえる可能性がある．階段昇降などの中等度の身体活動後に前後動揺性が増大し[12]，その動揺性が大きい膝で中長期的に膝OAの進行が1mmの前後動揺性の増大に対し4.15倍高まることが示されている[13]．すなわち補正を取り除いた動揺性の存在が膝OAの進行の危険因子である可能性がある．

動揺性が症状のない安定した膝を作り出す？

　臨床においても膝OAがあっても必ずしも愁訴を訴えていない非症候性の患者に出くわすことがある．図8は，正座時に"ぎすぎす"と音がするという愁訴のみで疼痛のまったくない患者の単純X線像であるが内側関節裂隙の狭小化，すなわち膝OAがあるものの内側に張り出した骨棘が偽関節面を作り安定性を再獲得しているようにも見える[14]．なぜ，不安定で有痛性で進行性の関節症へと変化していく関節がある一方で，安定した関節が形成される場合があるのかは十分には説明できない．しかしながら，**膝OAの治療戦略のうえで，関節動揺性あるいは安定性を制御することは，今後の重要なポイント**でありそうである．

膝OAでは歩行時の動的負荷が増大している

　わが国において膝OAの多数を占める内側型では，内反変形とともに歩行立脚期中の膝関節内反モーメントの増大を示す(図9)[15, 16]．これは内反変形とともに関節の内側への荷

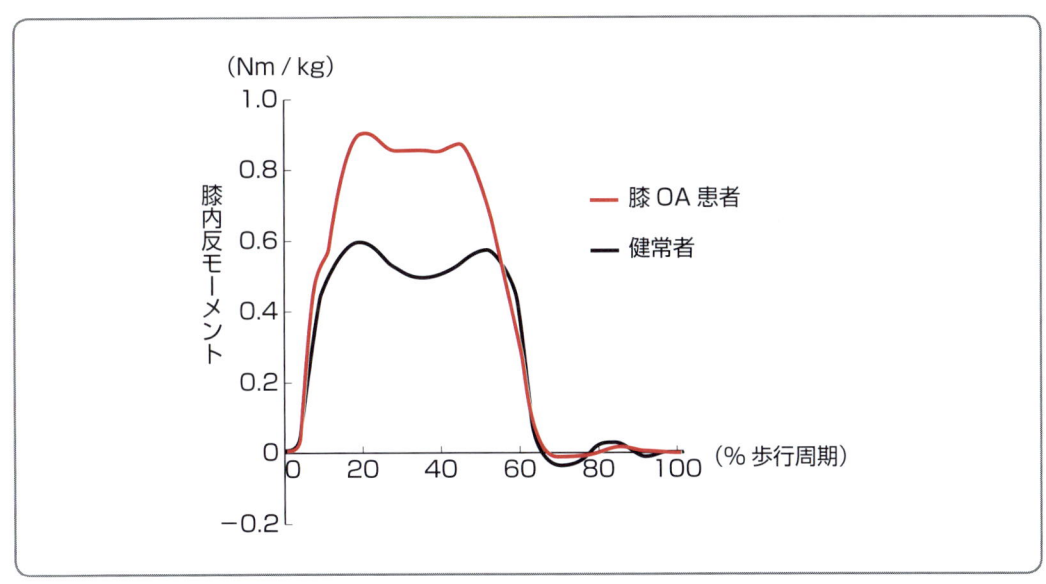

図9 膝OA患者における膝内反モーメントと外側楔状足底板の効果

「Shimada S, Kobayashi S, Wada M, et al : Effects of disease severity on response to lateral wedged shoe insole for medial compartment knee osteoarthritis, Arch Phys Med Rehabil, 87(11) : 1439, 2006」より改変して引用

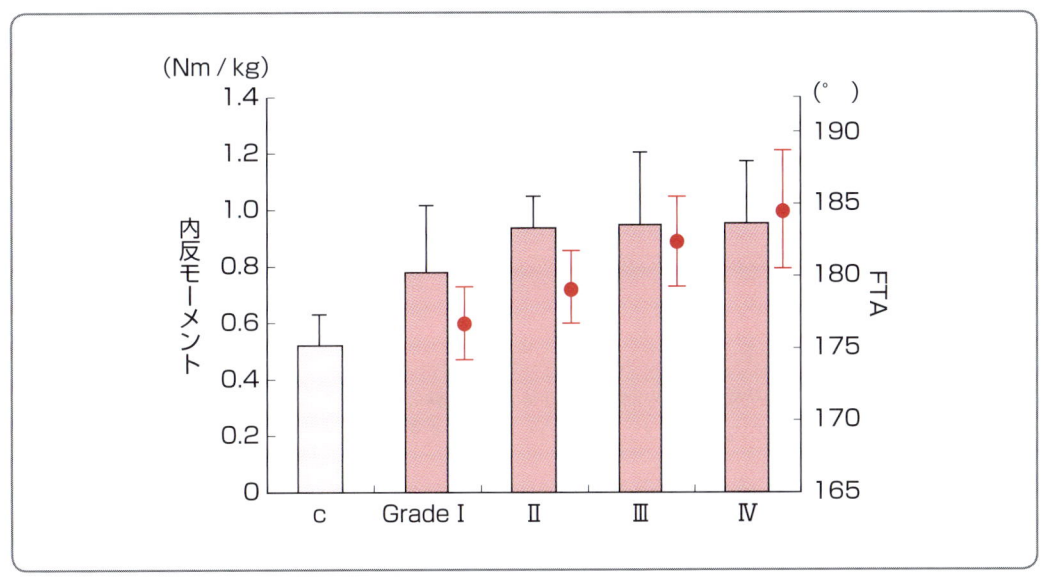

図10 膝OAのピーク内反モーメント値とアライメント
　　　棒グラフ：立脚期中のピーク内反モーメント値
　　　折れ線グラフ：大腿脛骨角度
　　　Grade：北大グレード，c；controls

重負荷分布関節圧迫力を生じる最も影響を与える因子として考慮される．これは前額面アライメントと内反モーメント量が関係する[15]ことから（図10），内反の増大が歩行時の重心線から膝関節中心までの距離を広げ，内反モーメント量を増大させていると解釈でき

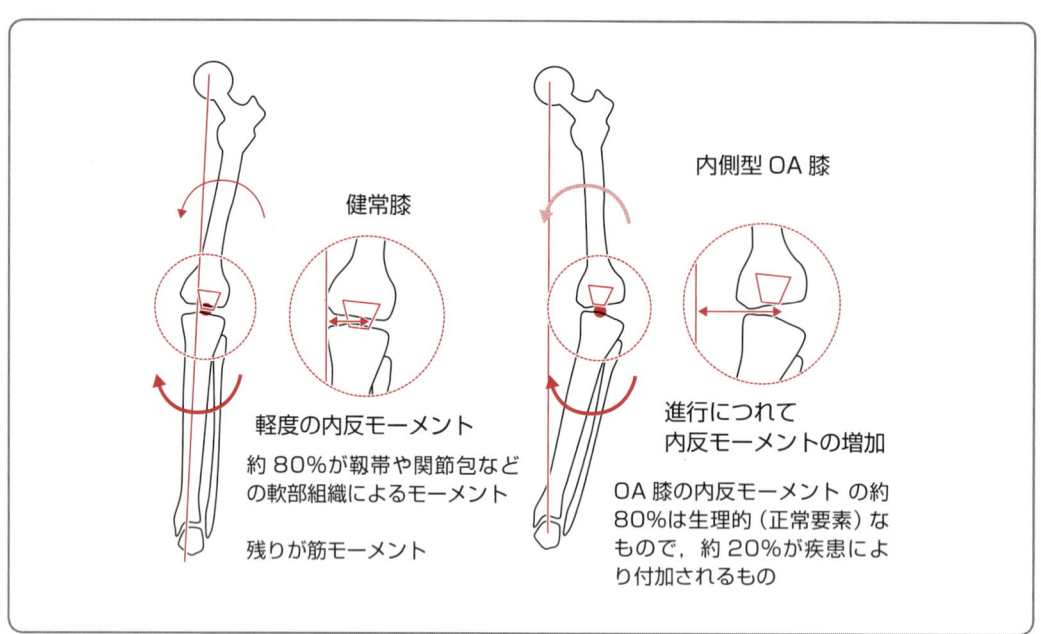

図11　健常者と内側型膝OAの歩行時膝前額面モーメント
「嶋田誠一郎：膝関節の病態運動学と理学療法Ⅰ：変形性膝関節症，理学療法，24（6）：843，2007」より改変して引用

る．しかしながら膝OA患者の内反モーメント量を決定する因子はアライメントだけではなく，肥満の程度や歩行戦略（歩行速度，体幹での補正など）が関与する[15, 17]．歩行時の内反モーメントの大きさが，内側型膝OAの進展を予測できる因子の一つであることが知られている[18]．そのため，内反モーメントをアウトカムと変更した歩行戦略の取り組みが期待されている[17]．

> **メモ　内反モーメント**
>
> 内外反に対する外部荷重の17％は筋で83％は筋以外の軟部組織で支持するとされており[19]，内側型OA膝の内反モーメントの20％が内反変形による増加分であるとされている[16, 20]（図11）[11]．

関節固有受容感覚の悪化と前十字靱帯（ACL）損傷後の発症と進展

　固有感覚受容器は，関節の安定性の保持や関節運動の制御に重要な影響を与えているが，OA膝では関節固有受容感覚が障害されるといわれてきた．それは軟骨や骨高の欠損による関節包や靱帯の弛緩の結果であり，関節傷害開始の一次的要素となり，さらなる関節障害を引き起こすかもしれないと考えられてきた[21]．

　自験例のACL損傷患者の関節位置覚を計測したところ，急性期では悪化は認めないが，慢性期では悪化が顕著であることがわかった（図12）[11]．その結果から筆者はACLが断

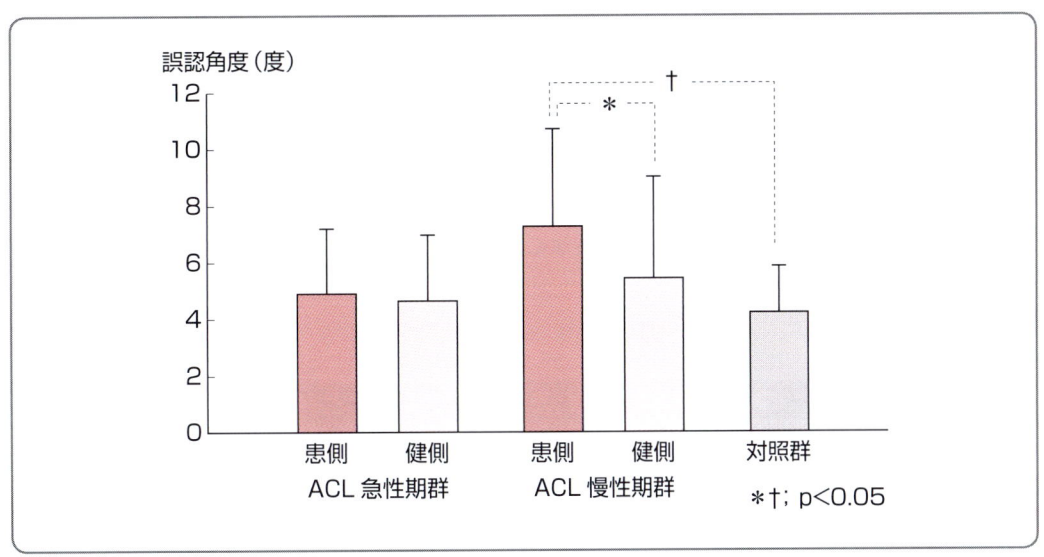

図12　ACL損傷後の関節位置覚（他動運動テスト）
「嶋田誠一郎：膝関節の病態運動学と理学療法Ⅰ：変形性膝関節症，理学療法，24（6）：845，2007」より引用

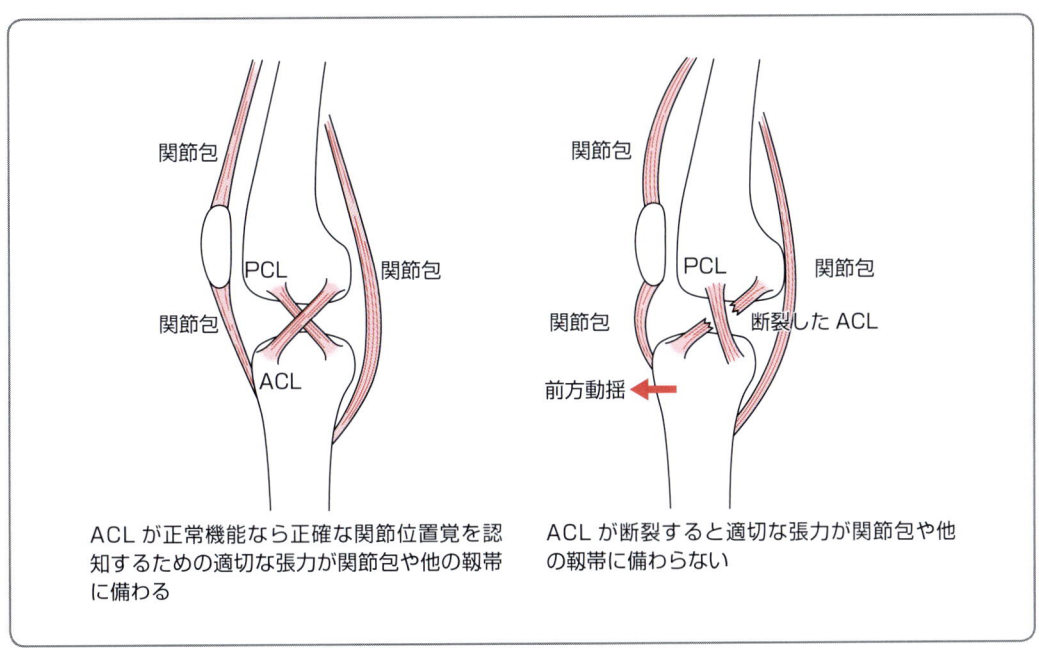

図13　ACL損傷後の他動的関節位置覚破壊の仮説
ACL：前十字靱帯，PCL：後十字靱帯
「嶋田誠一郎：膝関節の病態運動学と理学療法Ⅰ：変形性膝関節症，理学療法，24（6）：845，2007」より引用

裂すると適切な張力が関節包や他の靱帯に備わらないため，次第に位置覚の精度を低下させるものと考えている（図13）．関節動揺性に関節知覚の低下が加わった場合には，急速な関節破壊をもたらすことが動物実験で示されている[22]．**ACL損傷後の膝OA発症や進**

展のメカニズムに関節知覚の悪化が関連している可能性があり，これらの患者には関節知覚の回復を目的とした治療戦略が必要かもしれない．

POINT

膝OAは加齢とともに多くの人で発症し，ゆるやかに進行する疾患である．この疾患に対する理学療法の最終目標は，症状を軽減させるのみでなく，発症を予防し進行を遅らせることである．

▶若手理学療法士へひとこと◀

膝OAの要因は多様であり，症状が発現，悪化するメカニズムもそれぞれが関連している．そのような特徴から膝OAに対する理学療法は単一的な介入よりも包括的な介入が今後求められてくるだろう．

Further Reading

Definition and classification of osteoarthritis. Osteoarthritis. Second ed. R.H. Flores・M.C. Hochberg 著，K.D. Brandt・M. Doherty・L.S. Lohmander 編，New York, Oxford, 2003
 ▶英語だがOA全体の知識を得ることができる．

●文献

1) Flores RH, Hochberg MC：Definition and classification of osteoarthritis. Osteoarthritis（Brandt KD, Doherty M, Lohmander LS ed）Second ed. p 1-8, New York, Oxford, 2003
2) Oliveria SA, Felson DT, Reed JI, et al：Incidence of symptomatic hand, hip, and knee osteoarthritis among patients in a health maintenance organization. Arthritis Rheum, 38(8)：1134-1141, 1995
3) Dye SF, Vaupel GL, Dye CC：Conscious neurosensory mapping of the internal structures of the human knee without intraarticular anesthesia. Am J Sports Med, 26(6)：773-777, 1998
4) Fishkin Z, Miller D, Ritter C, et al：Change in human knee ligament stiffness secondary to osteoarthritis. J Orthop Res, 20(2)：204-207, 2002
5) Wada M, Tatsuo H, Baba H, et al：Femoral intercondylar notch measurement in osteoarthritic knees. Rheumatology, 38(6)：554-558, 1999
6) Szabo G, Lovasz G, Kustos T, et al：A prospective comparative analysis of mobility in osteoarthritis knees；Does life style have an influence？ J Bone Joint Surg Br, 82(8)：1167-1169, 2000
7) Wada M, Imura S, Baba H, et al：Knee laxity in patients with osteoarthritis and rheumatoid arthritis. Br J Rheumatol, 35(6)：560-563, 1996
8) Quasnichka HL, Anderson-MacKenzie JM, Tarlton JF, et al：Cruciate ligament laxity and femoral intercondylar notch narrowing in early-stage knee osteoarthritis. Arthritis Rheum, 52(10)：3100-3109, 2005

9) Dayal N, Chang A, Dunlop D, et al：The natural history of anteroposterior laxity and its role in knee osteoarthritis progression. Arthritis Rheum, 52(8)：2343-2349, 2005

10) Sharma L, Lou C, Felson DT, et al：Laxity in healthy and osteoarthritic knees. Arthritis Rheum, 42(5)：861-870, 1999

11) 嶋田誠一郎：膝関節の病態運動学と理学療法Ⅰ：変形性膝関節症．理学療法，24(6)：841-847, 2007

12) Miyazaki T, Uchida K, Sato M, et al：Knee laxity after staircase exercise predicts radiographic disease progression in medial compartment knee osteoarthritis. Arthritis Rheum, 64(12)：3908-3916, 2012

13) Miyazaki T, Uchida K, Wada M, et al：Anteroposterior and varus-valgus laxity of the knee increase after stair climbing in patients with mild osteoarthritis. Rheumatol Int, 32(9)：2823-2828, 2012

14) 嶋田誠一郎：変形性膝関節症の理学療法．中部リハビリテーション雑誌，4：3-6, 2009

15) 嶋田誠一郎，佐々木伸一，野瀬恭代，他：変形性膝関節症および慢性関節リウマチ膝の歩行時前額面モーメント．義装会誌，16(4)：67-72, 2000

16) Shimada S, Kobayashi S, Wada M, et al：Effects of disease severity on response to lateral wedged shoe insole for medial compartment knee osteoarthritis. Arch Phys Med Rehabil, 87(11)：1436-1441, 2006

17) Simic M, Hinman RS, Wrigley TV, et al：Gait modification strategies for altering medial knee joint load；a systematic review. Arthritis Care Res, 63(3)：405-426, 2011

18) Miyazaki T, Wada M, Kawahara H, et al：Dynamic load at baseline can predict radiographic disease progression in medial compartment knee osteoarthritis. Ann Rheum Dis, 61(7)：617-622, 2002

19) Lloyd DG, Buchanan TS：A model of load sharing between muscles and soft tissues at the human knee during static tasks. J Biomed Eng, 118(3)：367-376, 1996

20) Weidenhielm L, Svensson OK, Brostrom LA, et al：Adduction moment of the knee compared to radiological and clinical parameters in moderate medical osteoarthrosis of the knee. Ann Chir Gynaecol, 83(3)：236-242, 1994

21) Barrett DS, Cobb AG, Bentley G：Joint proprioception in normal, osteoarthritis and replaced knees. J Bone Joint Surg, 73 B(1)：53-56, 1991

22) O'Connor BL, Vilensky JA：Peripheral and central nervous system mechanisms of joint protection. Am J Orthop, 32(7)：330-336, 2003

ミニレクチャー

変形性膝関節症と筋力

森田 伸

　変形性膝関節症（膝OA）の発症は加齢，肥満，遺伝的因子，力学的負荷など多くの原因が関与し，また，大腿四頭筋優位の下肢筋萎縮と筋力低下，下肢アライメント変化，固有感覚受容器の機能低下が体幹，骨盤，股関節，足関節への力学的ストレスを惹起して膝OAの悪化を招くとされる[1]．そのうち下肢の筋力低下を引き起こす原因として，膝OAの影響に限らず，高齢者の罹患が多いため加齢による影響も考慮しなければならない．ここでは，膝OAと筋力の関連性，筋力低下のいくつかの原因を取り上げたい．

1. 膝OAと大腿四頭筋筋力

1）大腿四頭筋力における横断および縦断研究調査[2]

　大腿四頭筋力は男女とも40歳以降になると年齢に伴い低下し，膝OAが進行するにつれて低下し（Kellgren-Lawrence分類による検討），さらに大腿四頭筋力が低値であると膝痛を有する者の割合が有意に高くなる．また，大腿四頭筋の筋力低下は膝OA発症および有病率において女性で関連性を認めるが，膝OA進行に関して関連性は認められていない．

2）大腿四頭筋筋力低下の原因

　膝関節周囲筋，特に大腿四頭筋の筋力低下が生じており，その原因として疼痛[3]，関節水腫[4]，腫脹や関節損傷などによるarthrogenic muscle inhibition（AMI，図1）[5]，活動量低下により廃用性筋萎縮が挙げられる．疼痛は患部の周囲筋に筋スパズムを引き起こし，主動作筋の筋出力低下を引き起こしていると考えられる[6]．AMIは腫脹，炎症，関節弛緩，および関節の求心性神経への損傷などの要因に起因する関節感覚受容器の放電の変化により引き起こされ，脊髄反射経路が寄与しており，AMIのメカニズムを理解しアプローチの必要性を示唆している[5]．

3）内側広筋の収縮不全

　大腿四頭筋のうち内側広筋の筋萎縮が著明である．膝関節を伸展位に保つことは関節の適合性を高め，膝蓋骨を内側に牽引することで内反変形に伴う外側支持機構の過緊張を防ぐ．また，内側広筋の収縮不全がある場合，膝蓋骨の外方偏位が助長され，膝蓋大腿関節の障害を引き起こす．初期接地（initial contact：IC）〜荷重応答期（loading response：LR）における膝関節の屈曲モーメントに対する内側広筋の活動は，衝撃緩衝作用とともに大腿脛骨関節および膝蓋大腿関節の機械的ストレスを軽減すると考えられている[7]．

2. 膝OAと股関節周囲筋力

　木藤[8]は膝OA群（軽度，重度）と健常群の膝関節伸展，股関節伸展・外転・内転の最大等尺性筋力を比較し，膝OA群が健常群よりすべて有意に低下しており，主に神経系の要

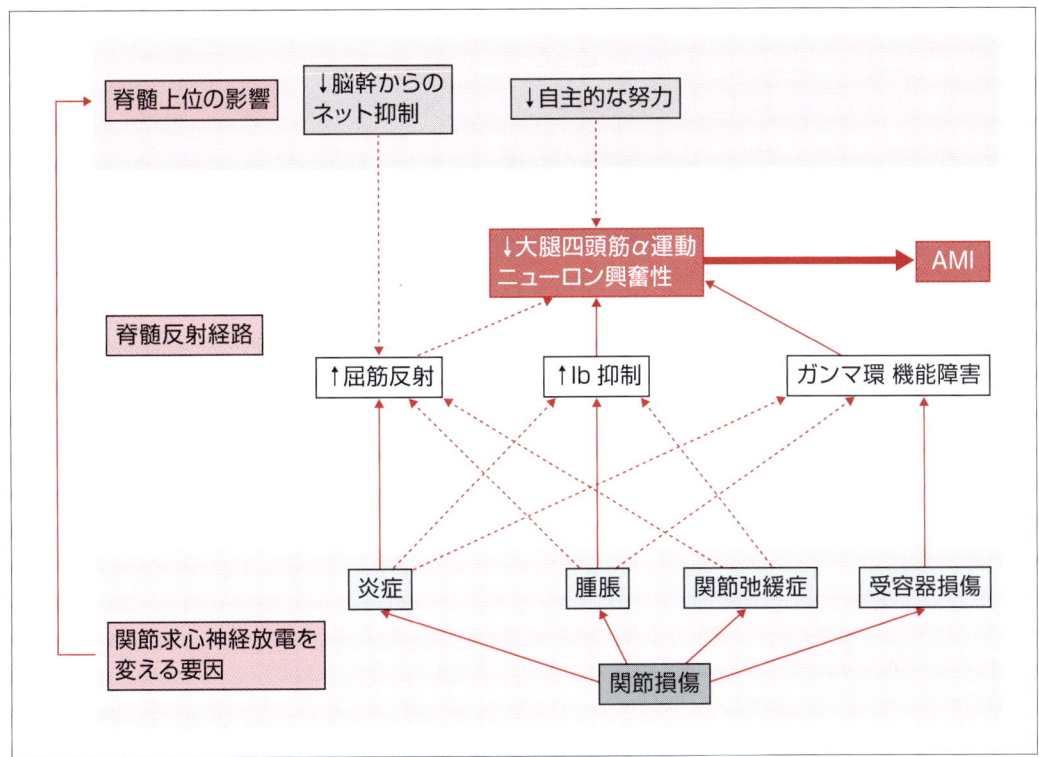

図1 大腿四頭筋のAMIの一因となるメカニズムの模式図

「Rice DA, McNair PJ：Quadriceps arthrogenic muscle inhibition：neural mechanisms and treatment perspectives, Semin Arthritis Rheum, 40(3)：253, 2010」より引用，著者訳

因により姿勢調節や動作時に必要とされる筋力を発揮することができず，身体の動的安定性が得られないため，自由度が減少し安定性を重視した姿勢調節戦略や動作戦略の変更につながると考えている．また，膝OAの発症・進行に荷重時の膝関節内側コンパートメントに生じる圧縮ストレスが関与し，それを反映する指標として外部膝関節内反モーメントが用いられ，その増大は膝OAの進行や関節痛を出現させる危険因子，日常生活活動（ADL）の障害と関係があるとバイオメカニクスの観点から示唆されている．さらに，木藤[9]は歩行の立脚期，初期両脚支持期，単脚支持期における外部膝関節内反モーメントの積分値に股関節伸展筋力が負の影響を与え，立脚初期に内部股関節外転モーメントを十分に発揮させることが外部膝関節内反モーメントの積分値の減少につながるとされ，股関節周囲筋の重要性を示唆している．

3. 加齢と筋力

1）サルコペニアの影響

筋肉・骨・関節構成要素などの運動器は，加齢に伴い機能が低下する．加齢に伴う骨格筋量および骨格筋力の低下と特徴とするサルコペニア（sarcopenia）は主に高齢者でみられる[10]．その低下の速度と程度は筋によって異なり，大腿前面（大腿四頭筋），大殿筋，

中殿筋，大腰筋，腹筋群，背筋群などの筋で顕著であり[11]，筋量は伸筋群と比べ屈筋は加齢による影響を受けにくいとされている．

サルコペニアは加齢が原因となる部分と，加齢以外による活動，疾患，栄養が原因となる部分があると考えられている．膝OAは高齢者が多く，加齢の影響を受けやすく，関節痛の増強や肥満の影響による日常生活の活動量低下，また，高齢者には既往歴も多いため考慮する必要がある[12]．また，栄養の影響は少ないとされているが，高齢者は加齢に伴う食事の総摂取量が減少する．それにより骨格筋に必要な蛋白質摂取量も低下し，それがサルコペニアを促進する要因の一つであるとされているため，栄養ケアが必要と考えられる．日常生活の活動量低下は廃用性筋萎縮を生じさせ，サルコペニアと同様に筋量減少・筋力低下の原因となる．両者の特徴は共通する部分があり，廃用性筋萎縮は可逆性な回復を認めるが，サルコペニアは不可逆的であるなど相違点も認める[13]．両者を区別することは難しいが，筋量減少・筋力低下に混在している可能性を考慮することも必要ではないかと考えられる．

2）筋組織変化の影響

高齢者の骨格筋は若年者より筋断面積が減少し，筋実質組織（収縮組織）の減少と脂肪や結合組織（非収縮性組織）の増加を認める．女性においては加齢に伴い皮下脂肪が減少する一方，男性と異なり筋内脂肪と内臓脂肪が増加する．高齢者において筋内脂肪や筋密度が下肢の等尺性・等速性筋力[14]や日常生活活動能力[15]との関連性を認めており，高齢女性では加齢に伴う筋内組成変化が両者に影響を及ぼしていると考えられる．

最後に，膝OAには炎症や病理学的変化により機能障害，そして能力障害を引き起こし，それらは多くの原因が複雑に絡み引き起こされている．膝OAと筋力をとってみても，その筋力に関連する原因は多く，理学療法士は一人の患者に対して多方面から筋力低下における原因を探らなければならない．ここでは，膝OAにおける大腿四頭筋および股関節周囲筋の筋力の関連性，加齢における筋力の影響を挙げたが，筋力に対して何を優先的にアプローチしなければならないか，その一助にしていただきたい．

●─文献

1) 池田真一，津山　弘，鳥巣岳彦：高齢者の膝関節の構造と機能．理学療法，20(8)：821-829，2008
2) 古賀良生：変形性膝関節症．pp41-68，2008，南江堂
3) O'Reilly SC, Jones A, Muir KR, et al：Quadriceps weakness in knee osteoarthritis：the effect on pain and disability. Ann Rheum Dis, 57(10)：588-594, 1998
4) Fahrer H, Rentsch HU, Gerber NJ, et al：Knee effusion and reflex inhibition of the quadriceps. A bar to effective retraining. J Bone Joint Surg Br, 70(4)：635-638, 1988
5) Rice DA, McNair PJ：Quadriceps arthrogenic muscle inhibition：neural mechanisms and treatment perspectives. Semin Arthritis Rheum, 40(3)：250-266, 2010
6) 松原貴子，沖田　実，森岡　周：Pain Rehabilitation. pp134-146, 2011, 三輪書店

MINI LECTURE

7) 坂本雅昭, 粕山達也：変形性膝関節症患者の筋力強化とその効果. 理学療法, 26(9)：1097-1103, 2009
8) 木藤伸宏, 山崎貴博, 岡西奈津子, 他：変形性膝関節症の理学療法における運動制御・学習理論の応用. 理学療法, 26(7)：849-862, 2009
9) 木藤伸宏：変形性膝関節症に対する理学療法. 理学療法京都, 39：49-53, 2010
10) Rosenberg IH：Sarcopenia：origins and clinical relevance. J Nutr, 127(5 Suppl)：990S-991S, 1997
11) lsrael S：Strength and Power in Sport(Komi PVed). Blackwell, Oxford, pp319-328, 1992
12) 若林秀隆編：リハビリテーション栄養. pp230-231, 2010, 医歯薬出版
13) 石川愛子, 長谷公隆, 千野直一：臨床 Disuse syndrome（廃用症候群）と Sarcopenia. Geriatric Medicine, 42(7)：895-902, 2004
14) 福元喜啓, 池添冬芽, 田中武一, 他：高齢者の大腿四頭筋における筋厚および筋輝度が膝伸展筋力に及ぼす影響. 体力科学, 58(6)：674, 2009
15) Visser M, Kritchevsky SB, Goodpaster BH, et al：Leg muscle mass and composition in relation to lower extremity performance in men and women aged 70 to 79：the health, aging and body composition study. J Am Geriatr Soc, 50(5)：897-904, 2002

2 変形性膝関節症の軟骨代謝障害

小澤淳也

　変形性関節症（OA）における軟骨の変性・減少は，軟骨代謝の異常によるところが大きい．軟骨代謝制御の主役は蛋白分解酵素であり，その制御には軟骨基質変性産物や，軟骨細胞および滑膜細胞からのさまざまな炎症物質などが直接・間接的に作用すると考えられている．また軟骨下骨では，骨代謝回転の亢進が生じ物理的特性が変化することで，OAの発症・進行や疼痛に関与すると考えられている．適度なメカニカルストレスは骨・軟骨代謝恒常性の維持に必須である一方，炎症や骨髄病変が認められる場合は，運動や荷重に注意をはらう必要がある．

はじめに

　OAとは，「関節軟骨の変性・摩耗・破壊が生じ，それに続発する関節辺縁・軟骨下骨における骨の反応性増殖を伴う関節構成体の慢性退行性疾患」と定義される．したがって本項では，OAの主病変である関節軟骨が変性・減少する機序と，軟骨下骨で生じる変化について概説する．

関節軟骨の構造（図1）

　関節軟骨は豊富な細胞外基質と，それを産生する軟骨細胞で構成される．細胞外基質は65～80%を占める水分，15～20%のⅡ型コラーゲンと3～5%のアグリカンから構成される[1]．軟骨を構成する蛋白分子はターンオーバーが遅く，その半減期はⅡ型コラーゲンで100年以上，アグリカンが20年前後とされ[2]，これが関節軟骨の経年変化（終末糖化産物の蓄積も含む）や修復の困難さの原因の一つと考えられる．

● Ⅱ型コラーゲン（図2）

　Ⅱ型コラーゲンは $\alpha1$ 鎖の3重ラセン構造を持つコラーゲン分子の集合体であり，力学的負荷に対し強い抵抗性を持つ．Ⅱ型コラーゲンは軟骨組織の深さにより配列を変化させることで機能を変化させ，機械的強度を保つ．

● アグリカン（図3）[3]

　アグリカンは関節軟骨に存在する主要なプロテオグリカンの一つであり，コンドロイチン硫酸やケラタン硫酸といったグリコサミノグリカンが結合した分子である．アグリカン

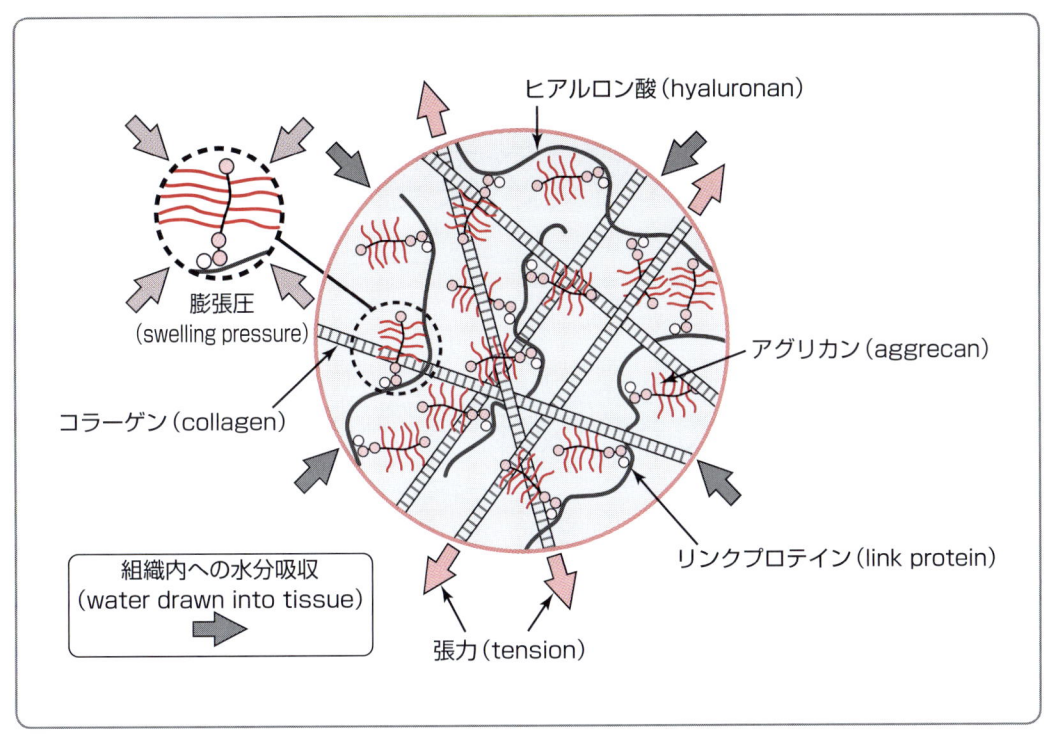

図1 軟骨基質の構造

関節軟骨の細胞外基質は65〜80%を占める水分，15〜20%のII型コラーゲンと3〜5%のアグリカンから構成される[1]．軟骨の荷重耐性はコラーゲン線維網の引っ張り特性および水分の移動により得られる．
「Hardingham TE : Cartilage : Aggrecan-Link Protein-Hyaluronan Aggregates［internet］, http://glycoforum.gr.jp/science/hyaluronan/HA05/HA05E.html［accessed 2013-09-28］, Fig.1, 1998, Glyco Forum」より引用，著者訳

は保水性にきわめて優れ，荷重が加わると水分を放出し，荷重が消失すると水分を吸収することで粘弾性を保持する．加齢やOAに伴いアグリカンは変性・減少して水分を失い，その結果，軟骨における弾性は低下する．サプリメントとして知られるグルコサミンやコンドロイチンは，このアグリカン分子の成分を経口で補給し，軟骨機能を維持し症状を軽減する目的で使用される（現時点でこれらのサプリメントが有効であるという強力なエビデンスはない）．

OAにおける蛋白分解酵素の役割

軟骨基質の破壊には，コラーゲンとプロテオグリカンを分解する酵素が重要な役割を果たす．OAにおいて，これまでに多くの種類の酵素の関与が報告されているが，II型コラーゲン分解には主にmatrix metalloproteinase（MMP）-1，MMP-8，MMP-13が関与し，中でもMMP-13はOAの軟骨基質分解において最も重要と考えられている[4]．前述したように，II型コラーゲンは変性が生じにくい3本鎖構造を持つが，MMPsの働きによりコラーゲン分子を特定の部分で切断することができる．切断されたII型コラーゲンは安定し

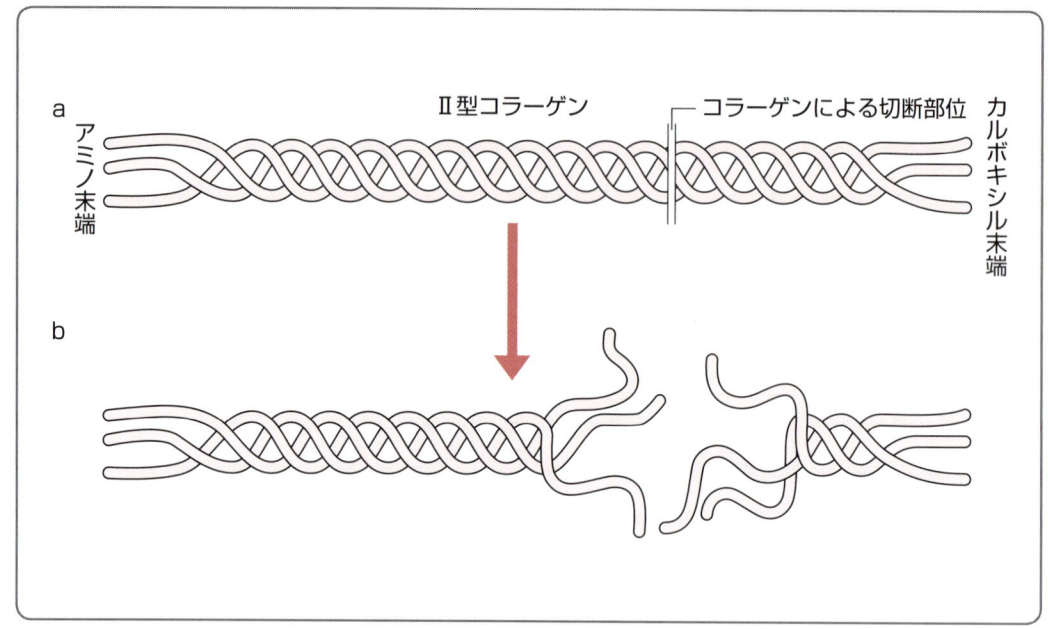

図2　II型コラーゲンの構造

軟骨のII型コラーゲンはトロポコラーゲンと呼ばれる，3本のペプチド鎖がラセン状に巻きついた構造を持つ単位により構成される．この3本鎖構造は分解酵素の影響を受けにくい安定した構造であるが(a)，コラゲナーゼと呼ばれる分解酵素(MMP-1，-8，-13)はトロポコラーゲンの特定の部位を切断する(b)．

「福井尚志：変形性関節症研究の最近のトピックス，変形性関節症の進行機序　最近の知見を踏まえて，関節外科，26(7)：815，2007」より引用

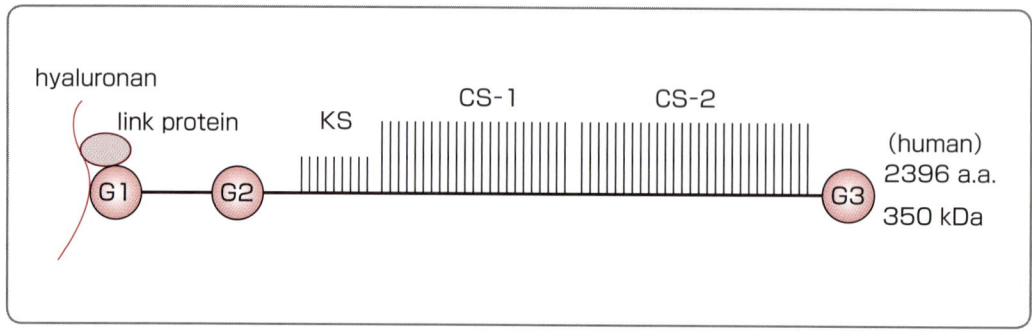

図3　アグリカンの構造

アグリカンのコアプロテインは直線状で，球状領域G2とG3の間には2種類のグリコサミノグリカン(ケラタン硫酸とコンドロイチン硫酸)が多数結合している．アグリカンのコアプロテインは蛋白分解酵素MMPやADAMTSにより切断される．アグリカンは加齢とともにカルボキシル末端側が切断され，分子量の小さい分子が増加する．
CS：コンドロイチン硫酸，KS：ケラタン硫酸

「Nagase H, Kashiwagi M：Aggrecanases and cartilage matrix degradation, Arthritis Res Ther, 5(2)：95, 2003」より改変して引用

た3本鎖構造を失うため，さまざまな分解酵素による切断を受けやすい状態となる[5]．

　A disintegrin and metalloproteinase with thrombospondin motifs (ADAMTS) はアグリカンなどのプロテオグリカンを分解する酵素であり，中でもADAMTS-4(アグリカ

ナーゼ-1），ADAMTS-5（アグリカナーゼ-2）はOAにおいて重要な役割を果たす[6]．アグリカンやマイナーコラーゲンなどがアグリカナーゼにより分解されると，Ⅱ型コラーゲン線維が露出してMMPが作用しやすくなる．

軟骨細胞の変性，アポトーシス

通常，成熟した軟骨では軟骨の分裂・増殖は起こらず細胞数は変化しない．しかし，OAが生じた関節軟骨では軟骨細胞の増加，肥大，クラスター形成，細胞死（アポトーシス）といった病的変化が生じる．特にクラスター形成に伴って出現する肥大化した軟骨細胞は，MMP-13，ADAMTS-5などを産生し，上述したような機序により軟骨基質の分解を促進させる．加えて，軟骨細胞は軟骨基質の合成を担う唯一の細胞であることから，アポトーシスが生じることは軟骨基質の維持を困難にさせる．軟骨細胞を上記の変化に導く要因の一つにメカニカルストレスや軟骨基質変性，加齢や酸化ストレス，小胞体ストレスの関与が示唆されている．

軟骨代謝における炎症の役割と蛋白分解酵素の発現機序（図4）[7]

軟骨基質分解の主役であるMMP，ADAMTSは，インターロイキン-1β（interleukin-1β：IL-1β）や腫瘍壊死因子α（tumor necrosis factor-α：TNF-α）などの炎症促進性サイトカインに刺激されることで軟骨細胞や滑膜細胞から産生される．その際，活性酸素やプロスタグランジンE_2などが産生されることで軟骨細胞の基質産生能を低下させ，アポトーシスを誘導するほか，疼痛などの症状を引き起こす．

関節軟骨は無血管性組織であることから，関節炎症には滑膜が重要な役割を果たすと考えられている．OAにおける炎症発生機序について，軟骨成分であるⅡ型コラーゲンや，OA軟骨で発現が誘導されるフィブロネクチン，あるいはそれらの分子の断片がメカニカルストレスや関節不安定性，損傷などにより関節包内に放出されてリガンドとして軟骨細胞や滑膜細胞に作用し，蛋白分解酵素を産生して異化反応を引き起こす，あるいはⅡ型コラーゲンなどの軟骨基質蛋白が抗原の役割を果たし，B細胞，T細胞が活性化することで免疫反応を誘発すると考えられている[8]．さらに近年，脂肪細胞（膝蓋下脂肪体）由来のアディポカイン，サイトカインや神経ペプチドの炎症への関与も報告されている[7]．

つまり，分解酵素を介した軟骨分解と炎症メディエータの放出を伴う関節炎症は相互に作用し，悪循環（ポジティブフィードバックループ）を形成することで，OAの進行が促進されると予想される．

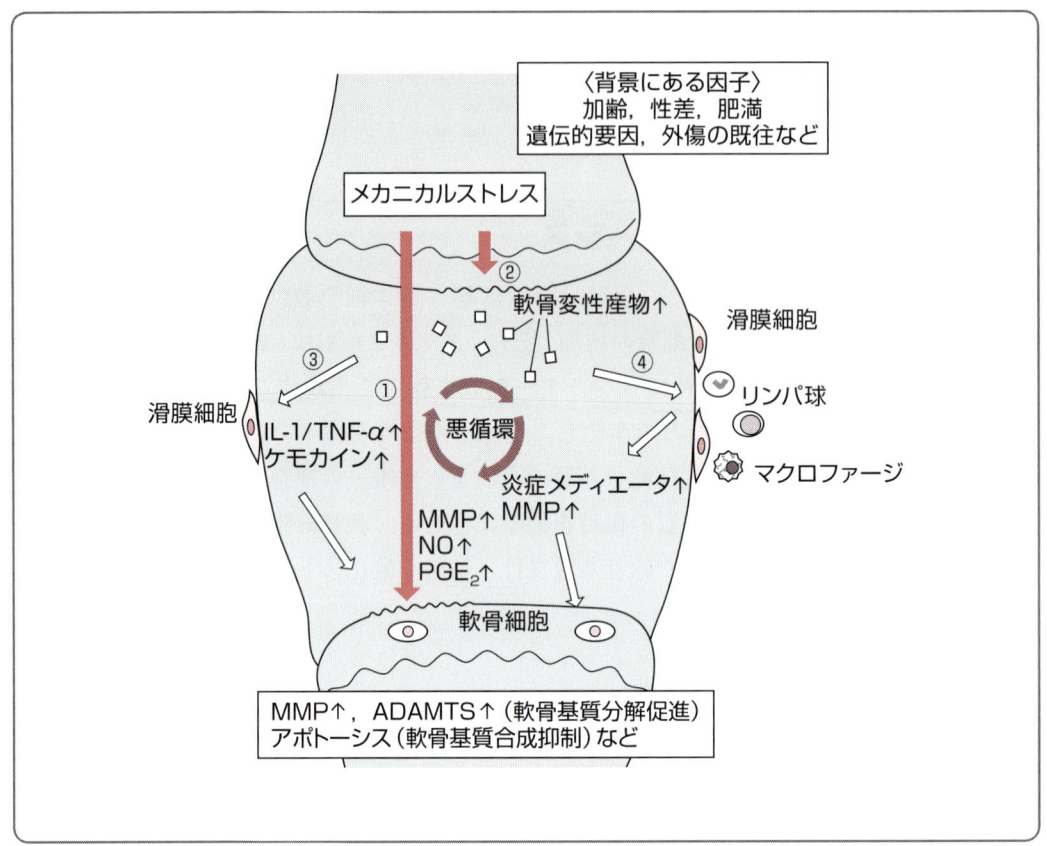

図4 メカニカルストレスと免疫を介する軟骨分解経路の模式図

OA関節では，メカニカルストレスに刺激された軟骨細胞が軟骨分解酵素，組織損傷や炎症誘発物質（MMP，一酸化窒素：NO，プロスタグランジンE_2：PGE_2など）を放出し（矢印①），軟骨分解，軟骨細胞のアポトーシス，炎症や疼痛を引き起こす．また，メカニカルストレス（矢印②）や分解酵素の作用により産生される軟骨分解産物は滑膜を刺激し（矢印③），炎症関連物質（IL-1，TNF-α，ケモカインなど）や分解酵素（MMP，ADAMTS）を放出させる．さらに，軟骨の分解産物は抗原としても作用し（矢印④），滑膜のB細胞やT細胞を活性化させ，免疫機構を活性化させることで炎症が生じる．この「炎症」と「軟骨変性」の相互作用の永続がOAを重症化させる．

「Sokolove J, Lepus CM：Role of inflammation in the pathogenesis of osteoarthritis：latest findings and interpretations, Ther Adv Musculoskelet Dis. 5(2)：81, 2013およびYuan GH, Masuko-Hongo K, Kato T, et al：Immunologic intervention in the pathogenesis of osteoarthritis, Arthritis Rheum. 48(3)：603, 2003」より改変して引用

POINT

軟骨の破壊を進行させる要因として炎症は重要な役割を果たす．したがって，変形性膝関節症（膝OA）の理学所見を評価する際には，炎症の有無について慎重に調べる必要があり，炎症所見が認められたときには筋力増強，歩行運動といった介入よりも消炎治療が優先されるべきである．

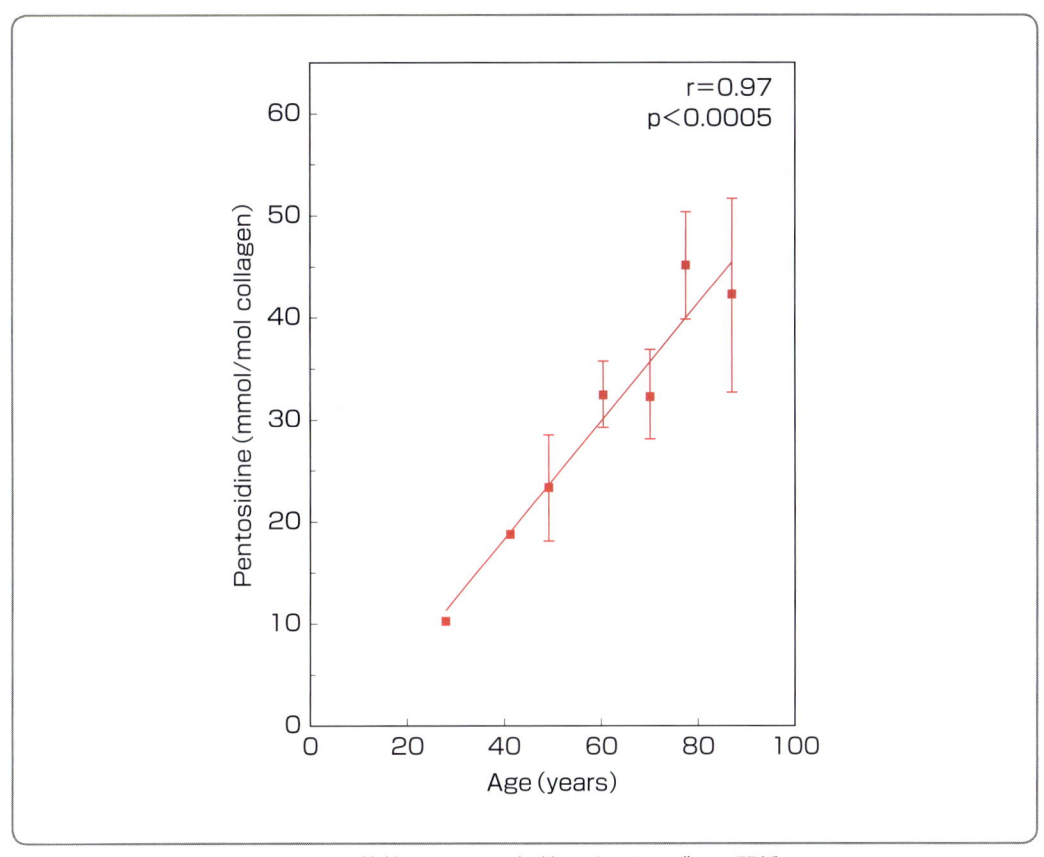

図5 関節軟骨における加齢とペントシジンの関係
加齢に伴い，関節軟骨中に含まれる終末糖化産物ペントシジンは増加する．
「DeGroot J, Verzijl N, Bank RA, et al：Age-related decrease in proteoglycan synthesis of human articular chondrocytes： the role of nonenzymatic glycation, Arthritis Rheum, 42(5)：1005, 1999」より引用

軟骨下骨の構造

　軟骨基質が柔軟にその形状を変化させて荷重の衝撃を吸収するクッションの役割を果たすのに対し，軟骨直下の海綿骨である軟骨下骨は，骨梁の存在により高い力学的強度を持つ．骨では破骨細胞による骨吸収と骨芽細胞による骨形成が互いにバランスをとりながら行われ，その強度を保っている．軟骨と異なり，骨の代謝回転速度は比較的早く，半減期は約半年とされる．

終末糖化産物（AGEs）の影響

　advanced glycation end products（AGEs）は蛋白質と糖が非酵素的に反応して作られる生成物であり，加齢とともにターンオーバーが遅い軟骨や靱帯，腱組織でAGEsが蓄積される（図5）．AGEsは蛋白間を架橋することでその機械的特性を変化させるだけでなく，

軟骨代謝の評価

膝OAが関節軟骨の変性を主体とすることから，関節軟骨の量や質に関して評価を行うことは，疾患の進行や治療の有用性を知るうえで重要である．

●画像

OA診断における評価としては，立位単純X線がゴールドスタンダードとして確立しているが，関節軟骨自体はX線では可視化できないため評価は不可能である．関節軟骨の定量的評価はMRIにより可能であり，OA初期病変の画像診断も可能である．定性的評価としては軟骨中のグリコサミノグリカン量を評価できる遅延相軟骨造影MRI（delayed gadolinium-enhanced MRI of cartilage：dGEMRIC）や，コラーゲン配列，水分含有量を評価できるT2 mappingが知られている．

●バイオマーカー

関節液，血液，尿などの体液中に存在する軟骨由来の代謝産物は，軟骨代謝を評価するバイオマーカーの候補となる（表1)[11]．蛋白合成の際に放出される物質と，蛋白分解の際に放出される物質はそれぞれ合成マーカーおよび分解マーカーとなり，全体としての代謝は両者のバランスにより決定する．OAに特異的なマーカーも報告されており，疾患の病期，病態を反映するものも報告されている．測定にはenzyme-linked immunosorbent assay（ELISA）や高速液体クロマトグラフィーなどの手法を用いて行う．

軟骨代謝と理学療法

OAのリスクファクターとして（AGEsの増加を伴う）加齢，性差，肥満，外傷の既往，遺伝的背景，関節のマルアライメントなどさまざまな要因が報告されているが[12]，これまでのさまざまな研究結果から，OA発症・進行の引き金としてメカニカルストレスが有力視されている．過剰なメカニカルストレスは，軟骨細胞を刺激して組織傷害に作用する一酸化窒素や疼痛を増強させる効果を持つプロスタグランジンE₂を産生させるほか[13]，軟骨基質を破壊することで，その変性産物が滑膜細胞や免疫細胞を刺激し炎症を誘導すると考えられている[8]．一方，過少なメカニカルストレスもまた軟骨基質を減少させ，部分的な荷重[14]や全身振動刺激[15]は軟骨分解は抑制することから，適度な負荷が軟骨代謝恒常性に必須といえる．半月板切除後のヒトに対するdGEMRICを使用した無作為化比較対照試験（RCT）において，適度な運動が軟骨のグリコサミノグリカンを増加させたことや[16]，膝OA患者に対する中等度の運動負荷により，OAの病態進行を反映するバイオマーカーであるcartilage oligometric matrix proteinが減少したことが報告されている[17]．したがって，荷重や運動を用いた適度なメカニカルストレスの負荷が，軟骨代謝を正常に保つ治療として有効である可能性がある．しかし，軟骨に加わるメカニカルストレスを規定する因子は運動の量・タイプ・時間，体重，筋力など多様であり，適切な負荷量の決定は簡

表1 軟骨代謝におけるバイオマーカー

分子	合成マーカー	分解マーカー	分析サンプル
2型コラーゲン	PⅡANP (N-propeptide ⅡA of collagen type Ⅱ)		血清
	total PⅡNP (N-propeptide Ⅱ of collagen type Ⅱ)		血清
	PⅡCP (N-propeptide Ⅱ of collagen type Ⅱ)		血清, 滑液
		CTX-Ⅱ (C-terminal telopeptide of type Ⅱ collagen)	尿, 滑液
		HELIX-Ⅱ (hellical type Ⅱ collagen)	尿
		Col-2-1 (nine-amino-acid peptide of type Ⅱ collagen)	尿, 血清
		Col-2-1 NO2 (nitrated form of Coll2-1)	尿, 血清
		C2C (typeⅡ collagen cleavage)	尿, 血清
		C1,2C (COL2-3/4C short epitope)	尿, 血清
アグリカン	Epitope 846		滑液
非コラーゲン		COMP (Cartilage oligometric matrix protein)	血清, 滑液
終末糖化産物		Pentosidine	尿, 血清
プロテアーゼ		MMPs (matrix metalloproteinases)	血清
プロテアーゼインヒビター		TIMPs (tissue inhibitors of metalloproteinases)	血清

「Rousseau JC, Delmas PD：Biological markers in osteoarthritis. Nat Clin Pract Rheumatol, 3(6)：348, 2007」より改変して引用

単ではない．MRIやバイオマーカーによる軟骨の量的・質的変化を経時的にモニターしながら，適切な負荷量を個別に設定することで，関節軟骨量を維持することが可能となるかもしれない．

メカニカルストレス以外のアプローチとしては，関節不安定性により誘導されたラット膝OAに対する低出力レーザー照射が，軟骨細胞を活性化させて軟骨損傷を抑制し，2型コラーゲン発現を増加させたことが報告されている[18]．さらに寒冷療法や超音波といった物理療法は，一般に消炎や創傷治癒促進効果が認められていることから，炎症を介した軟骨分解のカスケードをブロックすることが期待できる．

> **メモ　メカニカルストレス**
>
> メカニカルストレスは軟骨代謝を制御する因子であり，運動や筋力増強，姿勢・動作制御などにより変化させることができる点で重要である．関節軟骨代謝や恒常性維持において，運動療法や物理療法で構成される理学療法が及ぼす影響については，いまだ情報が少なく不明な点が多い．膝OA患者に対するさまざまな理学療法の効果を，疼痛や運動機能だけでなく軟骨基質の質や量に着目して検討する必要が求められている．軟骨恒常性におけるポジティブな効果は，OA発症や進行予防への可能性を切り開くうえで極めて価値があり，今後さらなる研究データを蓄積することが望まれる．

▶若手理学療法士へひとこと◀

理学療法診療ガイドラインでは，膝OAの疼痛や機能障害に対する治療として大腿四頭筋の筋力増強や有酸素運動などはエビデンスレベルが高く推奨されている．しかし，それらの運動がOA軟骨にどのような効果をもたらすかは十分に解明されていない．膝OAの疼痛や機能障害を直接・間接的に引き起こしている膝関節の病理・病態にも目を向け，症状や病期に応じた適切なリハビリテーションを選択し提供できなければならない．

Further Reading

Developments in the scientific understanding of osteoarthritis. Abramson SB and Attur M. Arthritis Res Ther 2009, 11：227

Role of inflammation in the pathogenesis of osteoarthritis：latest findings and interpretations. J. Sokolove, C.M. Lepus 著，Ther Adv Musculoskelet Dis, 5(2)：77-94, 2013

変形性関節症の進行機序　-最新の知見を踏まえて-　福井尚志　関節外科　26(7) 2007

▶ 膝OAの軟骨代謝の機序については分子レベルでかなり研究が進んでいるが，書籍としては見当たらない．上記に紹介するものはいずれもレビュー論文であるが，重要なポイントが簡潔に記載されており，どちらも大変参考になる．

● 文献

1) 福井尚志：ロコモティブシンドローム，加齢に伴う身体機能の変化とその評価法 加齢による関節の変化と変形性関節症．診断と治療，98(11)：1791-1797, 2010

2) Verzijl N, DeGroot J, Thorpe SR, et al：Effect of collagen turnover on the accumulation of advanced glycation end products. J Biol Chem, 275(50)：39027-39031, 2000

3) Nagase H, Kashiwagi M：Aggrecanases and cartilage matrix degradation. Arthritis Res Ther, 5(2)：94-103, 2003

4) Mitchell PG, Magna HA, Reeves LM, et al：Cloning, expression, and type II collagenolytic activity of matrix metalloproteinase-13 from human osteoarthritic cartilage. J Clin Invest, 97(3)：761-768, 1996

5) 福井尚志：変形性関節症研究の最近のトピックス，変形性関節症の進行機序　最近の知見を踏まえて．関節外科，26(7)：814-820, 2007

6) Glasson SS, Askew R, Sheppard B, et al：Deletion of active ADAMTS5 prevents cartilage degradation in a murine model of osteoarthritis. Nature, 434(7033)：644-648, 2005

 7) Sokolove J, Lepus CM：Role of inflammation in the pathogenesis of osteoarthritis：latest findings and interpretations. Ther Adv Musculoskelet Dis, 5(2)：77-94, 2013

 8) Yuan GH, Masuko-Hongo K, Kato T, et al：Immunologic intervention in the pathogenesis of osteoarthritis. Arthritis Rheum, 48(3)：602-611, 2003

 9) DeGroot J, Verzijl N, Bank RA, et al：Age-related decrease in proteoglycan synthesis of human articular chondrocytes：the role of nonenzymatic glycation. Arthritis Rheum, 42(5)：1003-1009, 1999

10) Roemer FW, Nevitt MC, Felson DT, et al：Predictive validity of within-grade scoring of longitudinal changes of MRI-based cartilage morphology and bone marrow lesion assessment in the tibio-femoral joint -the MOST study. Osteoarthritis Cartilage, 20(11)：1391-1398, 2012 doi：10.1016/j.joca.2012.07.012.

11) Rousseau JC, Delmas PD：Biological markers in osteoarthritis. Nat Clin Pract Rheumatol, 3(6)：348, 2007

12) Abramson SB, Attur M：Developments in the scientific understanding of osteoarthritis. Arthritis Res Ther, 11(3)：227, 2009

13) Gosset M, Berenbaum F, Levy A, et al：Prostaglandin E2 synthesis in cartilage explants under compression：mPGES-1 is a mechanosensitive gene. Arthritis Res Ther, 8(4)：R135, 2006

14) Leong DJ, Li YH, Gu XI, et al：Physiological loading of joints prevents cartilage degradation through CITED2. FASEB J, 25(1)：182-191, 2011

15) Liphardt AM, Mundermann A, Koo S, et al：Vibration training intervention to maintain cartilage thickness and serum concentrations of cartilage oligometric matrix protein (COMP) during immobilization. Osteoarthritis Cartilage, 17(12)：1598-1603, 2009

16) Roos EM, Dahlberg L：Positive effects of moderate exercise on glycosaminoglycan content in knee cartilage：a four-month, randomized, controlled trial in patients at risk of osteoarthritis. Arthritis Rheum, 52(11)：3507-3514, 2005

17) Helmark IC, Petersen MC, Christensen HE, et al：Moderate loading of the human osteoarthritic knee joint leads to lowering of intraarticular cartilage oligomeric matrix protein. Rheumatol Int, 32(4)：1009-1014, 2011

18) Naito K, Watari T, Muta T, et al：Low-intensity pulsed ultrasound (LIPUS) increases the articular cartilage type Ⅱ collagen in a rat osteoarthritis model. J Orthop Res, 28(3)：361-369, 2010

3 変形性膝関節症の痛みの捉え方

中宿伸哉

> 変形性膝関節症（膝OA）の疼痛は，関節内病変によるものだけでなく，膝周囲の組織によって生じることも多いため，的確に鑑別し，治療を選択しなければならない．また，これらの疼痛を改善させたうえで，安定した膝を再構築することが，膝周囲の疼痛を再発させないためにも重要である．

膝OAの疼痛をどのように捉える？

　膝OAは，関節軟骨の変性，摩耗，破壊が生じ，それに続発する関節辺縁，軟骨下骨における骨の反応性増殖を伴う関節構成体の慢性退行性疾患である[1]．疼痛原因は関節内病変による関節炎であるが，二次的に膝周辺組織の疼痛を合併していることが多く，しばしばこれらの病態を主体に疼痛を訴えることも少なくない．したがって，これらの病態を的確に評価することで，治療対象となる組織を同定し，治療方法を選択する必要がある．また，同時にこれらの疼痛は，あくまでも二次的であるということを忘れてはならない．筋由来の疼痛は，関節炎に伴う疼痛を回避するための防御反応による結果であり，関節周囲軟部組織由来の疼痛は，関節炎による炎症波及によって生じる線維化や疼痛による可動域制限によって生じた拘縮が原因であることが多い．膝OAに対する治療目的は，いかに関節面への部分的な過剰負荷を軽減し，安定した膝へと導けるかが鍵になることはいうまでもないが，二次的に誘発される疼痛を改善させたうえで行わなければ，その効果が明確に発揮されないのも事実であることを念頭におくべきである．

単純X線による関節変形程度と疼痛は必ずしも比例しない

　膝OAにおける関節の変形の程度は，単純X線によって確認される．骨棘形成や関節裂隙が狭小化することで疼痛の増強が予想されるが，実際は，必ずしもその変形の程度に比例せず，逆に変形の程度は軽度であるにもかかわらず，膝痛を訴える症例も認める．これらの大きな違いは，膝の伸展可動域が得られ，外側スラストや回旋不安定性など膝関節に不安定性がないことである[2]．言い換えれば，膝関節の不安定性を認める症例では，それを防御するための筋の過剰収縮や，関節構成体へのストレスなど二次的な疼痛を合併しやすく，また関節面への過剰負荷が増大するため，変形が進行しさらに疼痛が増強される．

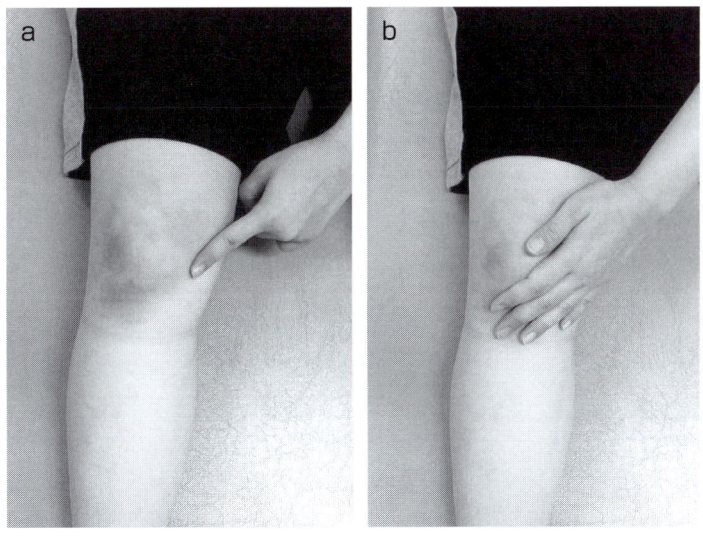

図1　疼痛の示し方
指1本で示す疼痛（a）は，その部位の組織を考慮した評価が，手のひらで示す疼痛（b）は，関連痛も視野に入れた評価が必要である．

疼痛の原因となる組織を同定するためには？

●痛みの部位を示してもらう

　問診にて疼痛出現状況を聴取したうえで，まずは疼痛部位を示させると良い．**指1本で示すような狭い範囲の疼痛であれば，その部位の組織が疼痛発生源である可能性が高いため，同部の組織を考慮したうえで評価を行う**（図1a）．一方，**手のひらで示すような広範囲の疼痛であれば，同部の組織だけでなく，関連痛である可能性もあるため**，詳細な評価が必要である（図1b）．

●圧痛の有無

　患者が示した部位を中心に圧痛所見を確認する．膝OAに好発する圧痛部位を示す（図2a, b）．圧痛所見が得られない場合は，関連痛である可能性が高い．

> **Advice**　圧痛を評価する場合は，圧の加え方によって疼痛の変化がないように，必ず同じ圧で左右差を比較することが重要である．

●関連痛の解釈

　患者が訴える疼痛部位に圧痛を認めないか，または同部のリドカイン（キシロカイン®）による局所麻酔注射でも一時的な疼痛の改善を認めない場合は，関連痛を考慮しなければならない．そのためには，膝関節周囲における皮膚の神経支配領域の把握が必要である（図

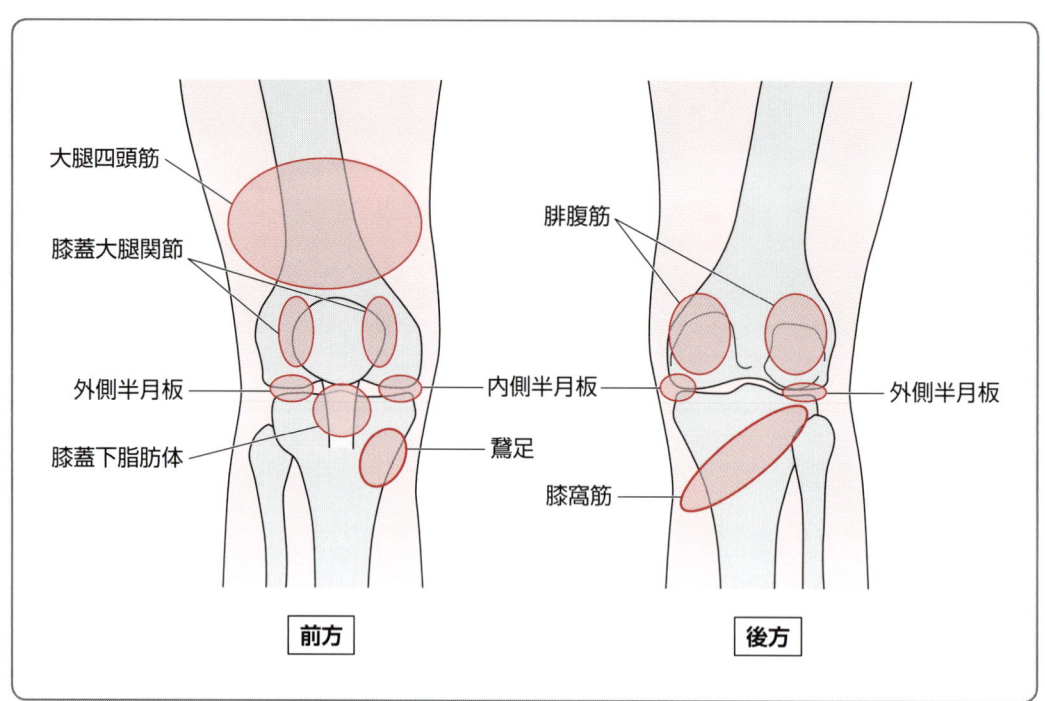

図2a 膝OAにおける好発圧痛部位（前方，後方）

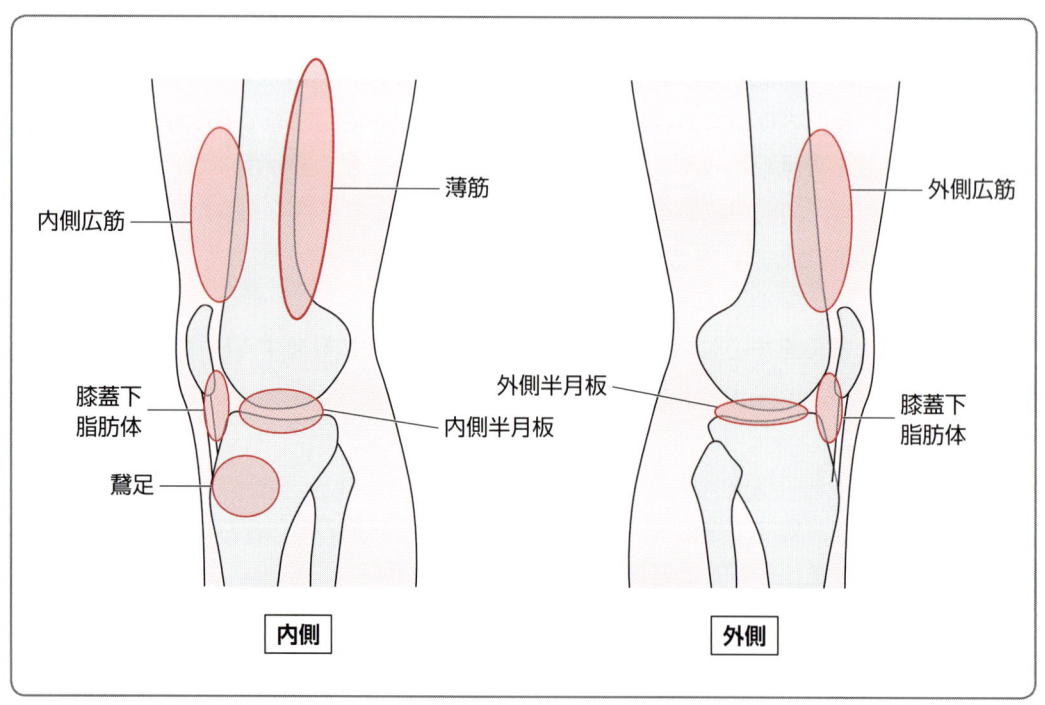

図2b 膝OAにおける好発圧痛部位（内側，外側）

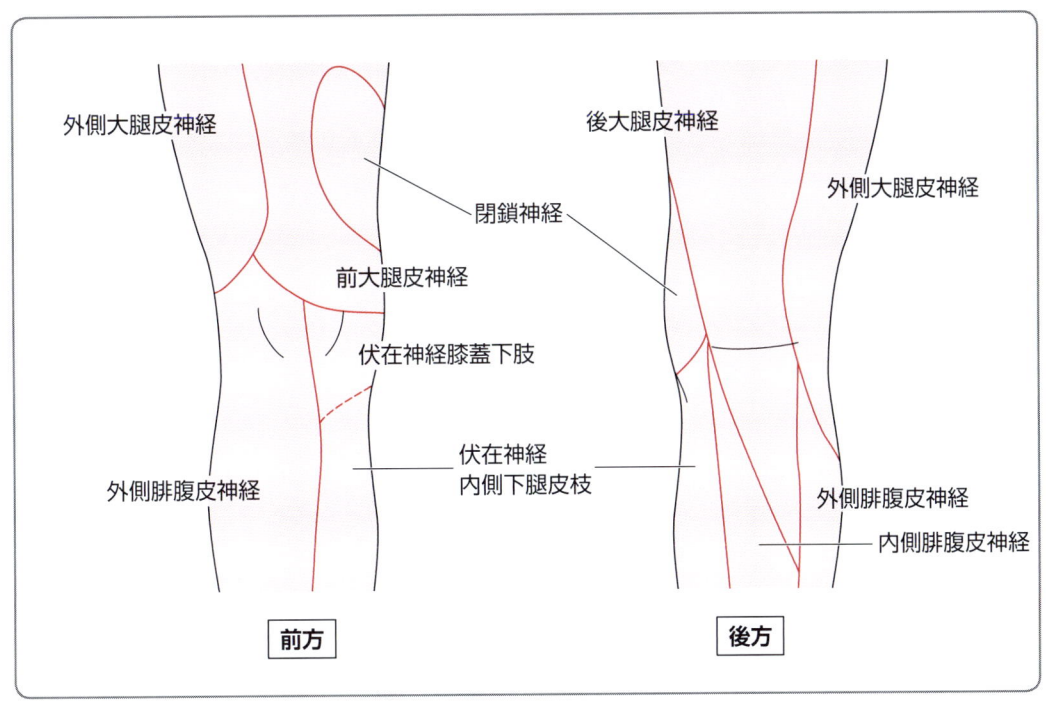

図3　膝周囲の皮膚神経支配領域

3）．筆者の経験では，膝OAを基板とした関連痛は，伏在神経由来の関連痛，もしくは半月板由来の関連痛であることが多い．

1）伏在神経由来の膝痛

　伏在神経は，大腿神経の終枝であり，大腿動静脈と並走してHunter管（内転筋管）に入る．

　Hunter管は大腿の中1/3あたりに位置し，前内側を内側広筋，後方を長内転筋と大内転筋，内方を縫工筋にて区画されている[3]．さらにそれぞれ膝蓋下肢と内側下腿皮枝に分枝する（図4）．膝蓋下肢は，主に膝前内側部の皮膚を支配しているため，内側型の膝OAによる疼痛や鵞足炎と混同されやすく鑑別を要する．主な絞扼部位は，Hunter管，縫工筋腱貫通部である．

2）Hunter管での絞扼症状

　Hunter管の前方で内側広筋と長内転筋の間には，線維性隔壁である広筋内転筋板が存在し，同部を伏在神経が貫通している（図4）．**膝OAでは，関節の安定性に内側広筋が大きく寄与するため過剰収縮を生じやすく，広筋内転筋板の緊張が高まることで絞扼されると考えられる．**

　患者が示す疼痛部位は，膝前内側部または下腿内側部に比較的広範囲であることが多い．また同部の圧痛はなく，広筋内転筋板における伏在神経貫通部での圧痛を認める．さらに貫通部でのTinel徴候や，膝前内側または下腿内側部の知覚鈍麻を認めることがある．

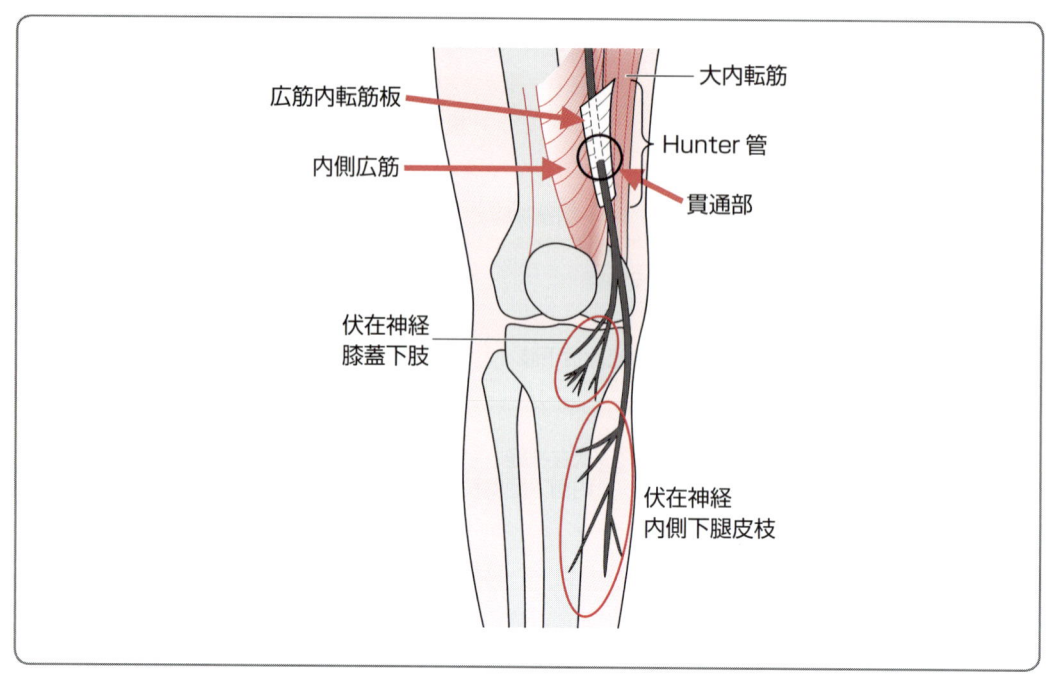

図4 伏在神経の走行

股関節伸展，外転位にて伏在神経および大内転筋を緊張させた状態で内側広筋の等尺性収縮を促し，広筋内転筋板を緊張させることで疼痛の再現が得られるか確認する．

治療は，広筋内転筋板を構成する内側広筋および長内転筋の柔軟性を得ることが重要であるため，これらのストレッチングを行うとともに伏在神経の滑走を促すが，筋の過剰収縮によって生じることが多いため，膝の安定化を図る治療が最終的に必要である．

3）縫工筋腱貫通部での絞扼症状

黒部らは伏在神経膝蓋下枝と縫工筋の関係について，膝蓋下枝が鼠径部ですでに分岐し縫工筋腱を貫くタイプ（図5a），膝蓋下枝がHunter管の近位で分岐し縫工筋腱を貫くタイプ（図5b），膝蓋下枝がHunter管を通過した後で分岐し縫工筋の上を通過するタイプ（図5c）の3つに分けられたと述べている[4]．**特に縫工筋腱を貫くタイプでは，縫工筋の過剰収縮によって絞扼されやすい．**

患者が示す疼痛部位は，膝前内側部に比較的広範囲であることが多い．また同部の圧痛はなく，縫工筋腱における伏在神経貫通部での圧痛を認める．さらに，Hunter管での絞扼症状と同様に，貫通部でのTinel徴候や膝前内側の知覚鈍麻を認めることがある．股関節伸展，内転，内旋にて伏在神経および縫工筋を緊張させた状態で，等尺性収縮を促し疼痛の再現が得られるか確認する．

治療は，縫工筋のストレッチングを行うとともに伏在神経の滑走を促すが，Hunter管での絞扼症状と同様に，膝を安定させるための治療が最終的に必要である．

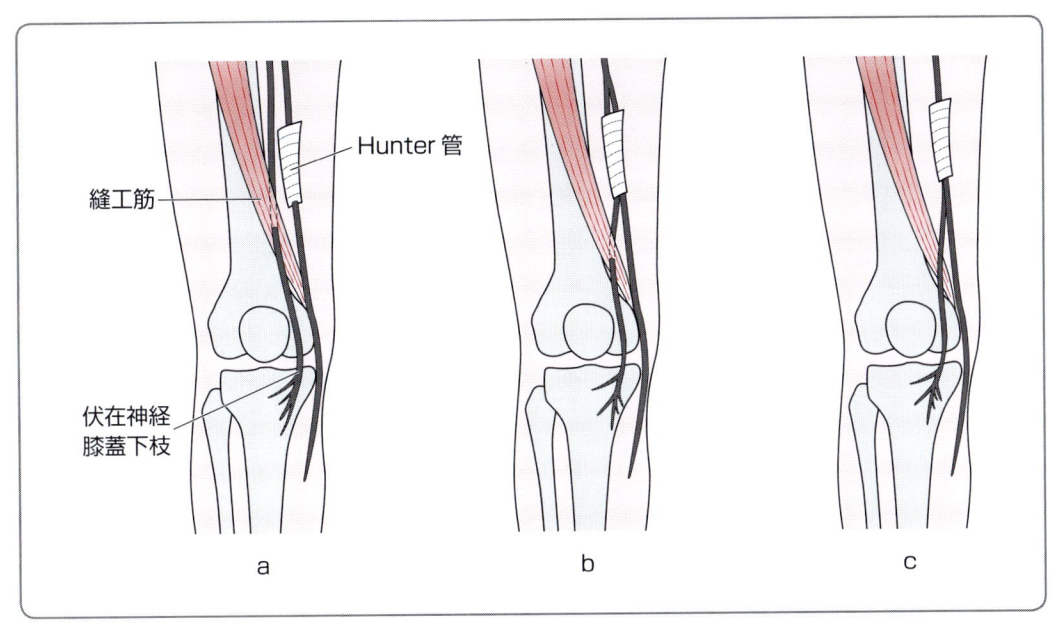

図5 伏在神経膝蓋下枝と縫工筋の関係
伏在神経膝蓋下枝が縫工筋を貫くタイプでは，縫工筋の過剰収縮にて絞扼されやすい．
「黒部恭啓，安田和則，宮田康史 他：鵞足の解剖と膝靱帯再建術への臨床応用．臨整外，31(11)：1220, 1996」より改変して引用

鑑別すべき疼痛の評価と理学療法

●鵞足炎

　鵞足炎は，鵞足構成筋が膝関節を中心としたマルアライメントの是正などで過剰収縮を起こし，付着部に牽引ストレスが加わることで生じる腱付着部障害（enthesopathy）である．また膝関節内側側副靱帯と鵞足構成筋との摩擦が原因で，同部の間にある鵞足包に炎症（bursitis）が生じることでも発症するため，明確な区別は難しい．

　鵞足部の解剖として，縫工筋腱は扁平な腱膜となって扇状に広がり，薄筋腱，半腱様筋腱を上から包み込むように停止している[4]．主にスポーツによって発症することが多く，後足部の回外不安定性やknee in toe outなど，大腿の内旋に対して下腿が外旋するマルアライメントを是正するための過剰収縮にて生じることが多い．

　戸田らは，膝OAで鵞足部に圧痛のある患者の頻度を調査したところ，85例中51例（60％）に認められたとしており，膝OAと鵞足炎の合併頻度は決して低くない[5]．膝OAにおけるマルアライメントとして，加藤らは，膝関節屈曲，内反，外旋位を特徴とし，大腿外旋よりも下腿外旋が大きいため膝関節外旋位になるとしている[6]．一方，宗田は，屈曲拘縮による膝不安定性に対し，股関節を外旋させてバランスをとるため，下腿は内捻すると述べており[7]，一様の見解を得ておらず，また，必ずしも鵞足炎を併発するマルアライメントに一致しない．深層の薄筋や半腱様筋と鵞足包，内側側副靱帯との摩擦障害なども考えられるが，これらの明確な発症機序は定かではない．しかし，**外側スラストや膝関**

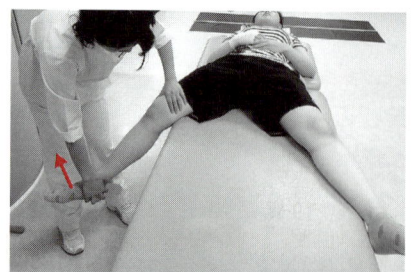

a：薄筋（外転＋伸展）

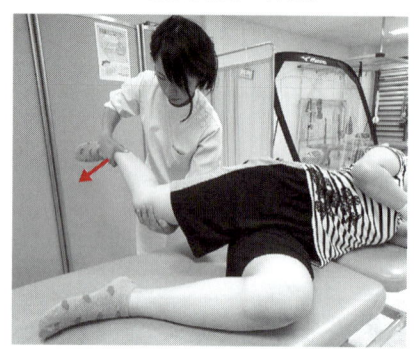

c：半腱様筋（内転＋屈曲）

b：縫工筋（内転＋伸展）

図6　鵞足炎におけるトリガー筋鑑別テスト

股関節を外転，伸展位にすることで薄筋が伸張される．一方，縫工筋，半腱様筋は短縮位となるため，この肢位での他動的膝伸展による鵞足構成筋の伸張ストレスに伴った疼痛の再現は，薄筋が優位であるといえる（a）．同様に，縫工筋では股関節を内転，伸展位（b）に，半腱様筋では股関節を内転，屈曲位（c）にすることで，他の筋を短縮位にさせて膝伸展による疼痛を誘発させる．

節回旋不安定性の程度が大きいほど，鵞足炎の併発が多いため，これらの是正が最終的に必要であると考えるが，まずは鵞足部の圧痛を確認したうえで，鵞足構成筋の柔軟性を得るためにストレッチングを行う．また，トリガーとなる筋を鑑別し[8]（図6），選択的にストレッチングを行うことで，治療効率を高められる．

●膝蓋大腿関節（PF関節）由来の膝前面部痛

　膝蓋骨は，膝関節の屈曲，伸展時に遠位および近位へ移動するが，同時に屈曲時に前額面上では平均6.2°外旋し（frontal rotation），冠状面上にて平均11.4°内旋（coronary rotation）している[9]（図7）．

　膝蓋骨周囲の組織は，筋膜，内外側膝蓋支帯，膝蓋骨周囲の靱帯と層構造になっているため，膝OAに伴う関節内の炎症波及によってこれらの組織が癒着すると，膝蓋骨の動きは制限される[10]．さらに，屈曲拘縮により膝蓋骨の大腿骨に対する接触圧が増加するため疼痛が助長される．したがって，膝蓋骨周囲の拘縮改善が必要であるが，臨床では，特にcoronary rotationを意識した評価，治療が重要である．

　評価方法は，まずPF関節周囲の関節裂隙の圧痛を確認する．膝蓋骨の可動性を確認する場合には，内外側方向の動きは，大腿骨膝蓋面の形状とcoronary rotationを考慮する（図8）．また，この操作はそのまま治療となる．

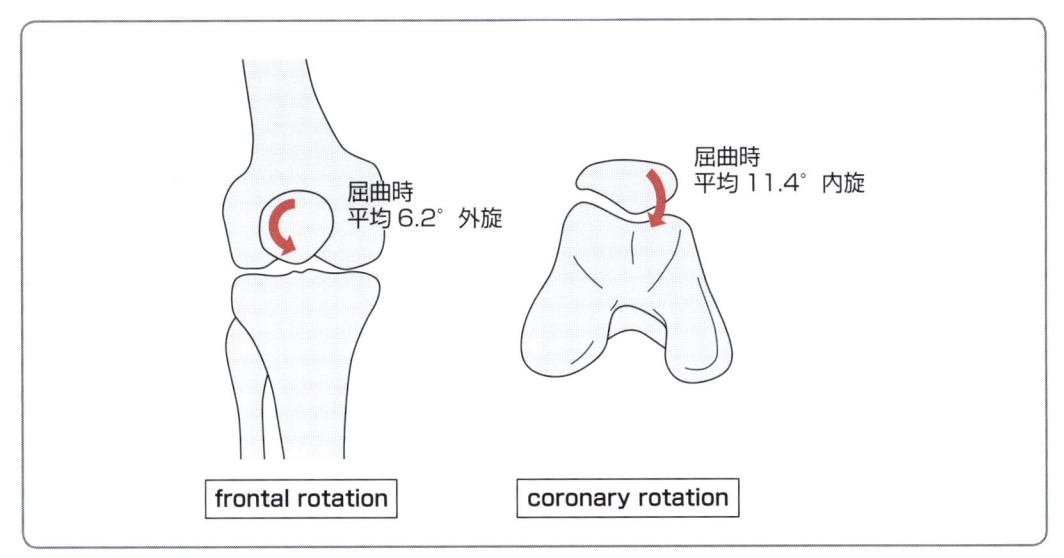

図7 前額面および冠状面上での膝蓋骨の動き
frontal rotationは，膝伸展位から屈曲130°までに平均6.2°外旋する．この運動は，屈曲60°までが大きく，それ以上では緩徐となる．coronary rotationは，膝屈曲115°までに平均11.4°内旋する．この運動は屈曲25〜45°と90〜115°で大きく生じる．

a：操作する方向の違いによる膝蓋骨の動き　　b：外側膝蓋大腿靱帯のストレッチング

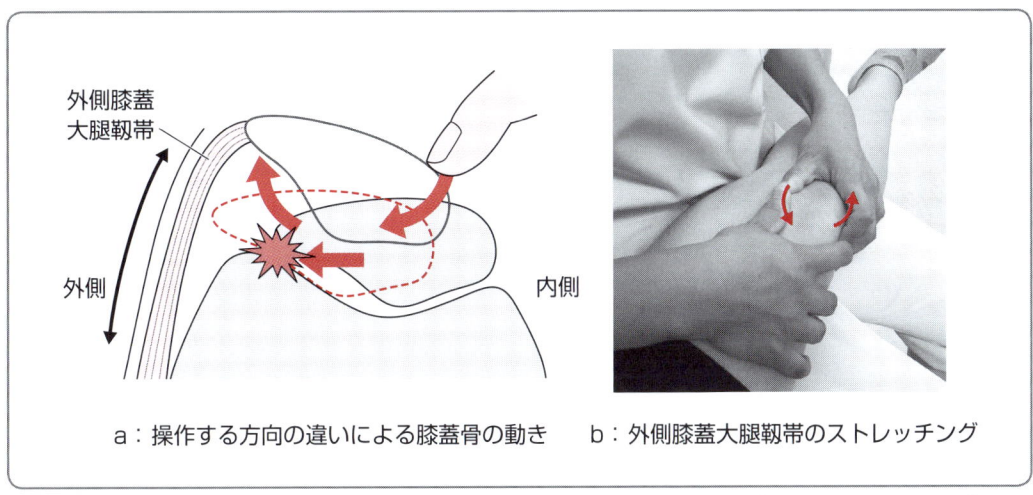

図8　coronary rotationを考慮した膝蓋骨の操作と内外側膝蓋大腿靱帯のストレッチング
膝蓋骨を単純に外側へ移動させると，大腿骨膝蓋面の形状により衝突が起こるため，十分に外側膝蓋大腿靱帯の伸張が得られない．膝蓋骨内側縁を前内方から押しつつ，膝蓋骨外側縁が前方へせり出すように操作するのがコツである．また内側も同様に行う．

> **Advice**　膝蓋面は，内側より外側が前方に突出しており，船底のような形状をしている．したがって，単純に膝蓋骨を内外側へ移動させるのではなく，膝蓋骨の内外側縁が前方へせり出すように操作すると良い（図8）．

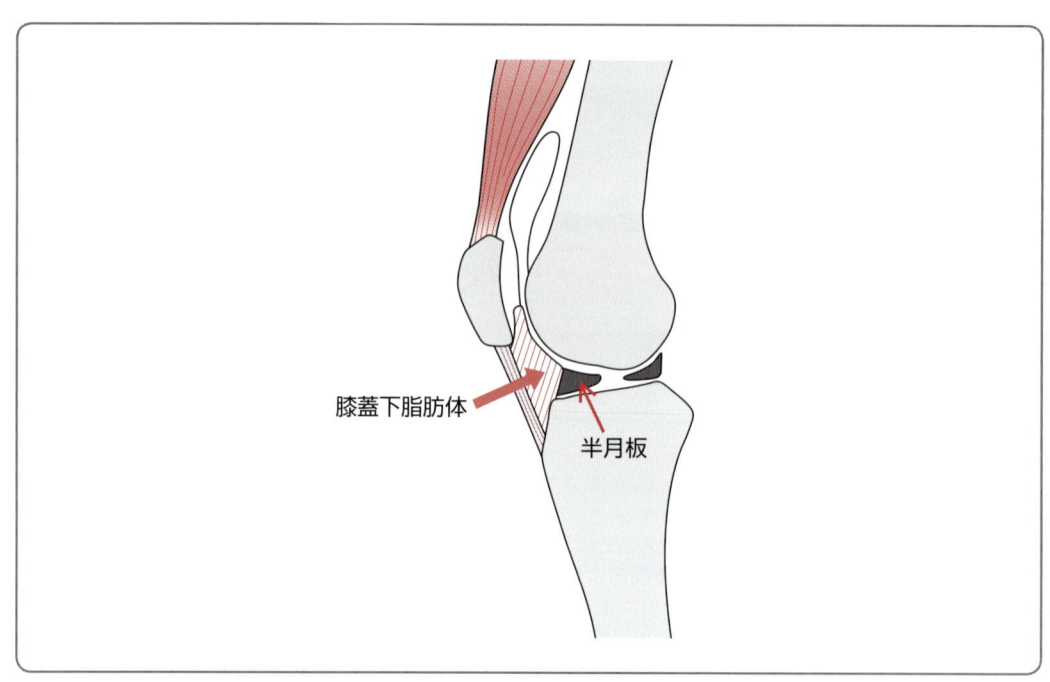

図9　膝蓋下脂肪体
前方は膝蓋靱帯，後方は左右半月板を連結する横靱帯に付着している．

● 膝蓋下脂肪体由来の疼痛

　膝蓋下脂肪体は，膝蓋靱帯の深層に存在し滑膜で覆われた脂肪組織である（図9）．主な役割は，膝の円滑な屈曲，伸展を行うためのクッション作用である[7]．
　膝OAでは，膝蓋下脂肪体に関節内の炎症が波及することで線維化が生じるため，膝関節の動きに対して十分に緩衝することができず疼痛が生じる．特に階段の降段時やしゃがみこみ時などに疼痛が出現することが多いが，屈曲拘縮が存在する場合は歩行時にも疼痛を生じる．これは，大腿四頭筋の収縮による膝蓋骨の上方への牽引とともに，膝関節が屈曲位になることで膝蓋靱帯が緊張し，線維化した膝蓋下脂肪体が十分に変位できず，圧迫ストレスが高まり疼痛が生じるためと考えられる．
　評価方法は，膝蓋靱帯の内外側から膝蓋靱帯の深部を圧迫するように圧痛を確認する（図10a）．**線維化した膝蓋下脂肪体は柔軟性が低下しているため，膝蓋靱帯の深部を内外側からそれぞれ圧迫したときに，その移動が制限されている**（図10b）．また，膝関節を自動伸展させたときには，膝蓋骨の近位移動に伴い膝蓋靱帯，内外側膝蓋支帯が緊張するが，同時に膝蓋下脂肪体が前方に移動しないため，膝蓋靱帯周辺部での扁平化が認められる（図11）．治療方法は，前述した内外側方向への柔軟性の確認が，そのまま治療となる（図10b）．

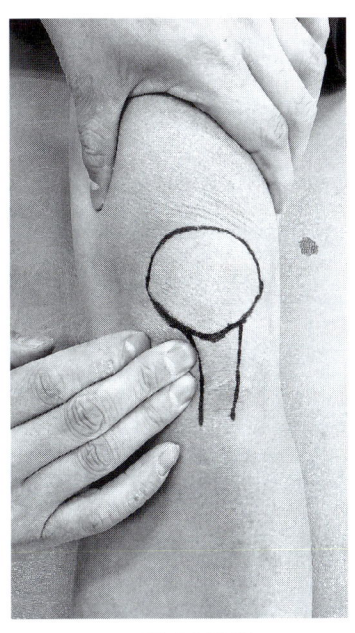

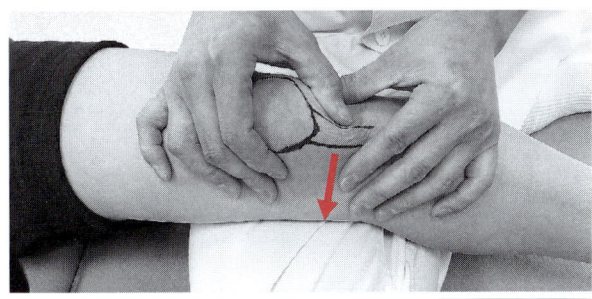

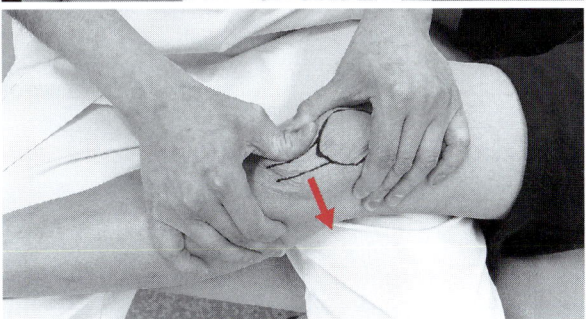

a：圧痛の確認　　　　　　　　b：内外側方向への移動性の確認

図10　膝蓋下脂肪体の圧痛および移動性の評価

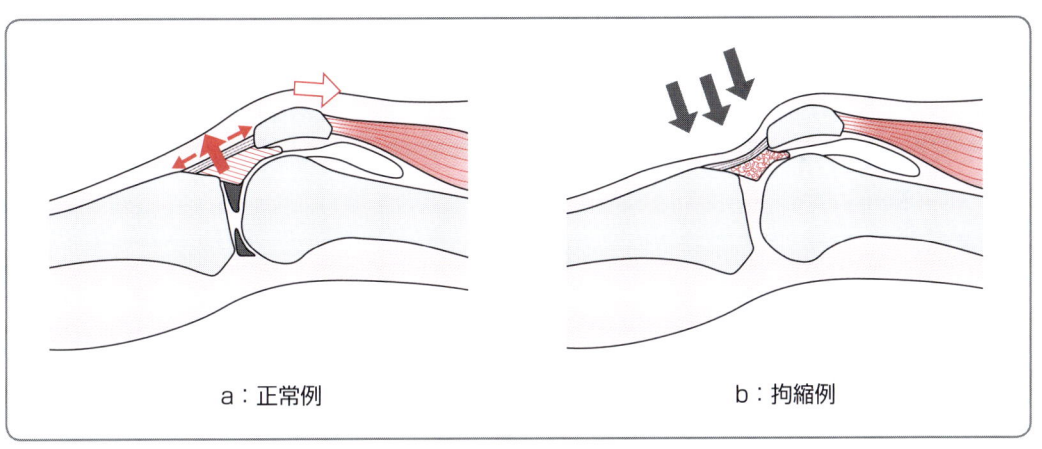

　　　a：正常例　　　　　　　　　　b：拘縮例

図11　膝蓋下脂肪体の線維化による膝蓋靱帯周辺の扁平化

膝関節伸展に伴い，膝蓋骨は近位移動し，膝蓋靱帯が緊張するため，膝蓋下脂肪体は前方移動する．拘縮例では，膝蓋下脂肪体の線維化により前方へ移動しないため，膝蓋靱帯や内外側膝蓋支帯が緊張せず，膝蓋下の扁平化をきたす．

POINT

膝蓋下脂肪体の癒着，線維化によって膝蓋骨の近位移動制限が生じることが多い．膝OAでは，屈曲拘縮の改善とともに伸展筋力の改善を行う必要があるが，この制限によって特に内側広筋の十分な収縮距離（amplitude）が得られない．その結果extension lagが改善されず，不安定性の残存につながるため，膝蓋下脂肪体への治療は重要である．

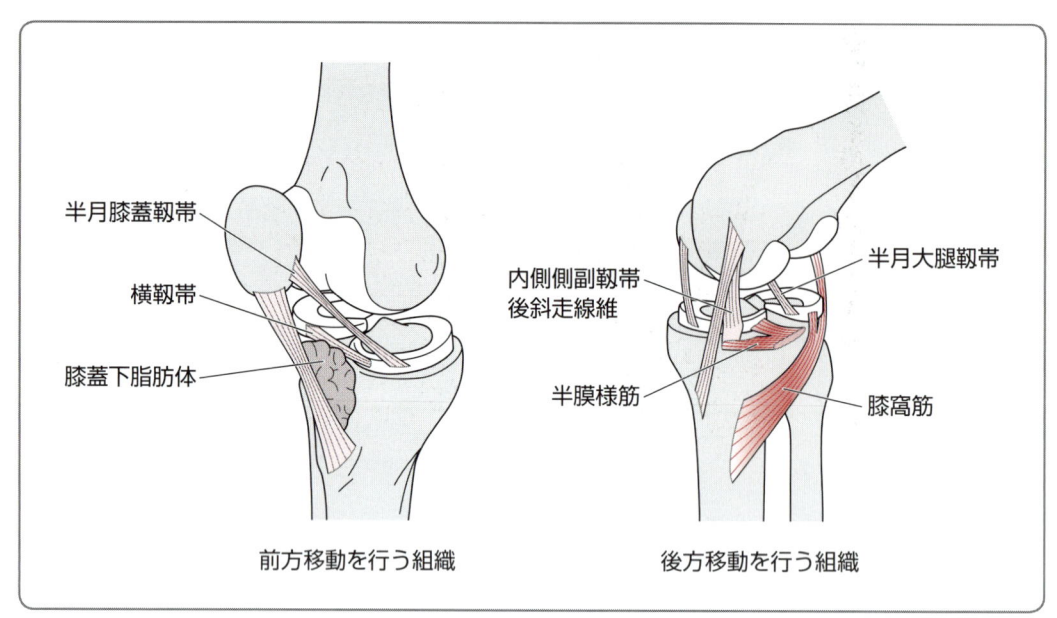

図12 半月板の移動にかかわる組織

「猪田茂生：半月板部分切除後の歩行障害に対する運動療法，関節機能解剖学に基づく整形外科運動療法ナビゲーション 下肢・体幹，整形外科リハビリテーション学会（編），p157，2008，メジカルビュー社」より一部改変して引用

● 半月板由来の疼痛

　膝関節の半月板は，球状である大腿骨顆部に対して，平坦である脛骨関節面の適合性を高めており，負荷の分散，衝撃吸収と安定性に寄与している．膝関節の屈曲，伸展，回旋のすべての動きに対して，受動的に可動することで適合を維持している．特に外側半月板は内側半月板と比較して，前後方向への移動量が大きい．さらに，半月板に付着する組織の牽引によっても移動する．伸展時には，内側側副靱帯，半月膝蓋靱帯，横靱帯が，屈曲時には，内側側副靱帯，半膜様筋，膝窩筋，半月大腿靱帯が牽引することでそれぞれ前方，後方へ移動する[10]（図12）．

　半月板は，外側1/3には血行が存在するが，中央部は無血行野であり，拡散により栄養供給されている．峯らは，半月板の神経支配について，神経線維および神経終末は，半月板の外側1/3の外周縁の血管の存在する部分や全角および後角で認め，半月板の中および内側1/3の血管の存在しない無血行部分には神経線維および神経終末は存在しなかったと述べている[11]．膝OAでは，半月板の前後への移動障害が生じやすく，伸展時には前節部が，屈曲時には後節部が挟み込まれる（impingement）ことにより，半月板の外側1/3を中心とした疼痛が生じると考えられる．また，PF関節や膝蓋下脂肪体の線維化が生じていると，半月板を能動的に前方移動させることができず，さらに，屈曲拘縮による膝後方組織の柔軟性低下により，膝関節屈伸軸が後方へ移動するため，ますます前方部でのimpingementによる疼痛が惹起されやすい．逆に屈曲時には，伸展機構の拘縮により，後方部でのimpingementによる疼痛が惹起される．太田らは，半月板の辺縁部には知覚神経

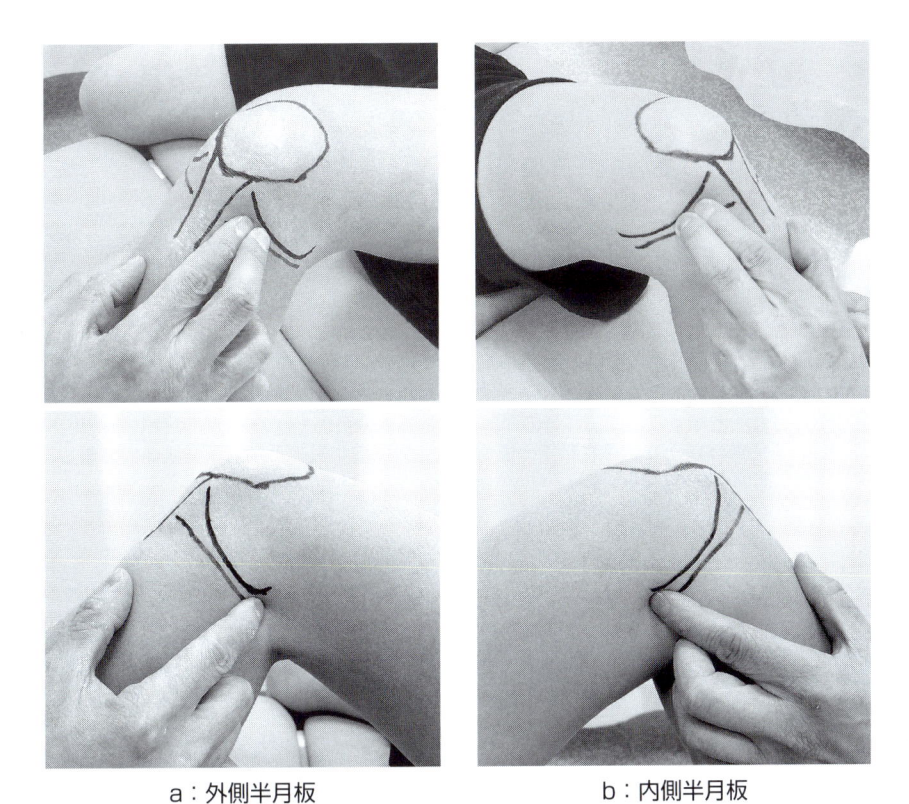

a：外側半月板　　　　　　　　　　b：内側半月板
図13　半月板の圧痛所見

終末が認められ，内側半月板の前角部，前節部には伏在神経が，後角部，後節部には脛骨神経が分布し，外側半月板の前節部には腓骨神経が，後節部には脛骨神経が分布していたと述べている[12]．半月板のimpingementによる疼痛は，これらの神経を介し，同じ皮膚支配領域に関連痛を生じることがあるため鑑別を要する．

　評価方法は，まず関節裂隙にて圧痛を確認する（図13）．また，疼痛誘発テストとして他動的に最終域まで屈曲伸展させることで疼痛を再現させる．**この段階では，半月板由来の疼痛と確定できないため，半月板に付着する組織によって牽引することで移動の改善を行う．**前方移動では，膝蓋下脂肪体が横靱帯に付着しているため（図9，12），膝蓋骨の近位移動と膝蓋下脂肪体の前方移動を誘導させることで促すことができる（図14）．ただし，PF関節の可動性と膝蓋下脂肪体の柔軟性が得られていることが必需である．後方移動では，それぞれ内側半月板は半膜様筋を，外側半月板は膝窩筋を収縮させることで促すことができる．これらの治療により，再度疼痛誘発テストを行うとともに，膝周囲の関連痛が改善するかを確認する．

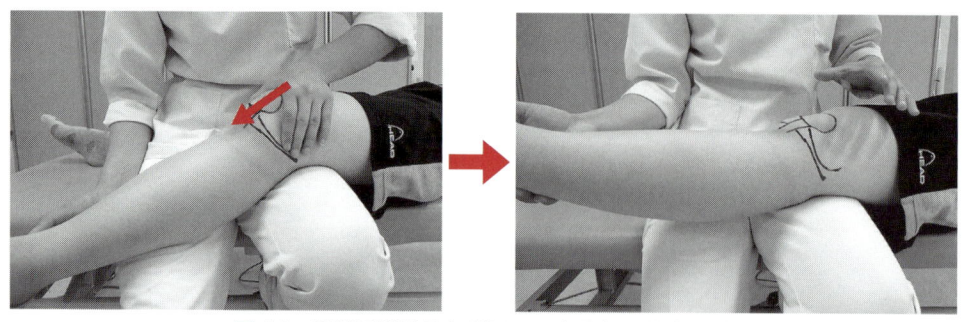

図14 膝蓋下脂肪体を利用した半月板の前方誘導

膝関節軽度屈曲位にて，膝蓋骨を下方に引き下げる．次に膝関節の自動伸展を行うが，このとき，自動伸展の直前に膝蓋骨を引き下げた手を離すことで，脛骨の伸展より膝蓋骨の引き上げの方が早く生じるため，膝蓋靱帯に緊張が加わり，膝蓋下脂肪体が前方誘導される．横靱帯は内外側の半月板と膝蓋下脂肪体に付着しているため，この操作により半月板も前方誘導される．

メモ 評価と治療は表裏一体

評価にて病態が確定的ではない場合には，推論した発症機序に基づく治療を展開し，その改善によって病態を判断することも重要である．

● 筋由来の疼痛

膝OAにおける筋性疼痛は，不安定な膝を安定させるための過剰収縮によるものが大半である．患者は，しばしば屈曲拘縮を生じていることが多いため，歩行時において踵接地からの十分な膝関節伸展が得られず，身体重心は膝屈伸軸に対して後方に位置し，常に屈曲モーメントが働くことになる．これに対し，内側広筋を中心とした膝伸展筋が遠心性に収縮するため，攣縮に伴う疼痛を生じやすい．また，膝伸展筋への負荷を代償するために，腓腹筋や膝窩筋が過剰収縮し，これらの疼痛を主とした膝後面部痛が生じる[7]．

評価として，筋の圧痛所見を確認する．また，選択的に収縮させることで疼痛が誘発されることがある．治療は，筋に対するストレッチングを行うが，前述したように，膝を安定させるための過剰収縮であるため，最終的には屈曲拘縮とマルアライメントの改善が必要である．

▶若手理学療法士へひとこと◀

鑑別した二次的な疼痛に対する治療を行ったうえで，最終的には，それらの疼痛を引き起こす膝不安定性に対する治療が必要である．特に膝関節屈曲拘縮を生じている例では，側副靱帯の緊張が低下するため，外側スラストや回旋不安定性が生じやすい．また，完全伸展ができないため，内側広筋や外側広筋の十分なamplitudeが得られず，extension lagが生じることで，さらに不安定性を惹起している．したがってこれらの改善を目的とした運動療法を円滑に行うためにも，膝周囲の疼痛や拘縮を改善させることが重要である．

Further Reading

運動療法のための機能解剖学的触診技術　林　典雄 著　青木　隆明 監修, メジカルビュー社, 2012
> ▶ 評価を的確に行うためには, まず各組織が触診できなければならない. 触診のポイントや臨床との接点がわかりやすくまとめてあり, 評価の精度を向上させるうえでも参考になる一冊である.

膝痛　知る　診る　治す　宗田　大 著, メジカルビュー社, 2007
> ▶ 膝痛の原因を, まず圧痛所見から紐解いており, 同部の組織を考慮したうえで, ストレッチングを中心に治療を進めているが, 各疼痛を引き起こす病態もまとめられており, 膝痛を解釈するうえで参考になる一冊である.

●─文献

1) 古松毅之：分類と診断基準, 変形性関節症の診かたと治療 第2版(井上　一監修, 尾崎敏文, 西田圭一郎編). p6, 2012, 医学書院
2) 熊谷匡晃：変形性膝関節症に対する運動療法. 関節機能解剖学に基づく整形外科運動療法ナビゲーション, 整形外科リハビリテーション学会, pp116-119, 2008, メジカルビュー社
3) Moore KL, Dally AF：臨床のための解剖学(佐藤達夫, 坂井建雄監訳). p593, 2008, メディカル・サイエンス・インターナショナル
4) 黒部恭啓, 安田和則, 宮田康史, 他：鵞足の解剖と膝靱帯再建術への臨床応用. 臨整外, 31(11)：1219-1223, 1996
5) 戸田佳孝, 月村規子：変形性膝関節症で鵞足に圧痛のある患者の頻度とその特徴. 整形外科, 60(4)：320-323, 2009
6) 加藤　浩, 五嶋佳子, 福留英明：変形性膝関節症の機能評価. MB Orthop, 25(6)：14-24, 2012
7) 宗田　大：膝痛　知る 診る 治す, pp4, 24, 26, 82, 2007, メジカルビュー社
8) 赤羽根良和, 林　典雄：鵞足炎におけるトリガー筋の鑑別検査. 理学療法ジャーナル, 46(2)：175-179, 2012
9) 冨士川恭輔, 松本秀男, 小林龍生, 他：膝関節のバイオメカニクス. 関節外科, 16(3)：62-71, 1997
10) 猪田茂生：半月板部分切除後の歩行障害に対する運動療法. 関節機能解剖学に基づく整形外科運動療法ナビゲーション 下肢・体幹, 整形外科リハビリテーション学会(編), pp156-159, 2008, メジカルビュー社
11) 峯　孝友, 河合伸也, 目　昭仁：膝半月板の知覚神経支配. 中部整災誌, 40(4)：983-984, 1997
12) 太田光彦, 岡島誠一郎, 時岡孝夫, 他：ヒト膝関節の半月における神経分布. 中部整災誌, 42(4)：887-888, 1999

ミニレクチャー

痛みをとるための物理療法選択のコツ

岡崎大資

　変形性膝関節症（膝OA）に対する疼痛管理を目的とした物理療法は電気刺激療法，温熱・寒冷療法，光線療法などが挙げられる（表1）．

1. 電気刺激療法

　鎮痛を目的とした電気刺激療法は経皮的神経電気刺激（transcutaneous electrical nerve stimulation：TENS）が効果的である．

　刺激強度は患部に電気刺激を感じる（心地よいと感じる）程度の感覚レベルとする．筋収縮が生じる程度の運動レベルで実施する場合もあるが，これは筋収縮に伴うマッサージ効果を主たる目的としており，強度を感覚レベルから運動レベルまで変調しながら実施してもよい．

　周波数は数Hz～200Hz程度の変調波を用いることが好ましい．一定の周波数で刺激した場合に比べ周波数を変調させながら刺激した場合の方が内因性オピオイドを効果的に放出できる．内因性オピオイド物質の放出によるGABAニューロンの脱抑制に伴う下行性疼痛抑制系の賦活が生じる[1]．治療時間は10～20分程度である．

　電極は，疼痛の主体が筋である場合，筋の支配神経レベルのデルマトームに沿って配置する．疼痛の主体が骨や関節周囲の軟部組織である場合，スクレロトームに対応する髄節のデルマトームに沿って配置する．電極はデルマトームをまたぐことなく神経支配領域に沿って配置することが重要である[2]．

2. 温熱・寒冷療法

1）ホットパック

　ホットパックは表在温熱療法である．皮膚温の上昇は生じるものの，皮下1cm程度になると生体の温度上昇はほとんど生じない．ホットパックによる患部への熱の提示は温痛覚閾値である44℃未満とする必要がある．生理的効果は熱刺激による血管拡張作用，組織代謝の上昇，局所循環の向上，発痛物質の除去が主である．治療時間は10分程度である．治療中は皮膚の状態（皮膚温，発赤，発汗状況など）を随時チェックしながら熱傷に注意する．

2）寒冷療法

　膝OAに対してはコールドパックやアイスパックを用いる．患部への寒冷刺激は局所循環と代謝の抑制，神経伝達速度の低下，疼痛閾値の上昇[3]による鎮痛を目的とする．寒冷療法は皮膚の急激な温度低下とともに，筋層の緩徐な温度低下を生じる．寒冷刺激による核心温の低下防止のため，局所血流を減少させ，低下した温度は長時間（1～2時間程度）

MINI LECTURE

表1　膝OAの鎮痛を目的とした各種物理療法の特徴

モダリティ選択	治療部位	効果	方法とリスク管理
TENS	疼痛部位のデルマトーム	・gate control theoryによる鎮痛 ・下行性疼痛抑制系による鎮痛	・周波数・出力共に変調波を用いる ・デルマトームに沿って電極を配置する
ホットパック	表皮のみ	・表在性の血管拡張 ・代謝・循環の向上 ・発痛物質の除去	・皮膚温が44℃を超えてはならない ・皮膚の状態を随時確認
コールドパック アイスパック	表皮・筋層	・局所の血管収縮 ・代謝・循環の低下 ・神経伝達速度の低下 ・寒冷による疼痛閾値上昇 ・ある程度長時間の生理的変化	・患部を随時チェックし，凍傷に注意
極超短波	表皮・脂肪層・筋層	・表在および深部の血管拡張 ・代謝・循環の向上 ・発痛物質の除去	・金属挿入部への照射は禁忌 ・照射面とアプリケーターは平行 ・照射中のアプリケーターの移動は極超短波エネルギーが大きく変化
超音波	・筋層（3MHz） ・骨周囲の軟部組織（1MHz）	・深部の血管拡張 ・代謝・循環の向上 ・発痛物質の除去	・金属挿入部への照射は可能 ・カップリングメディアを塗布 ・基本的に移動法にて実施 ・高出力では音波の反射による痛みあり
低出力レーザー 直線偏光近赤外線	皮下1～2cm程度	・照射部の疼痛閾値上昇 ・神経伝導の興奮性の抑制 ・交感神経の活動抑制	・神経線維に沿って照射 ・星状神経節への照射は交感神経活動の抑制に伴う鎮痛効果 ・熱傷の危険を避けるため断続照射

かけて回復する．このため，寒冷による生理的効果はある程度維持される．治療時間は10～20分程度で実施する．

3）極超短波療法

2,450MHzの極超短波を患部に照射する深部温熱療法である．極超短波は脂肪層，筋層にまで影響し深部組織の温度上昇をもたらす．生理的効果としてはホットパックと同様であるが，深部にまで影響する．出力強度は患部の心地よい温熱感覚が得られる程度とし，治療時間は10分程度で実施する．極超短波は誘電率の高い金属部に集中する特性があり，金属部への照射は組織損傷に至る危険性があるため，人工膝関節全置換術（TKA）後の膝には禁忌である．

4）超音波療法

超音波療法（1MHz，3MHz）には温熱作用と非温熱作用がある．鎮痛を目的とした治療では温熱作用（持続波）を主としている．超音波療法は極超短波療法より深部に温熱効果を及ぼす．超音波の周波数による半減深度（超音波エネルギーが半減する深さ）は3MHzより1MHzの方が深い．目的とする治療部位の位置によって周波数を選択する必要があり，筋に対して照射する場合は3MHz，関節周囲の軟部組織に照射する場合は1MHzを用

いるべきである．金属への超音波照射はエネルギーの集中を生じるが，熱伝導率の高い金属では組織損傷を生じるような温度上昇は認められないため，TKA後であっても使用可能である．出力強度は患部の温かい感覚を指標とする．治療時間は5～20分程度で実施する．治療方法はアプリケーターをラセン状に1cm/秒程度で動かす移動法とする．治療面積は有効照射面積の2倍までであり極超短波療法に比べて治療部位を限定する必要がある．

3. 光線療法

1）低出力レーザー療法

温熱作用は生じず，光作用を目的として患部の支配神経に対して照射する．レーザー光の生理的作用は痛覚受容器や末梢痛覚伝導路の興奮の抑制を主とする．一般的な照射方法は，標的とする末梢神経に沿って照射・休止のサイクルごとに移動しながら実施する．低出力レーザー照射による患者の自覚的所見はない．

2）直線偏光近赤外線療法

直線偏光近赤外線療法は近赤外線による深部温熱作用と，赤色可視光による光作用を主とする．治療方法，生理的作用は低出力レーザーと同様であるが，温熱作用と光作用との生理的作用の区別は明らかにされておらず明確なエビデンスは得られていない．照射方法は末梢痛覚伝導路の興奮性の抑制を目的として，末梢神経の走行に沿ってアプリケーターを設置し，断続照射する．患者は照射部位の温熱感覚を有する．直線偏光近赤外線療法は交感神経の活動を抑制することに伴う鎮痛を目的とした照射が可能である．頸部の星状神経節に断続照射することで交感神経の活動を抑制し，疼痛の軽減を図る．それぞれ治療時間は5～10分程度で実施する．

● 文献

1) Pryde JA：Pain, Physical Agents in Rehabiritation（Cameron MH, ed），pp39-67, 1999, W.B. SAUNDERS COMPANY, Pennsylvania
2) 徳田光紀：痛みに対する電気療法．最新物理療法の臨床適応（庄本康治編），pp138-158, 2012, 文光堂
3) 篠原英記：熱物理学・温熱の生理学的作用．標準理学療法学専門分野物理療法学 第2版（網本 和編），pp5-61, 2005, 医学書院

MINI LECTURE

4 変形性膝関節症における理学療法のエビデンスの現状

田中 亮

> コクラン共同計画のシステマティックレビューによると，変形性膝関節症（膝OA）に対する陸上運動療法や水中運動療法は，疼痛や機能を改善させる．超音波療法は疼痛に対して有効であるが，経皮的電気刺激療法の効果は明確に結論されていない．温熱および寒冷療法は筋力や関節可動域（ROM）を改善させるという数少ないエビデンスがある．装具や足底板は疼痛や機能を改善させるが，長期間の治療の継続性が低い．術後のCPM（continuous passive motion）はROMの改善に有効であるが，臨床的な意義が小さい．術後の神経筋電気刺激は効果が未確定であり，寒冷療法の効果はエビデンスレベルが低い．

EBMとエビデンス

EBMは，evidence-based medicine（根拠に基づいた医療）の略であり，1991年にカナダのMcMaster大学のGordon Guyattが提唱した概念である[1]．EBMとは，個々の患者のケアについて意思決定するとき，最新で最良のエビデンスを，良心的に，明示的に，そして思慮深く使うことである[2]．EBMの実践は，個人の臨床的専門技能と，系統的研究から得られる最良の入手可能な外部の臨床的根拠とを統合することを意味する[2]．

EBMは，5つのステップで実践される（表1）．そのうち，第3ステップ「根拠の批判的吟味」では，検索によって得られた情報のエビデンスの強さが検討される．エビデンスの強さは，臨床研究の研究デザインによって異なる．AHCPR〔アメリカ医療政策研究局（現AHRQ）〕が作成した，エビデンスの強さと研究デザインの関係を表2に示す．

メモ AHRQにおけるエビデンスレベルの分類

AHRQ（Agency for Healthcare Research & Quality）におけるエビデンスレベルの分類は，以下のサイトで確認できる（平成26年2月24日現在）．
http://www.bcshguidelines.com/BCSH_PROCESS/EVIDENCE_LEVELS_AND_GRADES_OF_RECOMMENDATION/46_AHCPR.html

POINT

EBMのステップ2において情報を検索する際は，エビデンスの強い研究デザインを用いた論文を優先的に検索する．

表1　EBMの5つのステップ

Step	内容
1	疑問の定式化
2	根拠の入手
3	根拠の批判的吟味
4	臨床への応用
5	事後評価

「原野　悟：1．根拠に基づいた医療，EBMがわかる疫学と臨床判断，p46，2002，新興医学出版社」より作成

表2　エビデンスの強さと研究デザイン

エビデンスの強さ	研究デザイン
Ⅰa	無作為化比較対照試験のメタアナリシスから得られた根拠
Ⅰb	少なくとも1つの，無作為化比較対照試験から得られた根拠
Ⅱa	少なくとも1つの，無作為化はしていないが良い対照比較試験から得られた根拠
Ⅱb	少なくとも1つ以上の，よくデザインされたその他の準実験的研究からの根拠
Ⅲ	比較研究，地域相関研究，症例対照研究といったよくデザインされた非実験的研究からの根拠
Ⅳ	専門家委員会，代表的権威者の意見や臨床経験からの根拠

「原野　悟：1．根拠に基づいた医療，EBMがわかる疫学と臨床判断，p52，2002，新興医学出版社」より一部改変して引用

　権威者の臨床経験は，エビデンスレベルが最も低い．エビデンスのレベルは，非実験的記述的研究，準実験的研究，非無作為化比較対照試験，無作為化比較対照試験（randomized controlled trials：RCT）の順に高くなっていく．そして，エビデンスレベルの最も高い研究デザインが，RCTのメタアナリシスである．また，Oxford大学EBMセンターの分類によると，RCTに対するシステマティックレビューがエビデンスレベルの最上位に位置づけられている．

メモ　メタアナリシス

メタアナリシスとは，複数の臨床試験データを単純に平均するのではなく，データのばらつきの度合いで重みづけしてからデータを統合する統計学的手法である．

メモ　Oxford大学EBMセンターにおけるエビデンスレベルの分類

Oxford大学EBMセンターにおけるエビデンスレベルの分類は，以下のサイトで確認できる（平成26年2月24日現在）．
http://www.cebm.net/?o=1025

> **メモ** システマティックレビュー
>
> システマティックレビューは，明確に定式化された疑問について，関連する研究の特定・選択・批判的吟味，および採用研究からのデータを集めて解析する，系統的で明確な方法を用いるレビューと定義される．

　本項では，膝OA患者に対する理学療法のエビデンスの現状を探るために，システマティックレビューによって明らかにされている最新で最良のエビデンスを紹介する．なお，コクラン共同計画（The Cochrane Collaboration）が報告しているシステマティックレビューの内容を本文にて紹介し，OARSIが2010年に過去のシステマティックレビューの内容をまとめた「変形性股関節症および変形性膝関節症の管理のための推奨パートⅢ（OARSIの推奨パートⅢ）」の知見の一部をAdviceとして紹介する．

> **メモ** コクラン共同計画
>
> コクラン共同計画は，イギリスで始まり，治療と予防に関する医療情報を定期的に吟味し，人々に伝えるために世界展開している計画である．

> **メモ** OARSI
>
> OARSI（Osteoarthritis Research Society International）は，OAの研究者やOAにかかわる医療専門家のために設立された，世界で初めての国際的な組織である．

保存的理学療法のエビデンス

● 運動療法

1）陸上運動療法[3]（表3）

　FransenとMcConnellは，陸上運動療法が疼痛および身体機能に及ぼす効果を検証するために，32編のRCTに対してメタアナリシスを実施している．陸上運動療法は，疼痛および身体機能に対して中等度の効果があり，そのエビデンスはプラチナレベルである．効果の大きさは，運動療法の内容によって異なるとは言えず，最適な運動療法の内容は明示されていない．

> **Advice** 　OARSIの推奨パートⅢでも，筋力増強運動と有酸素運動は疼痛や機能に対して軽度あるいは中等度の効果を有することが示されている．

表3 疼痛および身体機能に対する陸上運動療法の効果

アウトカムもしくはサブグループ	研究数	参加者数	効果量[*1,2] [95%信頼区間][*3]
1 疼痛	32	3,616	−0.40 [−0.50, −0.30]
1.1 単純な大腿四頭筋筋力増強運動	3	319	−0.29 [−0.51, −0.06]
1.2 下肢筋力増強運動	9	1,383	−0.53 [−0.79, −0.27]
1.3 筋力増強運動と有酸素運動	9	998	−0.40 [−0.61, −0.19]
1.4 歩行プログラム	4	351	−0.48 [−0.83, −0.13]
1.5 その他	7	565	−0.32 [−0.49, −0.15]
2 身体機能	31	3,719	−0.37 [−0.49, −0.25]
2.1 単純な大腿四頭筋筋力増強運動	4	498	−0.24 [−0.42, −0.06]
2.2 下肢筋力増強運動	9	1,383	−0.58 [−0.88, −0.27]
2.3 筋力増強運動と有酸素運動	8	967	−0.42 [−0.65, −0.18]
2.4 歩行プログラム	3	317	−0.35 [−0.58, −0.11]
2.5 その他	7	554	−0.22 [−0.48, 0.05]

*1：効果量とは，「効果の大きさ」のことをいう．介入による効果や，変数間の関係性の強さを表す指標である．
*2：標準化平均差：効果量の1つである標準化平均差は，2つの推定平均値の差を標準偏差の推定値で除した値である．効果量が0.2〜0.5であれば軽度（small）の効果，0.5〜0.8であれば中等度（medium）の効果，0.8以上であれば大きな（large）効果と解釈する．
*3：95％信頼区間とは，真の値が入る確率が95％の区間のことである．標準化平均差や平均差の場合，この値の上限と下限がともに正あるいは負の値であれば，統計学的に有意な効果がある（つまり，介入には有意な効果がある）と解釈する．
（Fransen M, McConnell S：Exercise for osteoarthritis of the knee, Cochrane database of systematic reviews, (4)：CD004376, 2008 より引用）

POINT

プラチナレベルのエビデンス

以下の基準を満たすRCTが少なくとも2つ以上含められたシステマティックレビューから得られたエビデンス．
・一群のサンプルサイズが少なくとも50名である．
・評価者の盲検化がなされている．
・参加者の80％がフォローアップされ，脱落者のデータも扱われている．
・治療の割りつけが秘匿されている．

2) 水中運動療法[4]（表4，5）

　Bartelsらの報告によると，膝OA患者のみを対象にした臨床試験は1つだけである（表4）．その試験では，水中運動療法と陸上運動療法の効果が比較されている．水中運動療法の直後は陸上運動よりも疼痛に対して大きな効果があるが，歩行能力やこわばりに対して効果は認められていない．なお，膝OA患者だけでなく，股OA患者を含めた対象者に水中運動を実施した場合の効果を検討した臨床試験は6試験ある（表5）．水中運動による機能やQOLの改善効果は，軽度〜中等度である．疼痛に対しても，水中運動はわずかな

表4 水中運動と陸上運動の効果の比較

アウトカムもしくはサブグループ	研究数	参加者数	効果量[*1] [95% 信頼区間]
1 疼痛	1	46	0.86 [0.25, 1.47]
1.1 VASによる疼痛	1	46	0.86 [0.25, 1.47]
2 歩行能力	1	46	0.43 [−0.16, 1.01]
2.1 1マイル歩行時間	1	46	0.43 [−0.16, 1.01]
3 こわばり	1	46	−0.26 [−0.84, 0.32]

[*1]:標準化平均差

(Bartels EM, Lund H, Hagen KB, et al：Aquatic exercise for the treatment of knee and hip osteoarthritis, Cochrane database of systematic reviews, (4)：CD005523, 2007 より引用)

表5 水中運動とコントロールの効果の比較（膝OAと股OAの混合）

アウトカムもしくはサブグループ	研究数	参加者数	効果量[*1] [95% 信頼区間]
1 疼痛	4	638	0.19 [0.04, 0.35]
1.1 WOMACによる疼痛	2	380	0.20 [−0.00, 0.40]
1.2 VASによる疼痛	1	43	0.50 [−0.10, 1.11]
1.3 HAQによる疼痛	1	215	0.12 [−0.15, 0.39]
2 機能	4	648	0.26 [0.11, 0.42]
2.1 WOMACによる機能	2	375	0.23 [0.03, 0.44]
2.2 HAQによる機能	2	273	0.31 [0.07, 0.55]
3 歩行能力	2	355	0.18 [−0.03, 0.39]
3.1 6分間歩行	1	43	−0.03 [−0.63, 0.57]
3.2 8フィート歩行時間	1	312	0.21 [−0.01, 0.43]
4 こわばり	2	380	0.14 [−0.06, 0.34]
4.1 WOMACによるこわばり	2	380	0.14 [−0.06, 0.34]
5 QOL	3	599	0.32 [0.03, 0.61]
5.1 SF-12 身体	1	70	0.69 [0.21, 1.17]
5.2 PQOL-知覚されたQOL	1	222	0.35 [0.09, 0.62]
5.3 EURO-QOL	1	307	0.10 [−0.12, 0.33]
6 精神面の健康	4	642	0.16 [0.01, 0.32]
6.1 SF-36 精神	1	307	0.15 [−0.08, 0.37]
6.2 SF-12 精神	1	70	0.19 [−0.28, 0.66]
6.3 心理的苦悩	1	43	0.37 [−0.24, 0.97]
6.4 QWB-幸福の質	1	222	0.13 [−0.13, 0.40]

[*1] 標準化平均差

(Bartels EM, Lund H, Hagen KB, et al：Aquatic exercise for the treatment of knee and hip osteoarthritis, Cochrane database of systematic reviews, (4)：CD005523, 2007 より引用)

表6 あらゆる超音波療法とコントロールの比較

アウトカムもしくはサブグループ	研究数	参加者数	効果量［95％信頼区間］
1 疼痛	5	320	−0.49［−0.76, −0.23］*1
2 機能	4	251	−0.64［−1.42, 0.14］*1
3 有害事象を経験した患者の数	1	67	評価不能*2
4 有害事象により中止あるいは脱落した患者の数	1	67	評価不能*2
5 深刻な有害事象を経験した患者の数	2	136	評価不能*2

＊1：標準化平均差
＊2：リスク比：効果量の1つであるリスク比は，相対リスクとも表現される．介入群におけるリスクと対照群におけるリスクの比のことをいう．この値の95％信頼区間の上限が1未満であるか，あるいは下限が1以上であれば，リスクは有意に小さい，あるいは有意に大きいと解釈する．リスクとは当該イベントを経験した参加者の割合のことをいう．
(Rutjes AW, Nuesch E, Sterchi R, et al：Therapeutic ultrasound for osteoarthritis of the knee or hip, Cochrane database of systematic reviews,（1）：CD003132, 2010 より引用)

効果を示すのみである．この報告では，質の高い優れた臨床試験が少なかったため，水中運動をどのように適応すればよいか推奨するだけの知見が得られていない．

> **Advice** OARSIの推奨パートⅢにおいても，疼痛および身体機能に対する水中運動の軽度の効果は認められているが，こわばりに対する効果は認められていない．

● 物理療法

1）超音波療法[5]（表6）

Rutjesらは，5編のRCTおよび準RCTをレビューしている．超音波療法は，疼痛に対して優れた効果を発揮している．超音波療法とコントロール（疑似介入か無介入）の疼痛への効果の差は，10cmのVASに換算して2cm程度である．機能（WOMAC）に対しては，コントロールよりも超音波療法が優れているようである．ただし，超音波療法による機能への効果を検討した研究は，方法論および報告の質が低い．安全性は2つの臨床試験で評価され，副作用や深刻な有害事象は報告されていない．

> **Advice** OARSIの推奨パートⅢでは，超音波の疼痛に対する効果は認められていない．OARSIの推奨パートⅢは，2003年に報告されたコクラン共同計画のシステマティックレビューを引用している．

2）経皮的電気刺激[6]（表7）

Rutjesらは，14編のRCTおよび準RCTに対してメタアナリシスを実施している．システマティックレビューに含まれた試験の方法および報告の質は低く，試験間で結果はばら

表7 あらゆる経皮的電気刺激とコントロールの比較

アウトカムもしくはサブグループ	研究数	参加者数	効果量［95％信頼区間］
1 疼痛	16	726	−0.86 [−1.23, −0.49] *1
1.1 TENS	11	465	−0.85 [−1.36, −0.34] *1
1.2 干渉電流刺激	4	132	−1.20 [−1.99, −0.42] *1
1.3 パルス電気刺激	2	129	−0.41 [−0.77, −0.05] *1
2 有害事象により中止あるいは脱落した患者の数	8	363	0.97 [0.16, 6.00] *2
2.1 TENS	6	255	0.60 [0.03, 14.15] *2
2.2 干渉電流刺激	1	30	評価不能 *2
2.3 パルス電気刺激	1	78	1.80 [0.17, 19.10] *2
3 機能	9	407	−0.34 [−0.54, −0.14] *1
3.1 TENS	5	204	−0.33 [−0.69, 0.03] *1
3.2 干渉電流刺激	3	74	−0.27 [−0.75, 0.20] *1
3.3 パルス電気刺激	2	129	−0.36 [−0.72, −0.00] *1
4 有害事象を経験した患者の数	3	175	1.02 [0.53, 1.97] *2
4.1 TENS	1	39	評価不能 *2
4.2 パルス電気刺激	2	136	1.02 [0.53, 1.97] *2
5 深刻な有害事象を経験した患者の数	4	195	0.33 [0.02, 7.32] *2
5.1 TENS	2	59	0.33 [0.02, 7.32] *2
5.2 パルス電気刺激	2	136	評価不能 *2

*1：標準化平均差
*2：リスク比

(Rutjes AW, Nuesch E, Sterchi R, et al：Transcutaneous electrostimulation for osteoarthritis of the knee. Cochrane database of systematic reviews,（4）：CD002823, 2009 より引用)

ついていたため，質が疑われる少数の小規模な臨床試験によって結論が妨げられている．そのため，この報告では，疼痛に対する経皮的電気刺激の効果を確証できていない．疼痛に関していえば，表7では研究数16編（参加者数726名）による効果量が−0.86で有意となっているが，規模の大きい研究に限れば，効果量は−0.07（95％信頼区間：−0.46〜0.32）と小さく，経皮的電気刺激とコントロールの疼痛への効果の差は，10cmのVASに換算して0.2cm程度である．

> **Advice** OARSIの推奨パートⅢでは，疼痛および身体機能に対する経皮的電気刺激の効果のデータは示されていない．

表8　温熱とコントロールの比較（治療後，約2週）

アウトカムもしくはサブグループ	研究数	参加者数	効果量[*1][95%信頼区間]
1 膝蓋中央部の膝周径の変化（cm）	1	23	1.01 [−0.20, 2.22]

[*1]：平均差：効果量の1つである平均差は，臨床試験の2群間の平均値の絶対差を測定する基本統計量のことである．
(Brosseau L, Yonge KA, Robinson V, et al：Thermotherapy for treatment of osteoarthritis, Cochrane database of systematic reviews,（4）：CD004522, 2003 より引用)

表9　寒冷とコントロールの比較（治療後，約2週）

アウトカムもしくはサブグループ	研究数	参加者数	効果量[*1][95%信頼区間]
1 筋力-等尺性大腿四頭筋力（kg）	1	50	2.30 [1.08, 3.52]
2 ROM-膝屈曲（°）	1	50	8.80 [4.57, 13.03]
3 膝蓋中央部の膝周径の変化（cm）	1	23	−1.0 [−1.98, −0.02]
4 50フィート歩行時間（分）	1	50	−9.70 [−12.40, −7.00]
5 疼痛（0〜17スケール）	1	28	−2.7 [−5.52, 0.12]

[*1]：平均差
(Brosseau L, Yonge KA, Robinson V, et al：Thermotherapy for treatment of osteoarthritis, Cochrane database of systematic reviews,（4）：CD004522, 2003 より引用)

表10　寒冷とコントロールの比較（治療後，約3ヵ月）

アウトカムもしくはサブグループ	研究数	参加者数	効果量[*1][95%信頼区間]
1 疼痛（0〜17スケール）	1	26	−1.60 [−4.53, 1.33]

[*1]：平均差
(Brosseau L, Yonge KA, Robinson V, et al：Thermotherapy for treatment of osteoarthritis, Cochrane database of systematic reviews,（4）：CD004522, 2003 より引用)

3）温熱および寒冷療法[7]（表8〜10）

　Brosseauらの報告によると，温熱療法および寒冷療法の効果を検討したRCTは3編ある．そのうちの1編では，週5回，3週間のアイスマッサージ（20分間）によって，大腿四頭筋筋力は29％増加することが示されている．膝関節屈曲ROMや機能に対しては，統計学的に有意な効果が示されているものの，臨床的に意義ある改善はない．他の試験によると，コールドパックは膝の腫脹を減少させる．ホットパックには腫脹に対して有益な効果がない．週3回，3週のアイスパックは疼痛に対して無治療以上の有意な影響は及ぼさない．

> **Advice**　OARSIの推奨パートⅢも，温熱および寒冷療法の疼痛または腫脹に対する効果は認められておらず，筋力および膝関節屈曲ROMへの効果は認められている．

● 装具療法[8]

　Brouwerらの報告には，膝装具の効果を検証したRCT2編と足底板の効果を検証したRCT3編が含まれている．1～2年にわたる長期のフォローアップ研究では，大半の患者が膝装具や足底板による治療をやめてしまっている．6ヵ月の装具着用による疼痛や機能の改善効果は，コントロール群よりも有意である．別の研究では，歩行距離にのみ有意な効果が示されている．外側ウェッジを使用した群は，中立的なウェッジ（踵骨が回内外中間位に保持されるようなデザイン）を使用した群よりも，非ステロイド性抗炎症薬（NSAIDs）の使用が有意に減り，使用のコンプライアンスが有意に高いが，6ヵ月および24ヵ月時点での機能の比較では差がない．別の研究では，6ヵ月のストラップ付足底板を使用した群の方が，伝統的な外側ウェッジ（踵の外側を6.35 mm挙上させるようなデザイン）を使用した群よりも，疼痛は有意に改善している．6ヵ月および24ヵ月の時点での大腿脛骨角度も有意に改善しているが，疼痛と機能は24ヵ月の時点で群間差が認められていない．これらの知見から，Brouwerらは，装具と外側ウェッジには軽度の効果があるというエビデンスの強さはシルバーレベルであると結論している．しかしながら，長期間の治療の継続性は低く，装具が足底板よりも優れているというエビデンスはない．

> **Advice**　OARSIの推奨パートⅢは，足底板療法の疼痛に対する効果を明示していない．OARSIの推奨パートⅢでは2005年に報告されたコクラン共同計画のシステマティックレビューを引用している．

POINT

シルバーレベルのエビデンス
プラチナレベルのエビデンス（p50）の基準を満たしていないRCTから得られたエビデンスか，少なくとも1つの非RCT，あるいは質の高いケースコントロール研究から得られたエビデンス．

術後理学療法のエビデンス

● CPM[9]（表11）

　Harveyらの報告によると，RCTによってCPMの効果を検証した論文は20編ある．CPMは，他動的なROMを2°，自動的なROMを3°改善させるという質の高いエビデンスがある．しかしこれらのわずかな改善は，臨床的に有意義でない．CPMは，在院の短縮には影響を及ぼさないが，麻酔下での制動術を行う必要性は小さくなるという質の低いエビデンスがある．Harveyらは，CPMによるROMの改善は小さすぎるがゆえに使用を

表11 CPMの効果を検証した全研究の比較

アウトカムもしくはサブグループ	研究数	参加者数	効果量
1 自動的膝関節屈曲可動域	9		
1.1 短期的効果（＜6週）	8	379	3.08 [−0.10, 6.25] [*1]
1.2 中期的効果（6週〜6ヵ月）	2	104	2.86 [−5.29, 11.00] [*1]
1.3 長期的効果（6ヵ月）	2	104	4.86 [2.83, 6.89] [*1]
2 他動的膝関節屈曲可動域	11		
2.1 短期的効果（＜6週）	9	551	2.46 [0.39, 4.52] [*1]
2.2 中期的効果（6週〜6ヵ月）	3	201	−1.51 [−5.73, 2.72] [*1]
2.3 長期的効果（6ヵ月）	2	160	0.06 [−2.22, 2.35] [*1]
3 自動的膝関節伸展可動域	13		
3.1 短期的効果（＜6週）	12	743	0.59 [−0.49, 1.66] [*1]
3.2 中期的効果（6週〜6ヵ月）	2	104	0.22 [−1.37, 1.80] [*1]
3.3 長期的効果（6ヵ月）	1	80	0.06 [−0.06, 0.18] [*1]
4 他動的膝関節伸展可動域	14		
4.1 短期的効果（＜6週）	13	749	0.32 [−0.46, 1.10] [*1]
4.2 中期的効果（6週〜6ヵ月）	3	165	−0.70 [−2.50, 1.11] [*1]
4.3 長期的効果（6ヵ月）	3	204	0.13 [−0.34, 0.59] [*1]
5 入院期間	12	748	−0.34 [−0.85, 0.17] [*1]
6 機能	8		
6.1 短期的効果（＜6週）	4	171	0.10 [−0.50, 0.70] [*2]
6.2 中期的効果（6週〜6ヵ月）	4	286	−0.04 [−0.27, 0.19] [*2]
6.3 長期的効果（6ヵ月）	3	260	−0.02 [−0.26, 0.23] [*2]
7 麻酔下での制動術	3	234	0.15 [0.03, 0.70] [*3]
8 疼痛	6		
8.1 短期的効果（＜6週）	6		評価不能 [*1]
8.2 中期的効果（6週〜6ヵ月）	1		評価不能 [*1]
9 腫脹	2		
9.1 短期的効果（6週〜6ヵ月）	2		評価不能 [*1]
10 大腿四頭筋筋力	2		
10.1 短期的効果（6週〜6ヵ月）	2	130	0.27 [−0.08, 0.61] [*2]

[*1]：平均差
[*2]：標準化平均差
[*3]：リスク比

（Harvey LA, Brosseau L, Herbert RD：Continuous passive motion following total knee arthroplasty in people with arthritis, Cochrane database of systematic reviews,（3）：CD004260, 2010 より引用）

正当化できず，麻酔科で制動術を行う必要性を減らすというエビデンスは弱いと結論している．

● 神経筋電気刺激[10]

Monaghanらは，2編の臨床試験をレビューに含めている．2編の論文とも，神経筋電気刺激群とコントロール群の間における，最大随意等尺性トルクもしくは持久性の有意差は報告されていない．1編の論文において，運動単独群よりも運動に神経筋電気刺激を加えた群の方が，大腿四頭筋活動は改善されるが，この差は6週の時点で認められ，治療後12週の時点では示されていない．Monaghanらは，これらの研究結果を基に，大腿四頭筋の筋力に対する神経筋刺激の適応を結論することはできないとしている．

● 寒冷療法[11]

Adieらの報告には，11編のRCTと1編の臨床試験が含まれている．寒冷療法は，失血に対して軽度の効果があるという質の低いエビデンスがある．ただし，その程度は225mLの失血に相当するのみであり，臨床的意義は乏しい．寒冷療法は，術後48時間後の疼痛軽減に有意な効果があるというエビデンスがあるが，24時間後あるいは72時間後は差が認められず，エビデンスレベルはきわめて低く，臨床的意義は乏しい．退院時のROMを改善させるというエビデンスもあるが，そのレベルは低く，臨床的意義は小さい．輸血の比率に有意差はない．膝機能への効果を検討した論文は見あたらない．麻酔の使用，腫脹，および在院日数に及ぼす有意な効果はない．QOLへの効果は報告されていない．Adieらは，寒冷療法の潜在的便益は小さく，使用は正当化できないと結論づけている．

エビデンスの臨床応用

膝OAに対する理学療法の良質なエビデンスは，コクラン共同計画が公表しているシステマティックレビュー以外にも多数存在する．その中には，選択した文献や結果の解釈が異なるため，結論が一致していなかったり，矛盾していたりするものもある．エビデンスを適応する場合は，科学的知見を批判的に吟味し，目の前の患者に適応しても良いか判断するための力を養わなければならない．

> **メモ**
> 本項では，コクラン共同計画のシステマティックレビューとOARSIの推奨パートⅢを紹介したが，両者の見解は必ずしも一致していない．コクラン共同計画のシステマティックレビューでは定期的に更新されており，最新の知見が反映されている．

有効性が高く，エビデンスレベルも高い理学療法であっても，目の前の対象者に有効であるという保証はない．例えば，疼痛であれば，その原因には軟骨下骨，滑膜，あるいは腱や靱帯などの軟部組織が考えられる．どのような痛みであれば，どのような理学療法がより効果的か（あるいは効果が期待できないか）という疑問は，十分に解明されていない．

現時点では，まずレビューやガイドラインにて効果が認められている一般的な理学療法をベースにしたうえで，問診や検査の結果を基に患者の問題について病態の仮説を立て，その仮説と矛盾しない理学療法を追加することが最善と思われる．詳細は本書Part ⅡおよびPart Ⅲを参照にされたい．

> **▶若手理学療法士へひとこと◀**
>
> EBMを実践していくためには，常に最新のエビデンスを把握しておく必要がある．今回紹介したコクランのレビューも定期的に更新され，最新の情報が提供されている．また，2014年に公開されたOARSIのガイドライン（Further Reading参照）では，他関節OAの有無と合併症の有無から膝OA患者は4つのサブフェノタイプに分類され，サブフェノタイプに共通した中核治療（core treatment）と，それぞれの膝OAのタイプごとに推奨される治療が紹介されている．このように，膝OAの治療に対する考え方や推奨は，臨床研究の蓄積とともに変化していく．もし，膝OAの治療に関する国際的な潮流を把握し，最新の考え方や推奨を臨床に役立てることができれば，時代遅れでガラパゴス化した治療は避けられると思われる．

Further Reading

OARSI recommendations for the management of hip and knee osteoarthritis：part Ⅲ：Changes in evidence following systematic cumulative update of research published through January 2009. Zhang W, Nuki G, Moskowitz RW, et al, Osteoarthritis and cartilage／OARS, Osteoarthritis Research Society, 18：476-499, 2010
 ▶ 本項で一部紹介したOARSIの「変形性股関節症および変形性膝関節症の管理のための推奨パートⅢ」の一読を勧める．

OARSI guidelines for the non-surgical management of knee osteoarthritis. McAlindon TE, Bannuru RR, Sullivan MC, Arden NK, Berenbaum F, Bierma-Zeinstra SM, et al, Osteoarthritis and cartilage／OARS, Osteoarthritis Research Society 2014；22（3）：363-388
 ▶ 膝OAを4つのサブフェノタイプに分け，膝OAのタイプごとに治療手段を変えるという考え方が紹介されている．

● 文献

1) Guyatt GH：Evidence-based medicine. ACP. Journal Club, 114（suppl 2）：A-16, 1991
2) Sackett DL, Rosenberg WM, Gray JA, et al：Evidence based medicine：what it is and what it isn't. BMJ, 312（7023）：71-72, 1996
3) Fransen M, McConnell S：Exercise for osteoarthritis of the knee, Cochrane database of systematic reviews,（4）：CD004376, 2008
4) Bartels EM, Lund H, Hagen KB, et al：Aquatic exercise for the treatment of knee and hip osteoarthritis, Cochrane database of systematic reviews,（4）：CD005523, 2007
5) Rutjes AW, Nuesch E, Sterchi R, et al：Therapeutic ultrasound for osteoarthritis of the

knee or hip, Cochrane database of systematic reviews, (1) : CD003132, 2010

6) Rutjes AW, Nuesch E, Sterchi R, et al : Transcutaneous electrostimulation for osteoarthritis of the knee, Cochrane database of systematic reviews, (4) : CD002823, 2009

7) Brosseau L, Yonge KA, Robinson V, et al : Thermotherapy for treatment of osteoarthritis, Cochrane database of systematic reviews, (4) : CD004522, 2003

8) Brouwer RW, Jakma TS, Verhagen AP, et al : Braces and orthoses for treating osteoarthritis of the knee, Cochrane database of systematic reviews, (1) : CD004020, 2005

9) Harvey LA, Brosseau L, Herbert RD : Continuous passive motion following total knee arthroplasty in people with arthritis, Cochrane database of systematic reviews, (3) : CD004260, 2010

10) Monaghan B, Caulfield B, O'Mathuna DP : Surface neuromuscular electrical stimulation for quadriceps strengthening pre and post total knee replacement, Cochrane database of systematic reviews, (1) : CD007177, 2010

11) Adie S, Kwan A, Naylor JM, et al : Cryotherapy following total knee replacement, Cochrane database of systematic reviews, (9) : CD007911, 2012

MEMO

5 変形性膝関節症に対する手術療法

森　正樹，真柴　賛

> 変形性膝関節症（膝OA）に対する手術療法として高位脛骨骨切り術（HTO），人工膝単顆置換術（UKA），人工膝関節全置換術（TKA）が挙げられる．本項では理学療法士として理解しておかなくてはならないそれぞれの術式の特徴について解説する．

高位脛骨骨切り術（high tibial osteotomy：HTO）

　HTOは除痛と機能改善を目指す関節温存手術であり，基本的な概念は，術後の膝外側角（FTA）が170°になるよう脛骨を外反骨切りすることにより，内側大腿脛骨関節（内側FT関節）に偏位している荷重軸を膝関節面の外側1/3に移すことで内側FT関節への負担を減らすことである（図1）．HTOの適応としては，一般的には表1に示すような症例が望ましい．

　HTOにはいくつかの手術手技があるが，どれが有意に優れているかに関しては明らかではなく，どの手技を選択するかに関しては主には術者の好みによる．ここではclosed wedge法とopening wedge法について述べる．

● closed wedge法（図2，3）

①下腿中央外側で30 mmの長さで腓骨の部分切除を行う（矯正の際に腓骨の短縮が必要となるため）．

②外側大腿脛骨関節（外側FT関節）の関節面から30 mm遠位の部分で楔状に骨切りを行い，骨片を摘出する．

③近位骨片と遠位骨片が接触するように整復（②の骨片摘出後にできる間隙を閉鎖する）し，内固定材で固定する．固定には以前はtension band，創外固定，ステープルなどが用いられていたが，近年はプレートが主流である．

術後理学療法

　術後1日目から関節可動域（ROM）運動，大腿四頭筋の筋力増強運動を開始する．

　体重負荷については，3～4週から1/3部分荷重を開始し，段階的に荷重を増やしていき6～8週で全荷重を許可する．

● opening wedge法（図4，5）

①内側FT関節の関節面から35 mm遠位の部分から近位脛腓関節に向けて骨切りを行う．

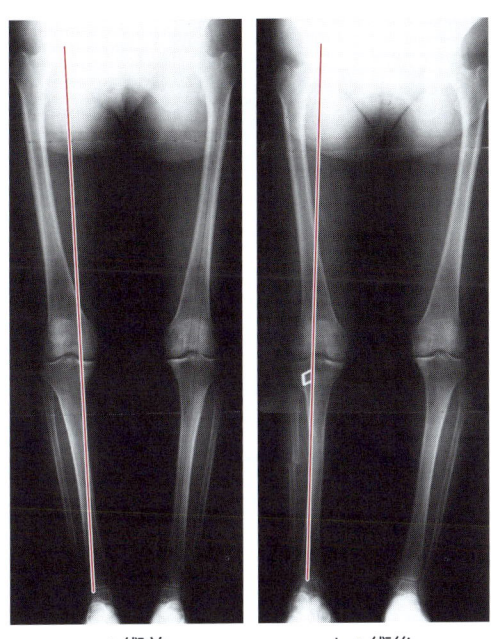

　　　　　a：術前　　　　　b：術後
図1　HTOにおける術前・術後の荷重線の変化
a：FTA：180°，荷重線：内側を通過
b：FTA：170°，荷重線：外側1/3を通過

表1　HTOの適応

膝OAの状態	内側FT関節に関節症性変化が限局 (単純X線上，関節軟骨が残存している非末期症例が望ましい)
年齢	若年者（70歳未満）で比較的高い活動性を希望する患者
可動域	屈曲拘縮10°以下
変形	FTA190°以下
関節安定性	著しい不安定性がないもの
その他	後療法について理解と協力が得られるもの 高度肥満がない患者

②骨切り部を開大する（赤矢印）．
③開大部に楔状に採型した人工骨（β-TCP）を挿入し，プレートで固定する．

術後理学療法

術後1日目からROM運動，大腿四頭筋の筋力増強運動を開始する．
　体重負荷については，1週目から1/3部分荷重を開始し，段階的に荷重を増やしていき4～6週で全荷重を許可する．

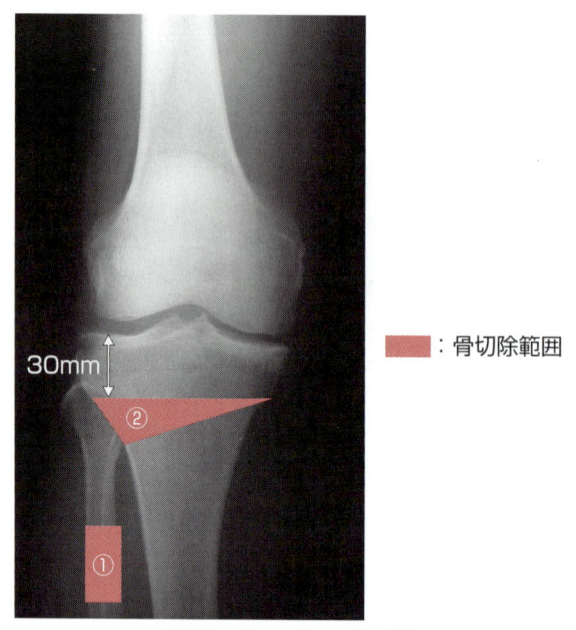

図2 closed wedge法

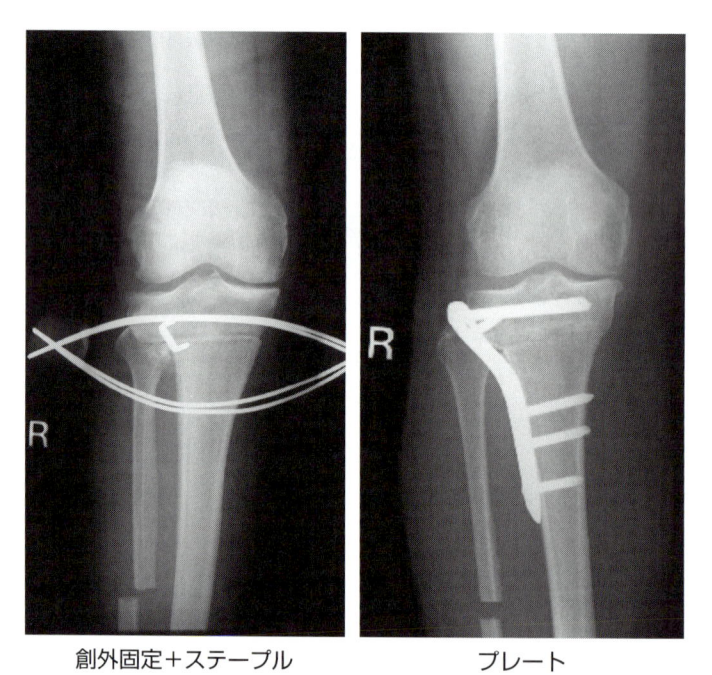

創外固定＋ステープル　　　プレート
図3 closed wedge法術後

closed wedge法とopening wedge法を比較して表2に示す．

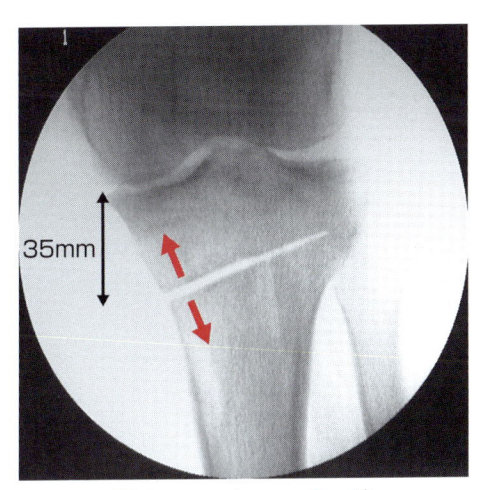

図4 opening wedge法

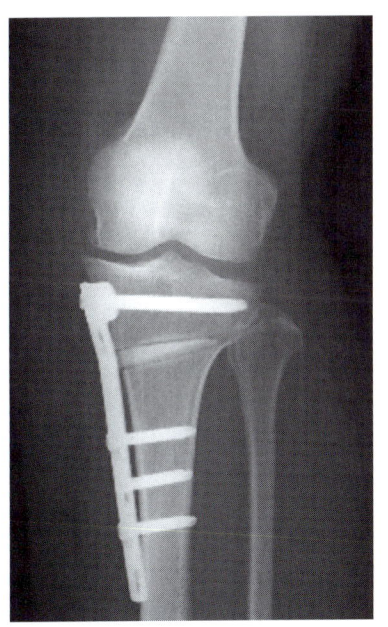

図5 opening wedge法術後

表2 closed wedge法とopening wedge法の比較

	closed wedge法	opening wedge法
矯正角度の限界	25°まで可能	15°が限界
術後理学療法（荷重時期）	遅い	早い
手術手技	煩雑	簡便
軟部組織への侵襲	大きい	少ない
腓骨切除	必要	不要

人工膝単顆置換術（unicompartmental knee arthroplasty：UKA）

　UKAは前十字靱帯（ACL）・後十字靱帯（PCL）を温存し，罹患コンパートメントのみを人工関節に置換して，健常なコンパートメントを温存することで術後の生理的な膝関節運動を可能とする術式である．

　導入初期の報告では合併症が多く，HTO，TKAと比較して成績不良例が多かったため，まだ一般的ではない．しかし近年デザインの改良，手術適応の厳格化により術後成績も安定しており，さらに最近では最小侵襲手技が確立され急速に普及しつつあり，単顆に限局した膝OAに対する手術の選択肢の一つとして重要な位置を占めている．UKAの適応と

表3 UKAの適応

膝OAの状態	病変が片側コンパートメント（内側または外側FT関節）に限局 膝蓋大腿関節（PF関節）が保たれている
年齢	高齢者（70歳以上）で活動性が低い患者
可動域	屈曲拘縮15°以下
変形	術前ストレスX線で変形の矯正が可能 （内反膝ではFTA180°以下，外反膝ではFTA170°以上に矯正可能）
関節安定性	ACL機能不全がなく，著明な不安定性がない
その他	高度肥満がない患者 除痛を早く望む患者

しては，一般的には表3に示すような症例が望ましい．

● UKAの利点

①膝関節伸展機構への侵襲が少なく，骨切除量も少ないため術後の機能回復が早い．

②罹患コンパートメントのみを人工関節に置換し，健側コンパートメントおよびACLを温存できるため，TKAと比較してより生理的な膝機能が獲得でき，違和感も少なく患者の満足度が高い．

③TKAと比較して術後良好な可動域が得られ，正座可能例も少なからず存在する．

④HTOと比較して正常な膝アライメントの獲得が可能．

⑤骨切除量が少なく，再置換が必要となった場合も比較的手技が容易である．

● UKAの問題点

①HTO同様，矯正角度に限界がある（15°程度まで）．

②過度に矯正を行うと健側コンパートメントにストレスが集中してOAの増悪が起こる．

③部品の不良設置により部品に単位面積当たりの応力が集中し，早期の緩みの原因となる．

④骨粗鬆症の強い患者では脛骨内側顆骨折を起こすことがある．

● UKAの皮切と関節内進入法（図6）

1）皮切

内側UKA：膝蓋骨内側上縁から脛骨結節内側にかけて約7〜8cm．

外側UKA：膝蓋骨外側上縁から脛骨結節外側にかけて約7〜8cm．

2）膝関節内進入法

内側UKA：内側傍膝蓋アプローチ（medial parapatellar approach）．

外側UKA：外側傍膝蓋アプローチ（lateral parapatellar approach）．

3）UKAの至適アライメント

TKAでは荷重線が膝関節中心を通るFTA173°を目標に人工関節を設置するが，UKA

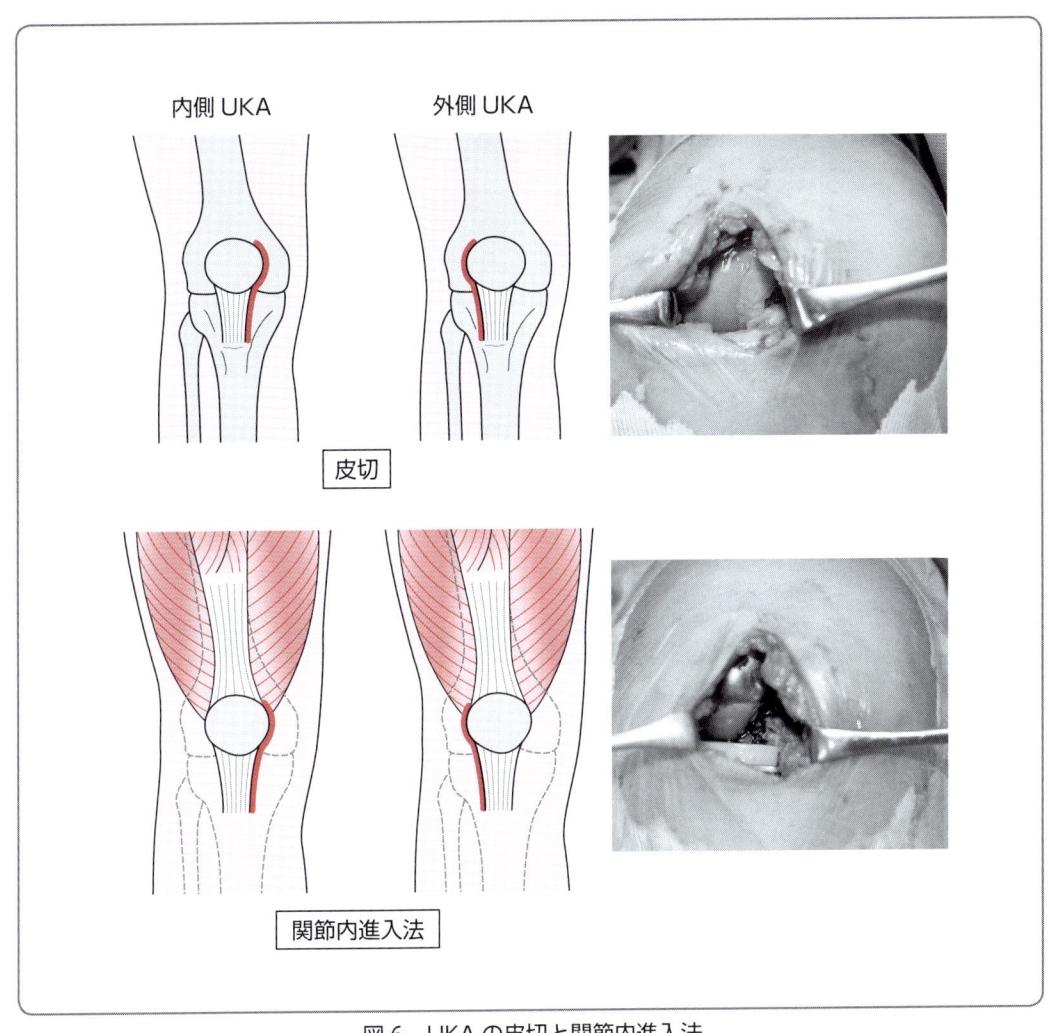

図6　UKAの皮切と関節内進入法

では目標とする至適アライメントは内側UKAと外側UKAで大きく異なる．一般的な考え方としては，過矯正すると健側コンパートメントにストレスがかかるようになり関節症が増悪するとされており，内側UKAではFTA175〜178°程度，外側UKAではFTA171〜173°程度が至適アライメントである（図7，8）．

4）術後理学療法

術後1日目よりROM運動，筋力増強運動，立位・歩行練習を順次開始する．体重負荷については制限はなく全荷重で歩行させる．また深部静脈血栓症予防のために足関節の自動底背屈運動を積極的に行うよう指導する．

術前　　　　　　　　　　　　術後

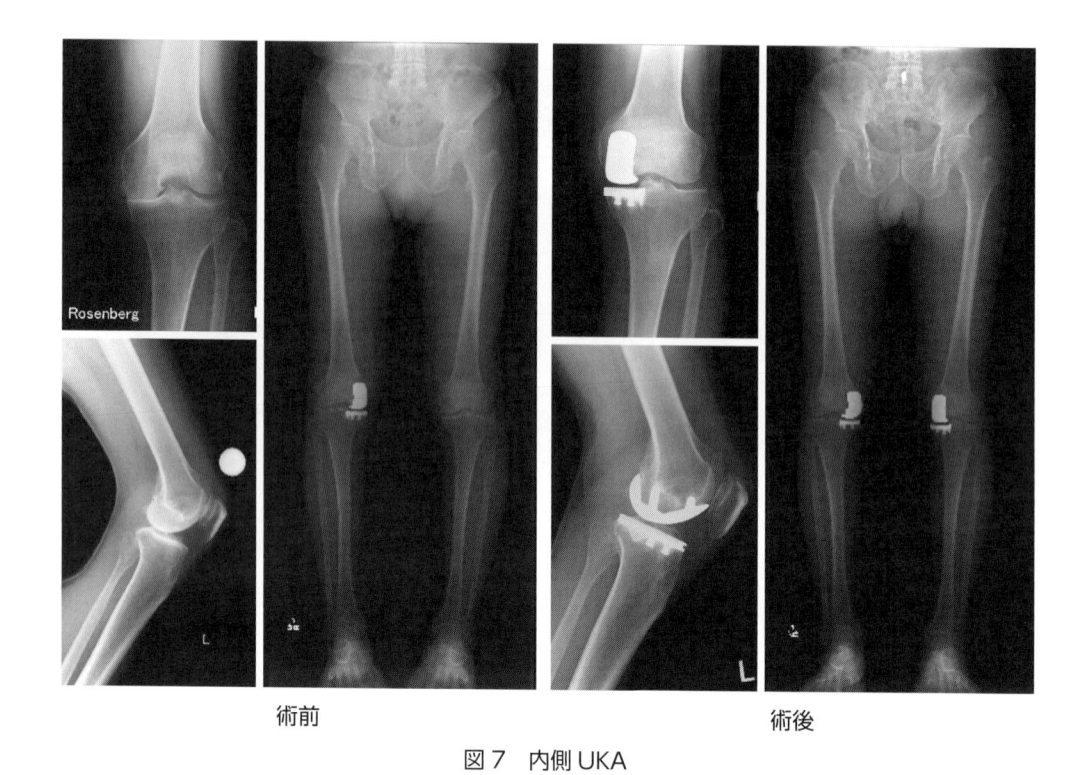

図7　内側UKA

術前　　　　　　　　　　　　術後

図8　外側UKA

表4 CR型とPS型の比較

	CR型	PS型
利点	・PCLの生理的機能の温存 　①後方安定性 　②大腿骨のrollback 　③膝伸展機構 　④荷重伝達の分散 ・骨温存（顆間部の骨切除不要）	・手術手技が比較的容易 ・適応が広い ・術後可動域がCR型より良好
欠点	・手術手技がやや困難 ・適応が限られる（高度のPCL機能不全では適応外）	・骨切除量が多い（顆間部の骨切除が必要） ・ポストカムの摩耗・破綻 ・ポストの脱臼

人工膝関節全置換術（total knee arthroplasty：TKA）

　TKAは末期の膝OAで高度に変形した関節を人工関節により置換し，膝関節の疼痛，機能の改善を図る目的で行われる．TKAの適応としては，①保存加療に抵抗するすべての膝OA，②内・外側のFT関節およびPF関節のうち，2つ以上に関節症性変化がある，③徒手矯正困難な高度内・外反変形膝，④屈曲拘縮20°以上，⑤屈曲可動域90°以下，⑥関節不適合により亜脱臼を呈する例などが挙げられる．

● 人工膝関節の種類と適応

1）CR（cruciate retaining）型

　この機種はPCLを温存する機種であり，膝関節後方安定性を残すことでより生理的な膝関節の動きの再現が可能となる．そのため高度のPCL機能不全を認める場合は適応外となる．

2）PS（posterior stabilized）型

　この機種はPCLの機能不全あるいは消失している場合に適応となる．PCLの機能を人工関節に持たせた構造（ポストカム機構）を有するものであり，屈曲に伴い脛骨を前方にスライドさせることで脛骨の後方への落ち込みを抑制し，大腿骨のrollbackを再現する構造となっている．

> **メモ　大腿骨のroll backとは**
>
> 正常膝関節では脛骨内側顆の関節面は凹状，外側顆の関節面は凸状となっており，膝の屈曲に伴ってそれぞれ異なる動きをする．内側FT関節では関節面が凹状のため，脛骨上で大腿骨がすべる運動，すなわちroll運動を行うのに対して，外側FT関節では関節面が凸状のため，大腿骨が後方へ滑り転がり脛骨が前方へ出るような運動，すなわちroll運動とslip運動が混在した運動を行い，この運動を大腿骨のroll backという．

5 変形性膝関節症に対する手術療法　67

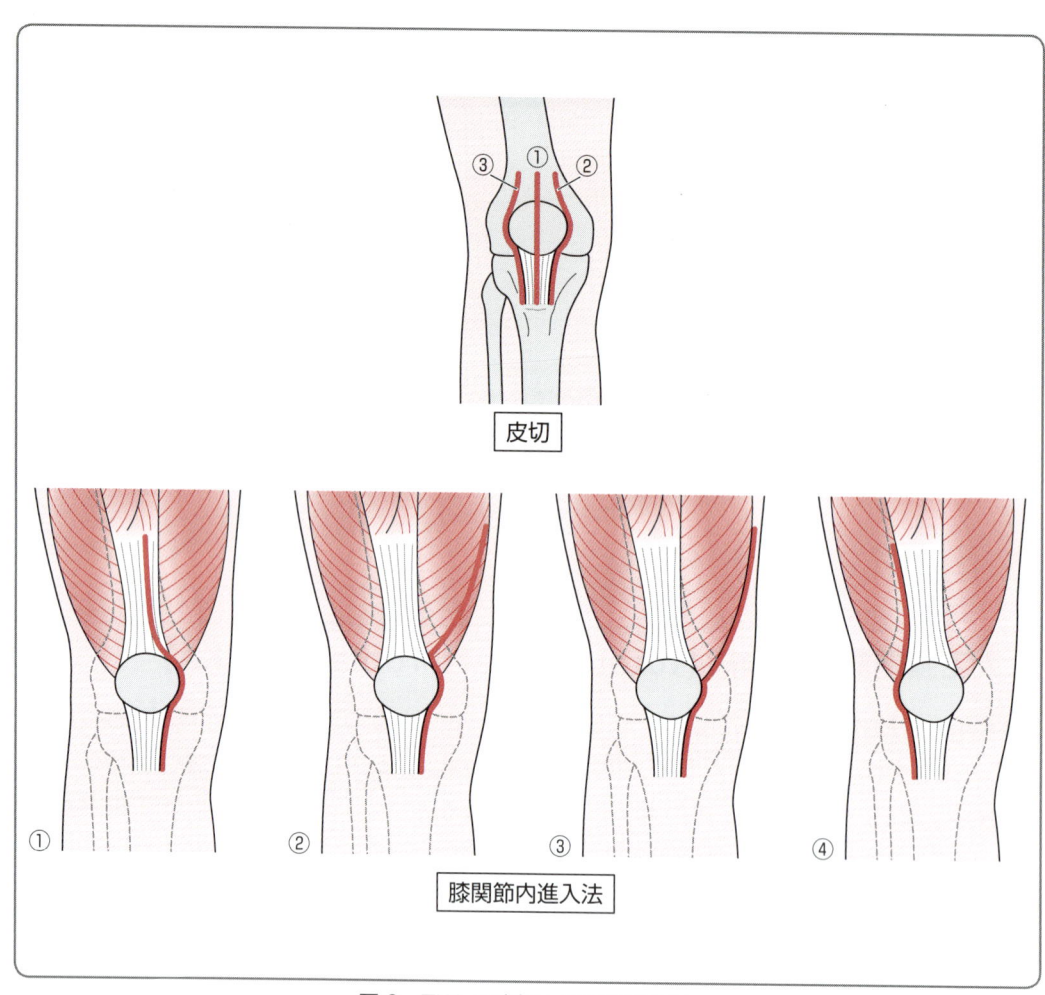

図9 TKAの皮切と関節内進入法

CR型とPS型を比較して表4に示す．
このようにCR型・PS型にはそれぞれ一長一短があり，術後成績の優劣に関しては以前から議論が分かれるところであり，まだ統一した見解は得られておらず，どちらを選択するかは術者の好みで決定される場合も多い．

●TKAの皮切と関節内進入法（図9）

1）皮切
膝蓋骨の近位約5cmから脛骨結節にかけて約15cm．主な皮切は以下の3つである．

①anterior straight longitudinal incision

展開がよく，上下に広げることも可能で．内反膝，外反膝いずれにも対応できる．
皮線（皮膚の皺）に直行するため瘢痕を生じやすく，瘢痕形成に伴う屈曲制限やひざまずき動作で手術創の刺激で疼痛を訴えることがある．

従来のTKA　　　　　　　　MIS-TKA

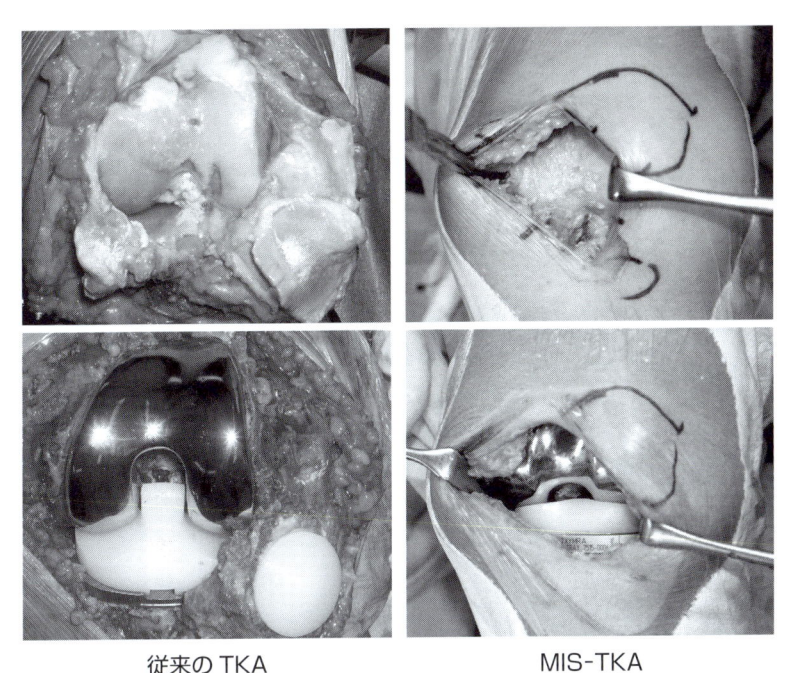

図10　MIS-TKAの皮切

②medial gentle curved incision

皮線と平行に近くなるため瘢痕形成を起こしにくく，ひざまずき動作時に手術創の刺激を避けることができるこの皮切が一般的によく用いられている．

③lateral curved incision

外反膝でlateral parapatellar approachで進入する場合に使用される．

2）膝関節内進入法

①medial parapatellar approach

膝関節を大きく展開したいときに最も有用な進入法であり，展開が困難な症例（高度肥満，拘縮膝，再置換など）に対しても対応可能．

②midvastus approach

大腿四頭筋腱と内側広筋の一部が温存されるため，膝伸展機構への侵襲が少なく，大腿四頭筋力の早期の改善，早期の理学療法が可能となる．

③subvastus approach

最も低侵襲な進入法である．膝伸展機構をそのまま温存できるため，大腿四頭筋力の早期の改善が得られるが，術野の拡大には対応できず，展開が困難な症例（高度肥満，拘縮膝，再置換など）では適応外となる．

④lateral parapatellar approach

外反膝に適応がある．

術前　　　　　　　　　　　　　　術後

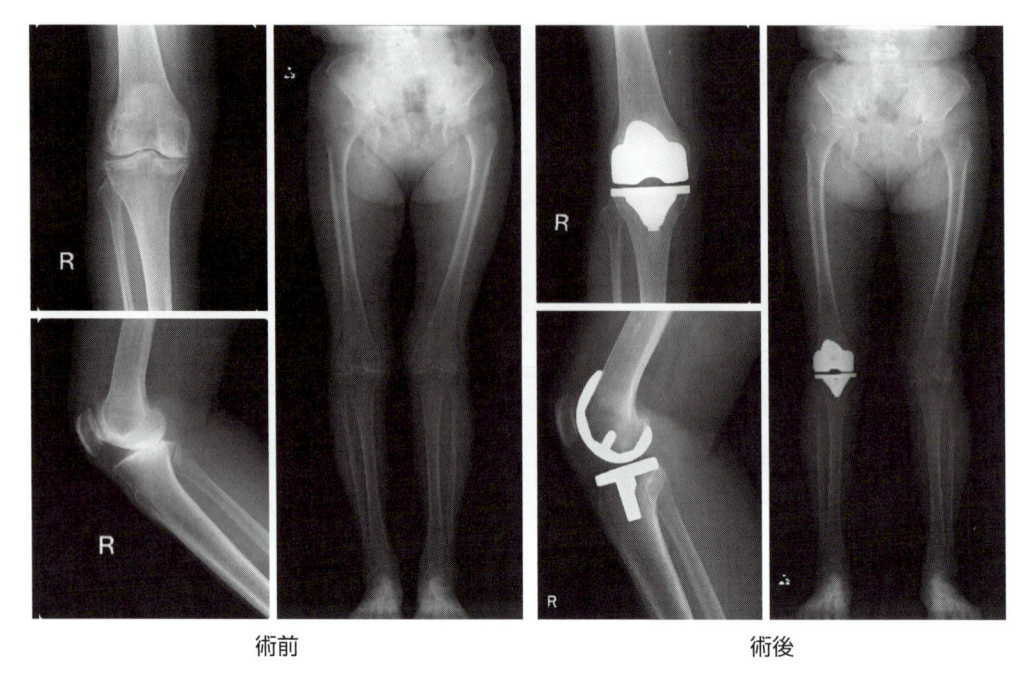

図11　TKA

　また近年，従来のTKAよりも皮切を小さくして，膝伸展機構への侵襲を最小限にとどめることを目的に考案された最小侵襲TKA（MIS-TKA）が行われており，術後の出血・疼痛・大腿四頭筋力の低下を軽減することが可能となっている（図10）．

3）TKAの至適アライメント
　TKAでは荷重線が膝中心を通るFTA173°を目標に人工関節を設置する（図11）．

4）術後理学療法
　術直後から足関節の自動底背屈運動を積極的に励行する．
　術後2日目にドレーン抜去後よりROM運動，筋力増強運動，立位・歩行練習を順次開始する．

● 人工膝関節置換術の合併症
　人工膝関節置換術における代表的な合併症を示す．
　①出血．
　②深部静脈血栓症，肺塞栓症．
　③創治癒遅延．
　④感染．
　⑤ポリエチレンの摩耗．
　⑥ゆるみ．
　⑦人工膝関節周囲骨折：
　　・TKA：大腿骨顆上骨折，脛骨骨折，膝蓋骨骨折，（膝蓋腱断裂）．

表5 生存率まとめ

	TKA	UKA	HTO
5年	96.3%	89.4%	95%
10年	93.3%	80.6%	79%
15年	88.7%	69.6%	56%

・TKA,UKAは再置換をエンドポイントとした人工関節の生存率.
・HTOはclosed wedge法の成績で,TKAへのconversionをエンドポイントとした生存率.
「Niinimäki T, Eskelinen A, Mäkelä K, et al：Unicompartmental Knee Arthroplasty Survivorship is Lower Than TKA Survivorship：A 27-year Finnish Registry Study, Clin Orthop Relat Res. 472（5）：1496-1501, 2014」および「Hui C, Salmon LJ, Kok A, et al：Long-Term Survival of High Tibial Osteotomy for Medial Compartment Osteoarthritis of the Knee, Am J Sports Med. 39（1）：64-70, 2011」より引用,作成

　　・UKA：脛骨内側顆骨折.
　⑧UKA特有の合併症：
　　・非置換部位の変性（膝蓋大腿関節,対側コンパートメント）.
　　・mobile bearingの脱転.

● 各術式の長期成績

　TKA,UKAに関しては人工関節の10年生存率,15年生存率が90％以上の報告も散見されるが,施設間によりばらつきがあるのが現状である.

　以下に欧米におけるSystematic Reviewから得た生存率を示す（表5）.

▶若手理学療法士へひとこと◀

　術後の良好な膝機能の獲得に理学療法は非常に重要なウェイトを占めている.いずれの術式においても重要なのは大腿四頭筋運動,ROM運動である.理学療法時に自宅でのトレーニング法も指導することで患者のモチベーションも上がり,より良好な膝機能の獲得が期待される.

Further Reading

人工膝関節置換術［TKA］のすべて.勝呂 徹 他 編,2007年,メジカルビュー社
　▶ 人工膝関節置換術を理解するために必要な情報が網羅されている.
整形外科手術イラストレイテッド 膝関節の手術 黒坂昌弘 他 編,2011年,中山書店
　▶ 豊富なイラスト,写真が掲載されており,術式の理解に役立つ.

変形性膝関節症に対する
保存的理学療法

PART II

1 変形性膝関節症の運動学・運動力学的特徴

木藤伸宏

> 変形性膝関節症（膝OA）患者の歩行時の運動学的・運動力学的特徴については多くの研究で報告されている．しかしながら，これらの報告はすべての膝OA患者に共通して認められる特徴ではない．本項では，膝OA患者に起こっている問題を一つずつ整理して述べた．臨床では，目の前の膝OA患者の歩行を十分に観察し，本項で述べている内容とすり合わせて，その現象の力学的背景を推察していくことが重要なポイントである．

　内側型膝OAは多くの生化学的要因と生体力学的要因が混在して，関節軟骨の消失，骨棘形成，軟骨下骨の骨硬化像と骨粗鬆化，半月板の退行変性と断裂，膝関節靱帯の弛緩，膝関節滑膜と膝蓋下脂肪体の変化，膝関節周囲筋萎縮などの膝関節構成体すべての退行変化を引き起こす疾患である．その発症と進行要因として，下肢アライメントの異常や歩行異常から膝関節に加わるメカニカルストレスの関与が報告されている．メカニカルストレスは軟骨の恒常性維持にも重要な役目を有しており，どの時間で軟骨変性と破壊を起こすかについては明確な解答は得られていない（図1）[1]．*in vitro* での軟骨細胞にメカニカルストレスを加えた実験では，軟骨分解酵素であるアグリカナーゼとマトリックスメタロプロテアーゼの産生が増加することは報告されている．しかしながら，マルアライメントと歩行障害が異常なメカニカルストレスを生じさせ，蛋白分解酵素の増加につながるという決定的な証拠は存在しないのが現実である．臨床的にも理学療法による症状が改善すると歩行速度と歩幅の増加が得られるが，症状の改善が得られるから歩行が変化するのか，歩行が変化したから症状が改善するのかについては依然としてあいまいなままの状況である．本項では歩行時の重大なイベントから膝OA患者の歩行の運動学・運動力学的特徴を述べていく．

> **メモ　メカニカルストレス**
> 重力環境で生きているヒトは，さまざまな力を受けて生命活動を営んでいる．生体が受ける力は，細胞や組織の構造や生体機能の恒常性維持のためには欠くことができないものである．メカニカルストレスが過剰に加わると，生体はそれに対抗するためにさまざまな反応を起こす．逆にメカニカルストレスが不足すると細胞や組織は構造や生体機能の恒常性を維持することが困難となる．関節軟骨の破壊は，メカニカルストレスの過剰でも不足でも起こる．

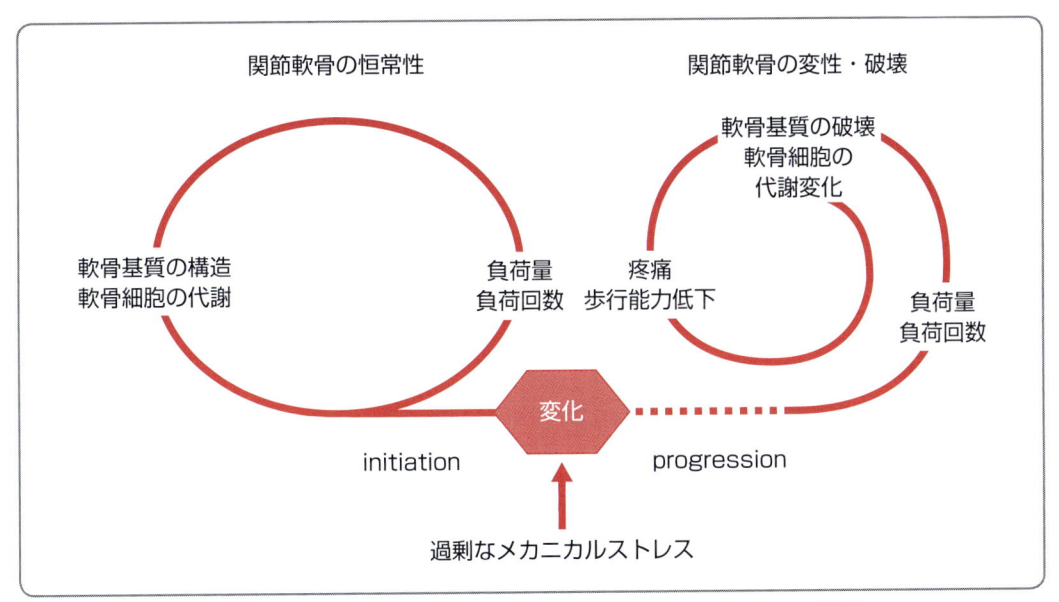

図1 関節軟骨の恒常性と変性・破壊とメカニカルストレスの関係
関節軟骨の恒常性維持にはメカニカルストレスが必要であるが，それが過剰になると軟骨の変性と破壊が生じる．
「Andriacchi TP, Koo S, Scanlan SF：Gait mechanics influence healthy cartilage morphology and osteoarthritis of the knee. J Bone Joint Surg Am, 91 suppl 1：99 Fig.5, 2009」より引用

初期接地～荷重応答期にかけて衝撃吸収ができているか

　膝OA患者の歩行を説明する中で，よく初期接地（initial contact：IC）～荷重応答期（loading response：LR）の衝撃吸収ができていないという意見を耳にする．確かに膝OA患者の多くは，歩行の立脚初期に踵接地ではなく足底全体の接地，短いLRが観察され，それは病期の進行とともに顕著になる．しかし観察所見のみからは衝撃吸収ができていないと判断することはできず，身体重心（center of gravity：COG）と床反力のデータを観察することで，これに対する証拠をつかむことができる．COGの運動を観察すると，健常者は歩行時に身長の1.5％ほどのCOGの上下移動が認められる（図2）．衝撃吸収がうまく行われていなければ，膝OA患者の歩行時のCOGの上下移動は大きくなるはずである．しかし，図3に示すように，膝OA患者のCOGの上下移動は明らかに小さくなっていることが観察できる．次に接地時の衝撃は身体の他の部分で吸収され，膝関節に加わる衝撃は大きいのではないかと疑問が生じる．その仮説を検証するために，図4に膝OA患者の床反力鉛直成分の時系列データを示す．膝OA患者は，健常者の床反力と比較して，第1ピークは小さく，その時間も長くなっていることより，ゆっくりと慎重に荷重受け入れを行っていることが示されている．つまり，COGと床反力データからみるかぎりでは，膝OA患者は立脚初期に生じる床からの衝撃は大きくなっていないことがわかる．

　次に接地時に床からの衝撃吸収は，ヒールロッカーから膝関節屈曲を使っているか否かについて観察する．図5に膝OA患者の歩行時の足関節底・背屈角度と膝関節屈曲・伸展

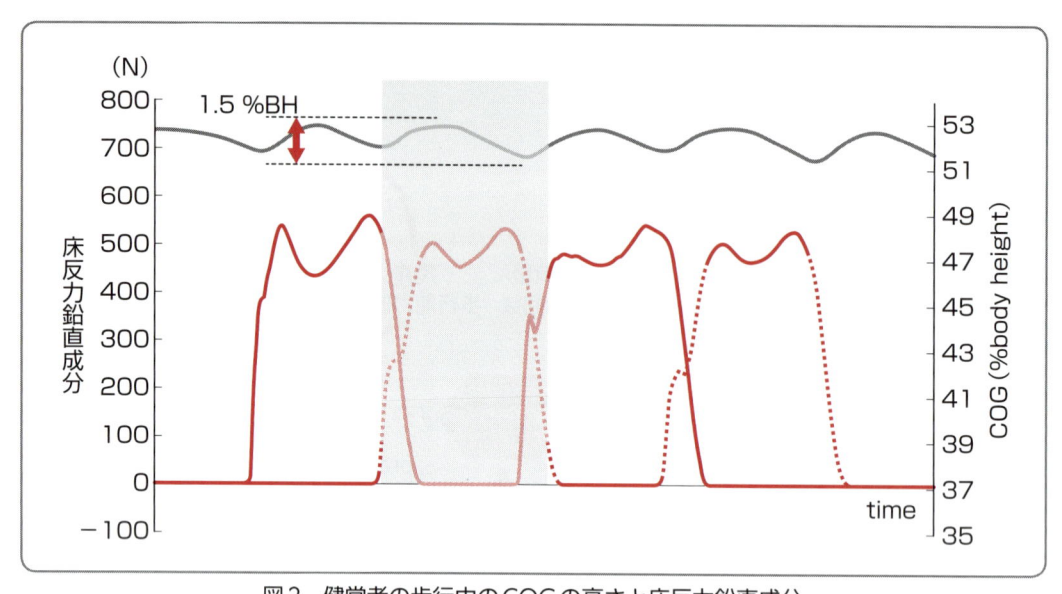

図2　健常者の歩行中のCOGの高さと床反力鉛直成分
COGの運動を観察すると，健常者は歩行時に身長の1.5%ほどの身体重心の上下移動が認められる．

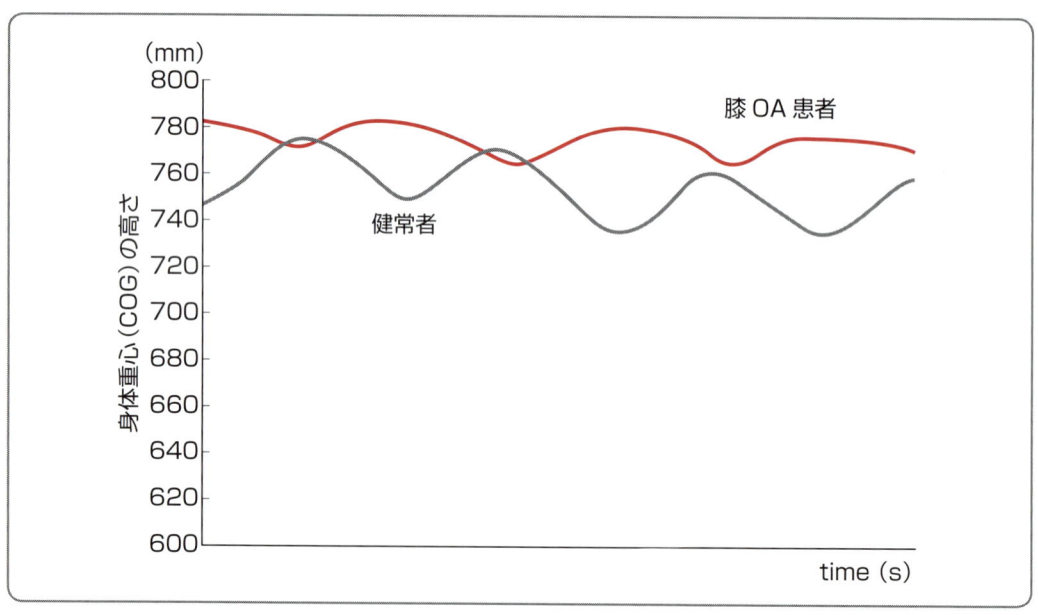

図3　膝OA患者と健常者のCOGの高さの変化
膝OA患者のCOGの上下移動は，健常者と比較して明らかに小さくなっている．

角度のデータを示す．接地時の足関節背屈角度は小さいが，その後に続く足関節底屈運動は起こっている．図5に示したグラフではLRの膝関節運動は起こっているが，その運動は少ない．膝関節の内部伸展モーメントを観察すると，膝OA患者はLRに起こるモーメントが少ない（図6）．この時期に認められる歩行時の膝関節の固さをwalking joint stiff-

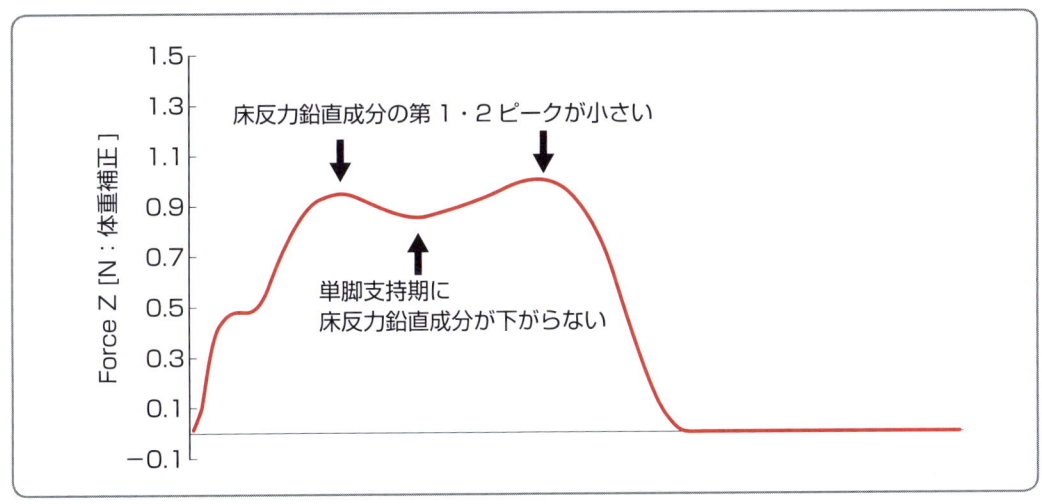

図4 膝OA患者の床反力鉛直成分の特徴
膝OA患者の床反力鉛直成分の特徴として，床反力鉛直成分の第1・2ピークが小さいことと，単脚支持期に床反力鉛直成分が下がらないことである．

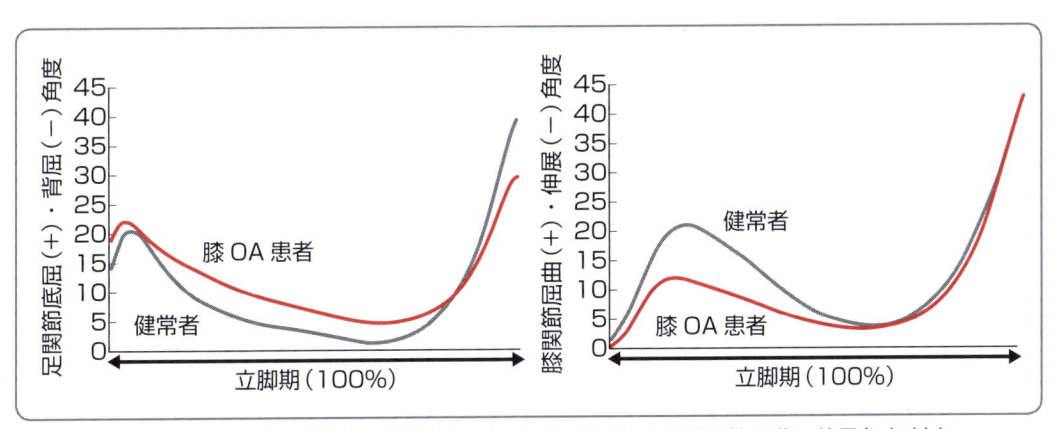

図5 膝OA患者と健常者の足関節屈曲・底屈角度（左）と膝関節屈曲・伸展角度（右）
膝OA患者は，健常者と比較して，足関節背屈角度と膝関節屈曲角度が小さい．

nessと呼び，Dixonら[2]とZeniら[3]は，膝OA患者は健常者と比較して大きくなることを報告した（図7）．Dixonら[2]によるとwalking joint stiffnessと主観的joint stiffnessには相関関係は弱いと報告しているが，Zeniら[3]は膝OA患者の疾患重症度と関係し，主観的歩きにくさとも関係が認められたと報告した．

POINT

臨床現場で動作観察する際のポイントは重心運動を観ることである．まず，重心運動は制御されているかどうか全体的に観察しよう．次に局所として肢節・体節の運動，関節運動を観察し，どのように制御されているかを観察する．全体を観て，局所を観察することを癖として身につけよう．

1 変形性膝関節症の運動学・運動力学的特徴

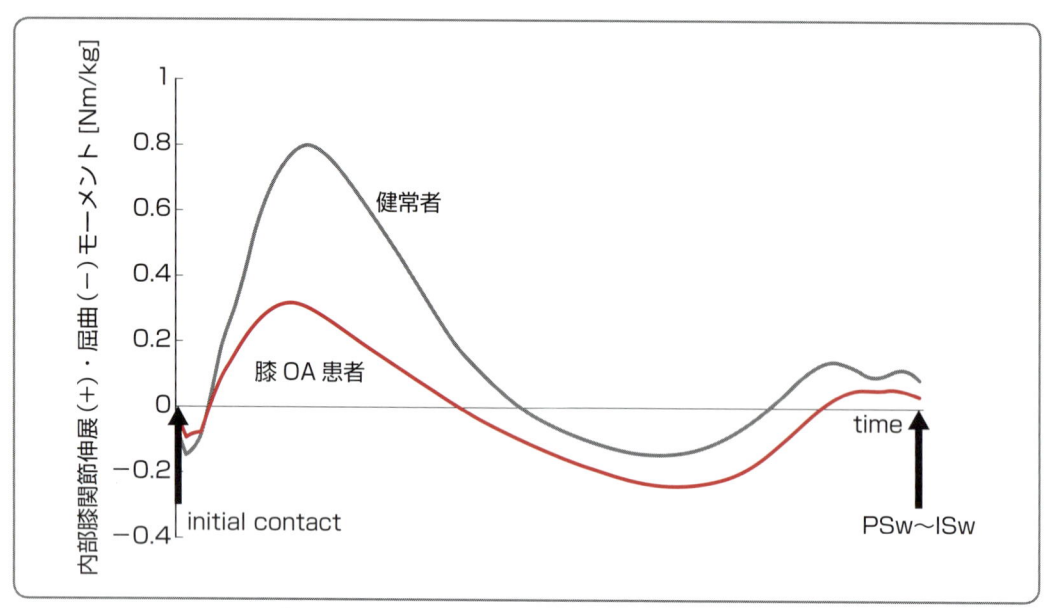

図6 膝OA患者と健常者の立脚期の内部膝関節伸展モーメント
膝OA患者は立脚初期に生じる内部膝関節伸展モーメントが小さい．
前遊脚期（pre-swing：PSw），遊脚初期（initial swing：ISw）

> **Advice** Jacquelin Perryによってロッカーファンクションが紹介され，それが歩行時に重要な役割を果たしていることは周知の事実である．膝OA患者では，これらのロッカーファンクションが十分に発揮することができず，衝撃吸収ができないという見解を聞くことがある．これはある意味間違いであり，膝OA患者は，衝撃を最小限に抑えるためにあえてロッカーファンクションを使用していないことが多いというのが筆者の見解である．

メモ 関節モーメントと関節トルク

関節モーメント，関節トルクは同義語である．両者ともに回転する力を表し，力とモーメントアームの積に近似する値を示す．

メモ 内部モーメントと外部モーメント

外力によって起こる関節モーメントは外部モーメント，筋などによって発揮されるモーメントは内部モーメントと呼ばれる．関節モーメントの表現として，日本では内部モーメントで表されることが多いが，海外では外部モーメントで表されることが多い．

メモ walking joint stiffness

walking joint stiffnessは，組織自体の客観的硬さや主観的硬さを表しているのではなく，関節の運動角度とモーメントから求めた指標である．この値が高いからといって，筋や靱帯が硬いとは必ずしもいえない．

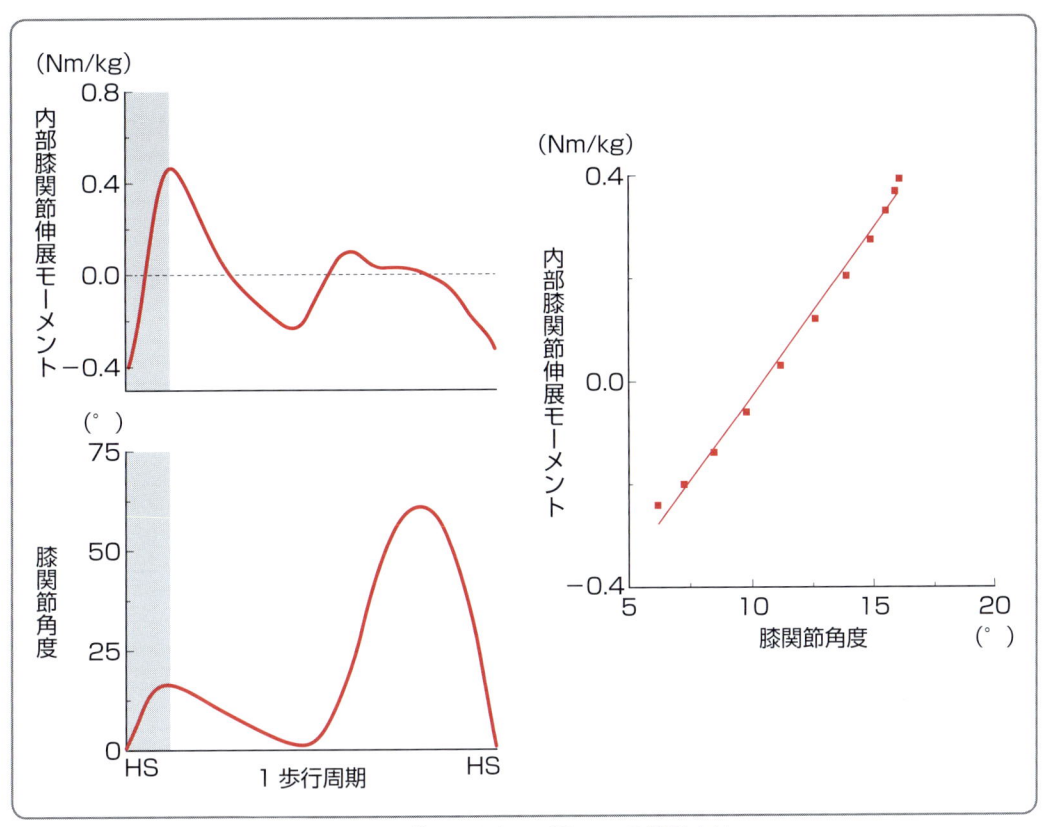

図7 walking joint stiffnessの算出方法
立脚初期の内部膝関節伸展モーメント（アミ部分）を縦軸に，膝関節屈曲角度を横軸にして，回帰直線を引き，その傾きをwalking joint stiffnessとする．
「Zeni JA Jr, Higginson JS：Dynamic knee joint stiffness in subjects with a progressive increase in severity of knee osteoarthritis. Clin Biomech, 24(4)：368 Fig.1, 2009」より引用，筆者訳

　以上のことから，膝OA患者は歩行の接地時に地面からの衝撃を少なくするような歩行戦略に変化して対応していることがわかった．しかしながら，下肢関節の協調的運動を用いた関節運動ができないため歩行戦略の変更が起こっているのか，それとも歩行戦略が変化したために関節運動の変化が起こったのかは現時点では説明できない．

荷重応答期に起こる外側スラストの正体は何か？

　膝OA患者の歩行の特徴として，外側スラストを挙げる人が多いと思う．そもそも外側スラストの定義とは何なのか？　健常者でも外側スラストが起こっていると思って歩行を観察すると，起こっているように見える．いろいろな文献で膝OA患者は歩行時に外側スラストが生じると書かれているが，何をもって外側スラストといっているのか，長年筆者の中で謎であった．また，筆者自身の経験から膝OA患者の歩行を観察すると，外側スラストが起こっていると判断できる人がむしろ少なかった．そこで，外側スラストの正体を

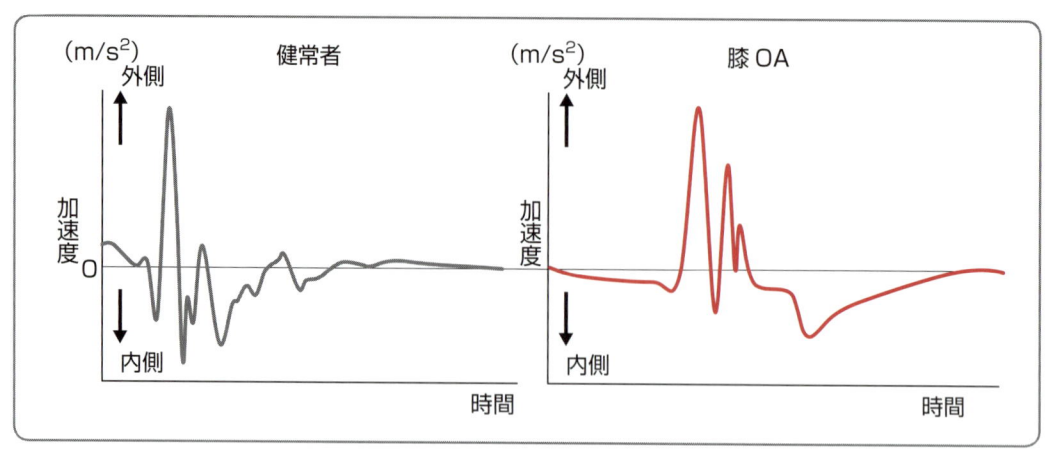

図8 下腿に生じる側方加速度の比較
膝OA群は健常者と比較して，連続して外側への加速度が発生する．

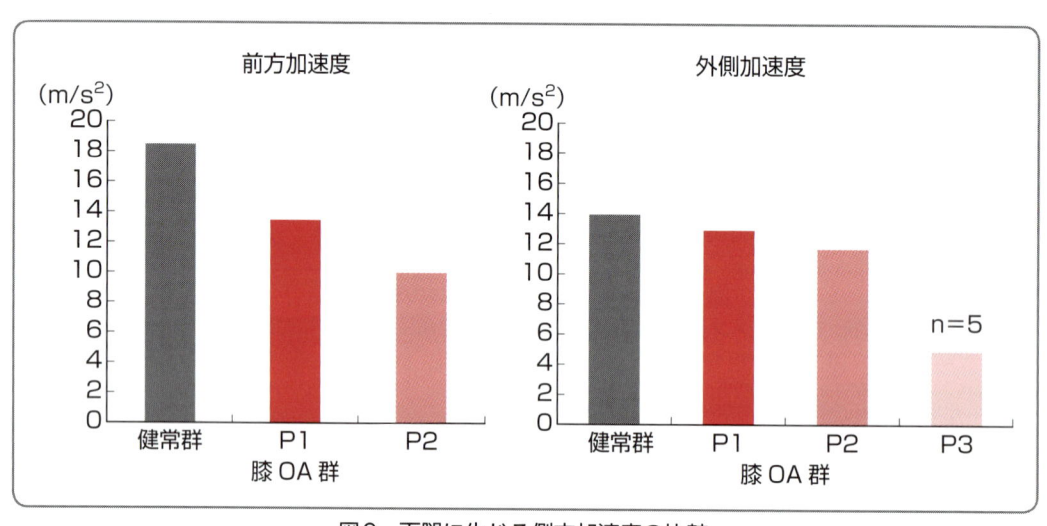

図9 下腿に生じる側方加速度の比較
膝OA群は健常者と比較して，下腿近位外側に起こる外側加速度のピークは大きくない．
P1：第1ピーク，P2：第2ピーク，P3：第3ピークを表す．

探るべく，膝OA患者の下腿外側近位部に加速度センサを貼付し，歩行時に発生する加速度を計測した[4]．その結果，接地時に健常者と膝OA患者ともに大きい外側加速度が生じたが，そのピーク値は膝OA群の方が小さかった．その後に健常者では内側加速度が生じるが，膝OA群ではそれが起きず外側加速度のピークが連続して起こることが示された（図8, 9）．その結果として，下腿近位部には外側速度が健常者よりも大きく，内側速度は小さいことが明らかとなった（図10）．つまり，外側加速度の累積により外側速度が生じ，それが外側スラストとして観察できる可能性が示唆された．1歩行周期の下腿外側近位に生じる加速度を周波数解析すると，膝OAは健常者と比較して，中間周波数は少なく，その周波数分布の幅は狭くなっていることが確認された．この研究の膝OA群は人工膝関

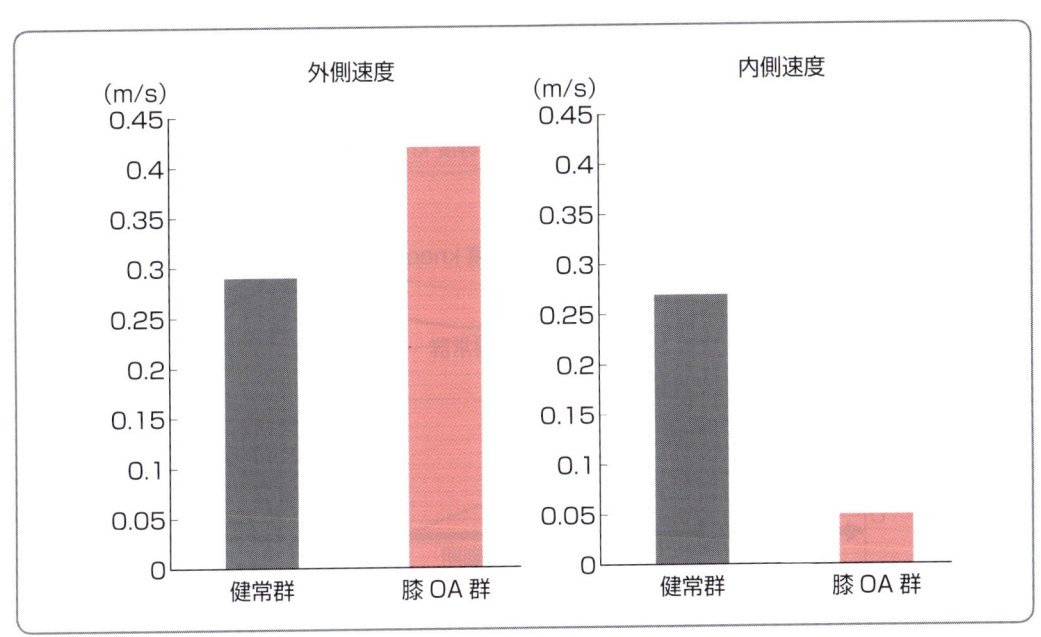

図10 下腿に生じる側方速度の比較
健常者と比較すると，膝OA群の下腿近位部の外側速度は大きく，内側速度は小さい．

節全置換術（TKA）を受ける予定の重度膝OA患者であり，そのような患者では下腿外側速度が生じる外側スラストが生じる者が多いことを示唆していた．しかし，これが軟骨変性や破壊を起こす異常なメカニカルストレスかというと疑問であり，内反変形の結果として外側スラストが生じるのではないだろうか．

荷重応答期～単脚起立期開始までの間に何が起こっているのか？

　膝OA患者は，異常な下肢運動力学がLR～立脚中期（mid stance：MSt）前半にかけて観察できる．この時期に膝関節外側スラストが起こると報告されている．運動力学的側面から起こっていることを観察すると，この時期には荷重の受け入れと片脚起立へ移行する時期であり，膝関節を内反させる回転力である外部膝関節内反モーメントが生じる．歩行周期の立脚期間中に生じる外部膝関節内反モーメントを時系列データで示す（図11）[5]．膝OA患者の歩行時の外部膝関節内反モーメントは健常者よりも大きく，それは膝OAの発症と進行に関係すると報告が多い．外部膝関節内反モーメントの大きさに影響を与える大きな要因は2つあり，床反力の大きさと膝関節から床反力ベクトルへの垂線であるモーメントアームである（図12）．この時期に外部膝関節内反モーメントが大きくなる理由として，床反力が大きくなることとモーメントアームが長くなることが要因として推測できるが，後者が大きく関与している．その要因として，膝関節内反角度の増大と骨盤を含む体幹の遊脚肢側への倒れ込みが起こっている可能性が示唆された．膝関節内反角度の増大

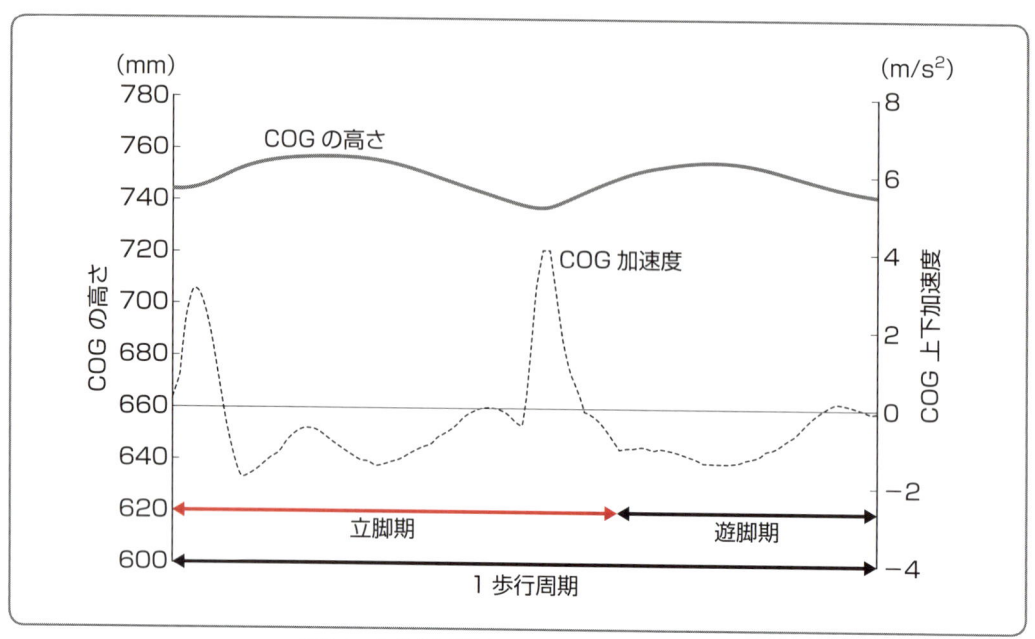

図14　1歩行周期中のCOGの高さと加速度

1歩行周期の立脚期初期と終期に起こる上方加速度は小さくなる．また，健常者はMStに床反力が減少し，身体重心に下方の加速度が生じる．膝OA患者では床反力の減少は小さく，身体重心に生じる下方の加速度も小さくなる．

　単脚起立が困難になっているのに，歩行は可能であるということは実に不思議なことが起こっている．西井ら[6]とKrishnanら[7]の歩行時の下肢関節間シナジーの研究から，MStに行われる単脚起立はきわめて重要な意味を持っていることが明らかとなった．つまりMStは，両下肢間の関節シナジーを用いて身体重心の位置と遊脚肢足部の高さ，股関節に対する前後位置，さらに左右の位置を調整している．以上のことより，単脚起立が困難である膝OA患者は，MStに身体重心の位置と遊脚肢足部の高さ，股関節に対する前後位置，さらに左右の位置を調整することが困難となり，非常に不安定な歩行を行っていることを示唆する．このことは，膝OA患者は転倒が多いことや，環境へ適応した歩行が困難になることと関係があるのかもしれない．現時点で，単脚起立が困難な膝OA患者が，MStにこれらの調整をどのように行い，歩行を実現しているかについて明確な答えは持ち合わせていない．

立脚中期～立脚終期の間に何が起こっているのか？

　IC～LRにかけて荷重をかけながら膝関節屈曲運動が求められるが，MSt～立脚期後半にかけては脱重しながらの膝関節屈曲運動が行われる（図15）．脱重しながらの膝関節屈曲運動は膝OA患者にとって非常に難しい局面となる．その理由として，疼痛などの影響，膝関節屈曲運動への恐怖，関節可動性の減少などが推測される．膝OA患者は脱重しなが

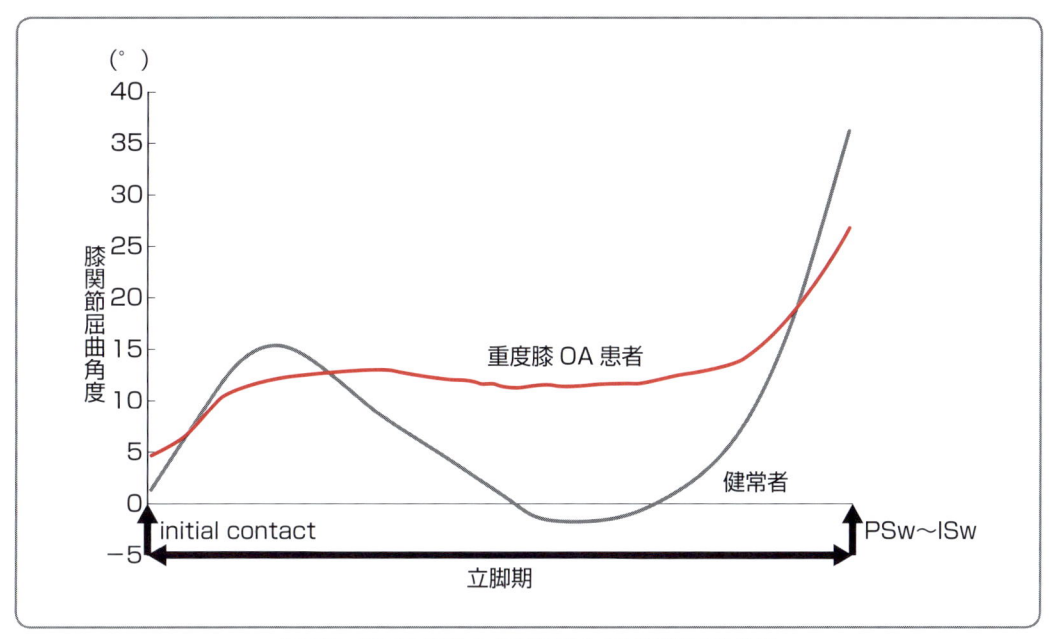

図15 膝OA患者の立脚期間中の膝関節屈曲角度
この膝OA患者は，重度の膝OAを有する．立脚期間中を通して膝関節屈曲角度が小さい．

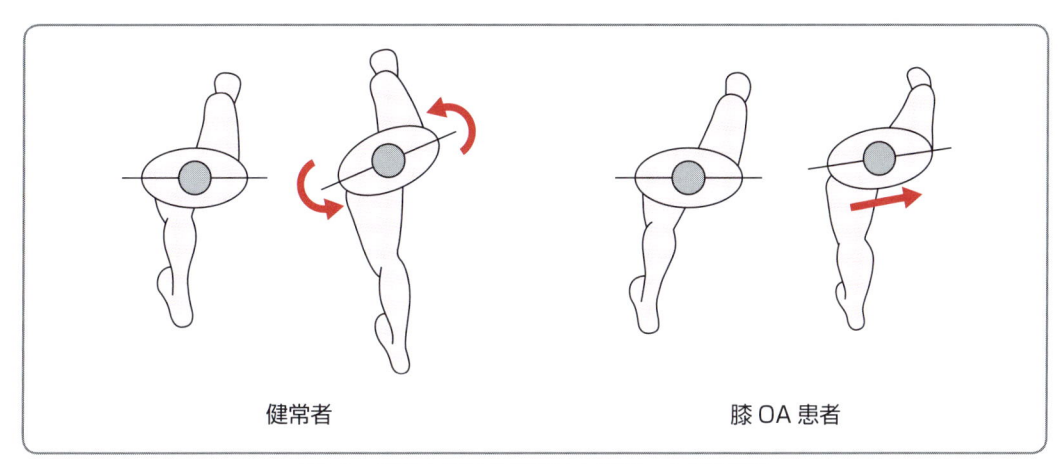

図16 膝OA患者の骨盤の立脚側への並進運動
健常者では遊脚肢を着地する際には骨盤の回旋運動が生じるが，膝OA患者ではそれが小さく，骨盤の左右並進運動（この図では右側）が起こる．

らの膝関節屈曲運動を避けるためか，足部を固定点とし股関節外転と外旋を大きくすることで骨盤の回転運動は減少し，骨盤の立脚側への並進運動となる（図16）．これらのことは立脚後期の外部膝関節内反モーメントの増加となり，下腿を内反方向に回転させ内反変形につながる可能性が示唆される（図17）．

外反母趾など足部の構築破綻が起こっている膝OA患者は，この時期に前足部での荷重支持ができないことが観察できる．床反力をみると，第2ピークが著しく小さくなること

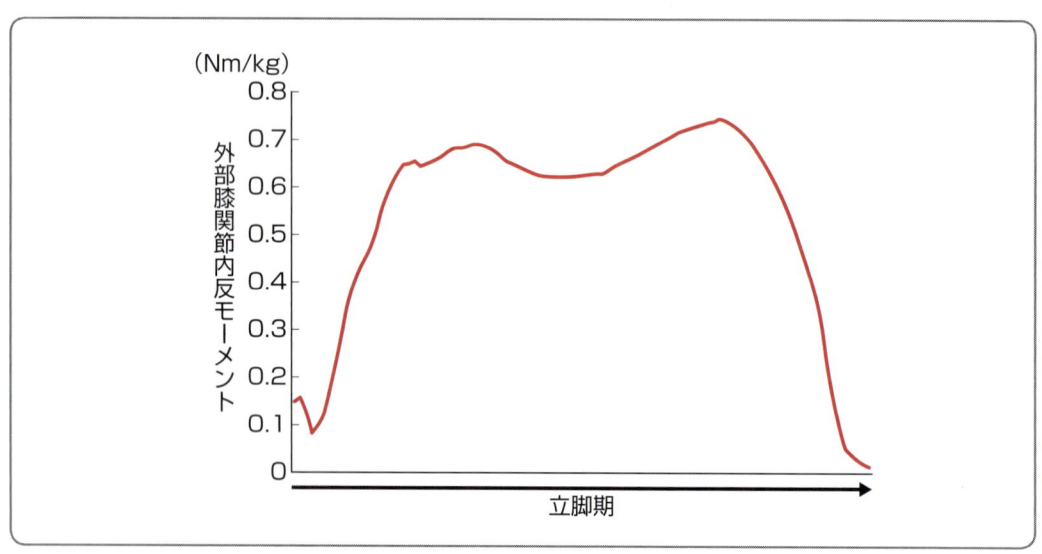

図17 立脚期後半に外部膝関節内反モーメントが増加する膝OA患者

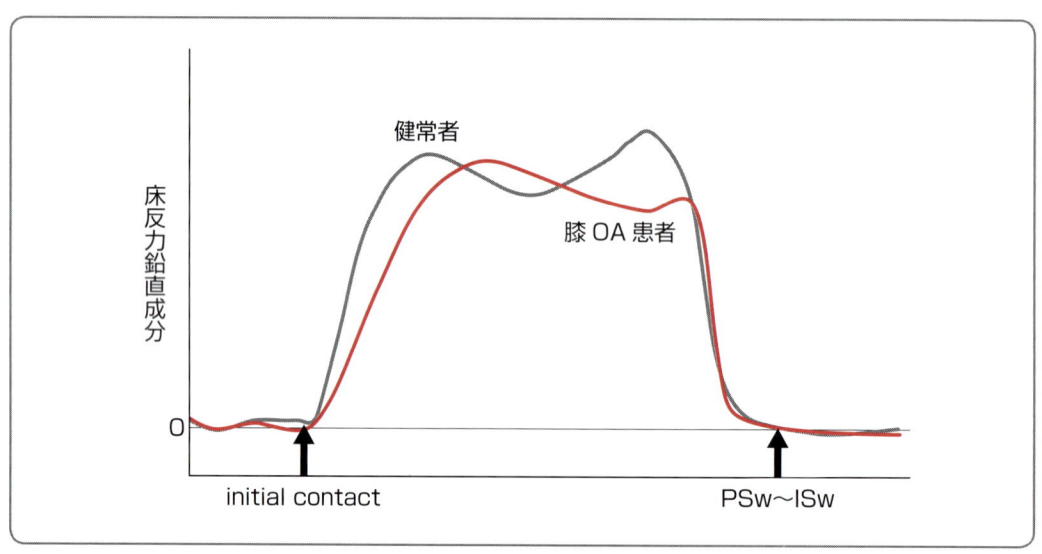

図18 膝OA患者と健常者の立脚期床反力鉛直成分の比較
このグラフで示した膝OA患者は，立脚期後半に生じる床反力鉛直成分ピーク（第2ピーク）が減少している．

が観察できる（図18）．このことは遊脚肢の歩幅を小さくすることや，遊脚肢のIC～LRにかけて急速に荷重を受け入れることになり，遊脚肢～立脚肢に変化する立脚初期に起こる問題につながる．

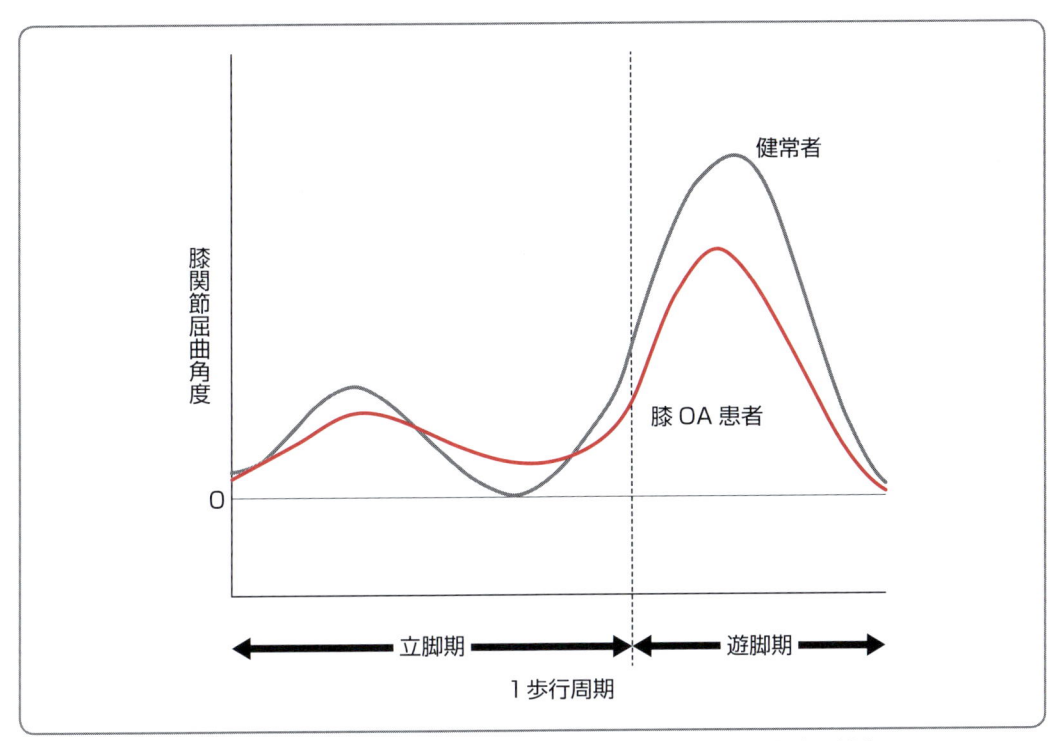

図19　膝OA患者と健常者の歩行周期の膝関節屈曲・伸展角度の推移
膝OA患者は健常者と比較して歩行周期中の膝関節屈曲角度が小さくなる．

> **Advice**　遊脚期に十分な膝関節運動が起きない一つの理由として，反対側の立脚肢が関与していることが多い．この場合，いくら遊脚肢の振り出しを練習しても効果が得られないため，もう一度，立脚肢の運動機能を検査し，その異常を改善する必要がある．

立脚終期〜遊脚期に起こる問題

　立脚終期（terminal stance：TSt）と遊脚期に起こる大きな問題は，膝関節屈曲運動が小さいために振り出すことが難しくなることと（図19），立脚肢を含む下肢関節間のシナジーがうまく行われていないために床と足底とのクリアランスが得られないことが挙げられる．TSt〜遊脚期に認められる膝関節屈曲運動の減少は，MSt〜立脚後期の間の膝関節屈曲運動の減少が大きく影響している．床と足底とのクリアランスの確保ができないことは，遊脚肢の問題よりも立脚肢とのシナジーの問題が大きく関与している可能性が高い．

POINT

歩行を観察して，そこから運動機能障害を特定して，治療プログラムまで筋道を立てることは難しい．これには，解剖学，神経生理学，運動学の知識と歩行観察に特化した観察技術が必要であり，かなりのclinical expertise（臨床経験の積み上げによって身につく臨床的知見）が必要である．まずは，歩行を注意深く観察することに力を注ぐことよりも，静止姿勢の観察，単脚起立動作の観察，スクワット動作の観察を十分に行い，それらの動作で生じる問題を解決した方が良い．

▶若手理学療法士へひとこと◀

動作解析の研究を始めたい先生へ

　三次元動作解析機器で解析することで，すべての動作が解析できると思うことは間違いである．どの研究手法も同じであるが，動作解析での研究手法も制限や限界がある．ヒトの目で見て動作観察するほど，十分な情報は得られないというのが10年間研究をやってきた感想である．十分にトレーニングされた臨床家の動作観察に関するclinical expertiseは，理学療法を行ううえで素晴らしい武器であり，その技術を高めることが臨床では重要である．

Further Reading

理学療法研究の進めかた　基礎から学ぶ研究のすべて　森山英樹 編，文光堂，2014
▶ 動作解析研究に関する入門であり，研究計画の立て方，研究の実際，データ解析の方法などを簡潔にわかりやすく記載している．また総論では，研究を始めるにあたっての心構え，倫理的側面，学会投稿から論文作成まで丁寧に書かれており，大学院進学を考えている先生やすでに大学院に在籍している先生にとって十分参考になる一冊である．

●文献

1) Andriacchi TP, Koo S, Scanlan SF：Gait mechanics influence healthy cartilage morphology and osteoarthritis of the knee. J Bone Joint Surg Am, 91 suppl 1：95-101, 2009

2) Dixon SJ, Hinman RS, et al：Knee joint stiffness during walking in knee osteoarthritis. Arthritis Care Res, 62(1)：38-44, 2010

3) Zeni JA Jr, Higginson JS：Dynamic knee joint stiffness in subjects with a progressive increase in severity of knee osteoarthritis. Clin Biomech, 24(4)：366-371, 2009

4) 木藤伸宏，島澤真一，他：加速度センサを用いた変形性膝関節症の歩行時下腿運動の解析．理学療法学，31(1)：86-94，2004

5) Kito N, Shinkoda K, et al：Contribution of knee adduction moment impulse to pain and disability in Japanese women with medial knee osteoarthritis. Clin Biomech, 25(9)：914-919, 2010

6) 垣内田翔子，橋爪善光，他：歩行における脚関節間シナジーの解析．電子情報通信学会技術研究報告．NC, ニューロコンピューティング，109(461)：207-212, 2010

7) Krishnan V, Rosenblatt NJ, et al : The effects of age on stabilization of the mediolateral-trajectory of the swing foot. Gait Posture, 38(4) : 923-928, 2013

MEMO

変形性膝関節症と体力

田中　聡

1. 変形性膝関節症（膝OA）と体力低下

　平成22年に発表された厚生労働省国民生活基礎調査[1]によれば，介護保険における要支援者の原因は「関節疾患」が19.4%と最も多く，次いで「高齢による衰弱」が15.2%となっている．また，「骨折・転倒」は12.7%であり，「関節疾患」と「骨折・転倒」という運動器疾患由来の原因をあわせると32.1%と大変重要な解決すべき課題である．
　関節疾患の中でも頻度の高い膝OAは，関節痛，関節拘縮，筋力低下の主症状より歩行困難が出現する．わずかな歩行中の転倒やつまずきなど，歩行中のイベント発生により歩行に対する不安が出現し転倒恐怖感が増加し，その状態が続くと身体活動量が低下する．さらに関節症状に加え，呼吸・循環器系の機能障害をきたし，いわゆる体力が低下した状態へと進展する．この悪循環（図1）の繰り返しにより日常生活上でさまざまな不自由や機能・能力障害が発生するが，中でも最も危惧されることは転倒である．膝OAと体力低下は直接の因果関係はないようにみえるが，この悪循環により要支援・要介護の原因となっていることは明らかである．では，この悪循環の出現を早期に発見することはできないものであろうか？日常生活での体力低下を評価する方法として呼気ガス分析装置を用いる方法や簡便な6分間歩行テストなどがあるが，膝痛を有している多くの中高齢者に対しこのような評価を行うことは現実的ではない．

2. 膝OAとロコモティブシンドローム

　日本整形外科学会では平成18年よりロコモティブシンドロームという新たな概念を掲げている．ロコモティブシンドロームの定義[2]は，「骨，関節，筋肉など運動器の障害のために，移動能力の低下をきたして要介護になったり，要介護になる危険の高い状態である」としている．この概念は，加齢現象の一つとして捉えられていた運動機能の低下を自分自身で早期に気づき，意識改革を起こし，その機能低下を防いでいくことがいかに重要であるかを国民に啓発するものである．前述の要支援者の原因として関節疾患が多いという事実からもロコモティブシンドロームの観点から膝OAを捉えていくことは有益と考えられ，その対策が介護予防にもつながっていく．
　われわれは，膝OAと診断され通院している患者を対象としたロコモティブシンドロームに関する調査を行った[3]．ロコモティブシンドロームの検診（ロコチェック）は，①「家の中でつまずいたり滑ったりする」，②「15分くらい続けて歩けない」，③「横断歩道を青信号で渡りきれない」，④「階段を上るのに手すりが必要である」，⑤「片脚立ちで靴下がはけない」，⑥「2kg程度の買い物をして持ち帰るのが困難である」，⑦「家のやや重い仕

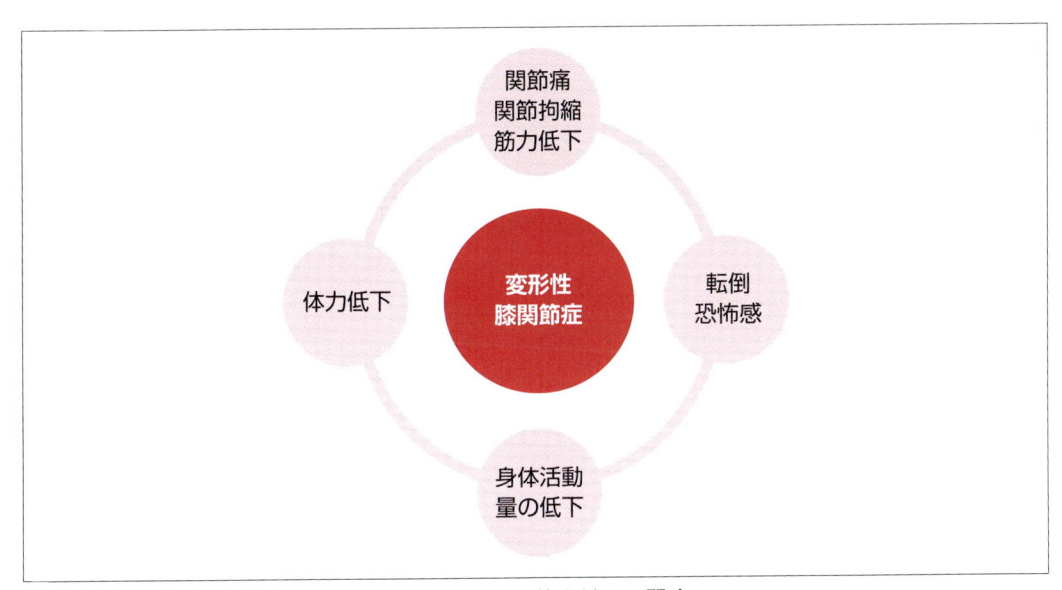

図1 膝OAと体力低下の関連

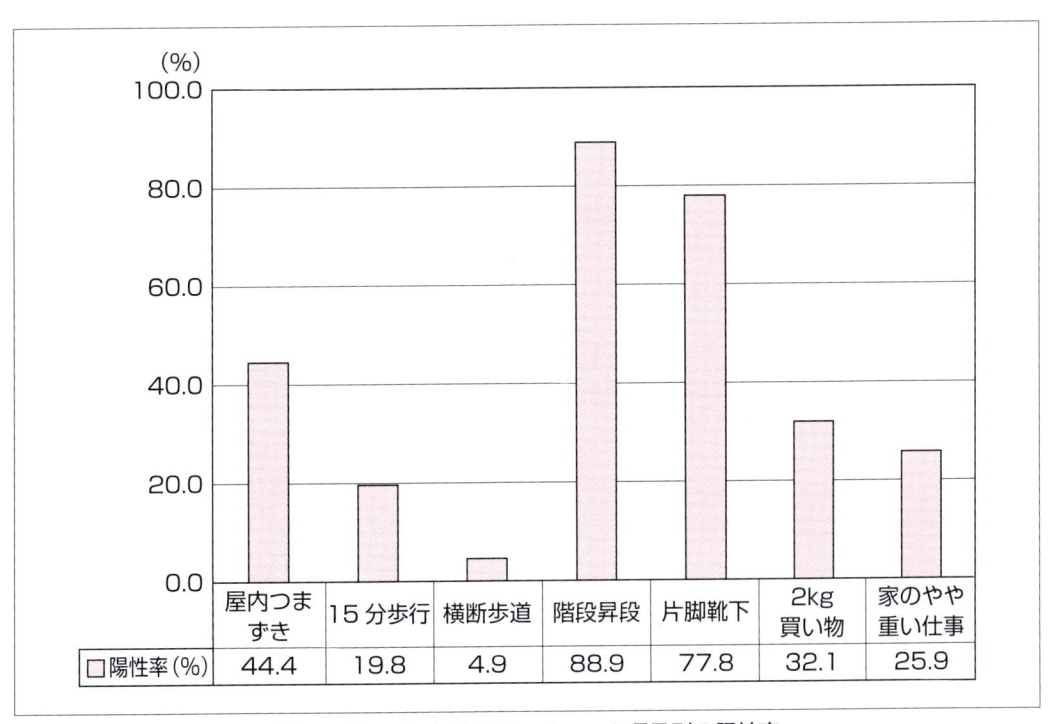

図2 膝OAにおけるロコチェック項目別の陽性率

	屋内つまずき	15分歩行	横断歩道	階段昇段	片脚靴下	2kg買い物	家のやや重い仕事
陽性率(%)	44.4	19.8	4.9	88.9	77.8	32.1	25.9

事が困難である」，の7項目を問診していく．その問診項目には各々臨床的な意味があり，易転倒性，歩行持久力，歩行速度，下肢筋力，立位バランス，上肢機能を評価している．
　調査は，81名（男性20名，女性61名，平均年齢75.8±8.5歳）を対象とし，ロコチェックと単純X線によるKellgren-Lawrence（K-L）分類を用いて膝OAのグレードを判定し

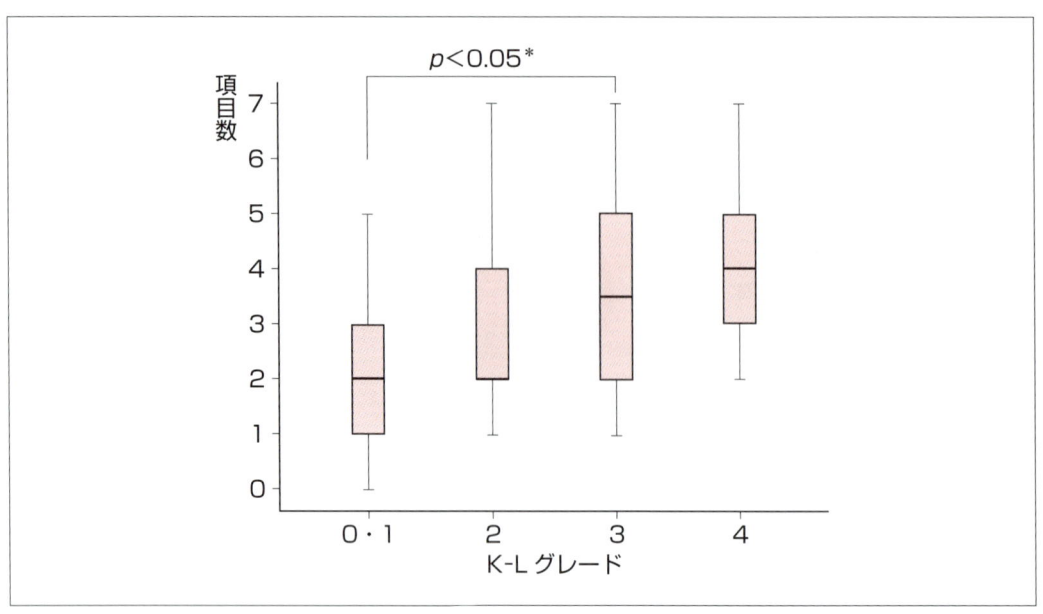

図3 膝OAの重症度とロコチェック陽性項目数
＊：Kruskal-Wallis検定，n=81
(田中 聡，長谷川正哉，藤井保貴，他：ロコモティブシンドローム―下肢の疾患・障害に着目して―．PTジャーナル，45(4)：301，2011より引用)

た．ロコチェック項目別に陽性率をみてみると，「家の中でつまずいたり滑ったりする」は36名（44.4％），「15分くらい続けて歩けない」は16名（19.8％），「横断歩道を青信号で渡りきれない」は4名（4.9％），「階段を上るのに手すりが必要である」は72名（88.9％），「片脚立ちで靴下がはけない」は63名（77.8％），「2kg程度の買い物をして持ち帰るのが困難である」は26名（32.1％），「家のやや重い仕事が困難である」は21名（25.9％）となり，階段昇段時の手すり使用が最も陽性率が高かった（図2）．これは，膝OA患者は階段を上るという動作が困難であるという事実を示すが，このことは同時に階段昇段という身体的負荷の加わる動作をひかえるということにもつながり，結果として体力が低下するといった現象を引き起こすことを説明している．次に，膝OAのグレードとして単純X線によるK-L分類とロコチェック陽性項目数の関連をみたところ，グレードが増すにつれて陽性項目数が増加した（図3）．膝OAのグレードが上がれば当然日常生活活動（ADL）内で不自由な動作が増え，身体活動量が低下することは容易に予想される．

　理学療法士は膝OAの発症から進展に伴い身体活動量が低下し，体力の低下を招くといった現象を十分認識し，臨床においては膝関節のみならず身体活動量をいかに維持させるかといった治療戦略を立てることが求められている．

● 文献

1) 上田 響，他：平成22年 国民生活基礎調査の概況 Ⅳ 介護の状況 2 要介護者等の状況［internet］，http://www.mhlw.go.jp/toukei/saikin/hw/k-tyosa/k-tyosa10/4-2.html［accessed 2014-02-

24], 厚生労働省, 2011
2) 中村耕三：超高齢化社会とロコモティブシンドローム. 日整会誌, 82(1)：1-2, 2008
3) 田中　聡, 長谷川正哉, 藤井保貴, 他：ロコモティブシンドローム—下肢の疾患・障害に着目して—. PTジャーナル, 45(4)：299-307, 2011

MINI LECTURE

2 体幹から捉えた評価と治療戦略

礒脇雄一

変形性膝関節症（膝OA）のみならず下肢関節疾患を診るうえで体幹との機能連結を考えさせられる．

テーピングやパッドならびに足底板によるコントロールも理学療法展開の一つのツールとなっているが（当然，筆者自身も入谷式足底板を臨床で多用している一人である），臨床で有効に展開できない理学療法士も多数見受けられる．

この項ではpassenger unitにもlocomoter unitにも含まれる骨盤帯機能，立脚中期（mid stance：MSt）以降における体幹機能ならびに股関節機能に着目し膝関節をコントロールする筆者の評価と治療戦略を紹介する．

膝OAの歩行時にみられる特有の問題は？

1. 骨盤帯の硬さ・弱さ．
2. 体幹の硬さ．
3. MSt以降に必要な体幹の対側への回旋不足．
4. 立脚終期（terminal stance：TSt）に必要な股関節内転筋群の筋活動の不足．
5. 体幹筋群の抗重力活動不全．

Advice 歩行分析のポイントとして以下の項目に着目してみよう[1]

まずは全体像を捉えよう⇒そして局所像を捉えてみること‼
　①動きに流動性があるか？
　②蹴り出し脚と踏み出し脚の区別
　③足の上に体重（体幹）がしっかりとのっているか？
　④動きにリズムがあるか？
　⑤身体が直線的に進行しているか？
　⑥左右立脚における動きの転換に遅れはないか？
　⑦遊脚相での弛緩はあるか？
　⑧左右への過度な移動はないか？
　⑨前後への過度な移動はないか？

⑩左右の回旋に非対称性はないか？

⑪動きの中でのアライメントを見ること．

「入谷　誠：歩行の概要，入谷式足底板〜基礎編〜，p.71，2011，運動と医学の出版社」より引用

骨盤帯機能について考えよう

● 荷重時の骨盤帯機能

　一般的に骨盤帯は，左右の寛骨・仙骨・尾骨で構成されており股関節や腰椎部と機能的役割を互いに担っている．

　筆者の学生時代には骨盤帯構成関節の一つである仙腸関節は不動関節と教えられた．

　しかし，近年における新鮮遺体解剖所見や高度な精密機器などを用いた研究により仙腸関節の機能が明らかになってきており，可動関節（滑膜関節）であることは間違いない事実である．

　筆者は歩行時の骨盤帯に求める重要な機能の一つとして，荷重伝達（transmission of load）または，力の伝達（transmission of force）に着目している．

1）荷重時の骨盤帯の動きは？

　17世紀以降から遺体や生体を対象とした研究がなされてきており，種々の視点からの見解が存在している．

　「方法：遺体解剖，X線による，仙骨や腸骨にタンタル（金属）ボール挿入，仙骨や寛骨にキルシュナーワイヤー挿入，streophotogrammetry など」．

　寛骨の動きは矢状面での前傾・後傾，前額面での外転・内転，水平面での前方回旋・後方回旋が観察され，歩行においては以上の動きが組み合わさっている．

2）これまでの研究論文より

　寛骨の矢状面での回旋量：前傾＜後傾，平均値，前傾　2°，後傾　12°[2]．

　また，荷重により荷重側寛骨の上方移動と後方移動，非荷重側寛骨の前方移動を報告したグループもあり

　　　：移動量　上方移動　平均値　2mm[3]．

　　　　　　　　前方・後方共に同等量との報告が多数　平均値　6mm[2]．

その他の研究報告によると荷重時の寛骨の動きとして後傾位が安定すると報告されている[4]ことから，寛骨の後傾運動は荷重位においても必要な構成運動と考えるべきである．

> **メモ** 荷重伝達（transmission of load）または，力の伝達（transmission of force）について
>
> 　仙腸関節は体軸骨格の最下端部と下肢骨格をつなぐ関節であり，荷重時の下肢骨格からの床反力と体軸骨格からの自重の衝撃吸収を担う役割がある．
> 　この役割を力の伝達または荷重伝達という（表現に2つの見解が存在している）．

● 骨盤帯の柔軟性を診よう!!

高齢者の骨盤帯は硬い!! なぜだろうか？ これまでの研究報告の結果をまとめた．

1）仙腸関節の病態

小児の仙腸関節は可動性関節のあらゆる特徴を持ち，比較的可動性が高く，柔軟な関節包に包まれている（滑らかな関節面である）．

仙腸関節の関節包は加齢に伴い線維化して柔軟性と可動性を失う．また，退行変性が30歳代から始まるともいわれている．

10歳代：関節腔には両関節面を連結する組織はない．
　　　　関節軟骨の変性所見はなく，debrisも存在しない．
20歳代：仙腸関節の前方関節包を切離し観音開きすると，上・中央部で腸骨側関節面の一部が剝離され，仙骨関節面に癒合していた．
30〜40歳代：関節腔内に少量のdebrisが認められ，仙骨側の軟骨細胞の減少やfibrosisも認められた．
　　　　一方，腸骨側はfibrosisの他，亀裂や細胞の乱れなど仙骨側より変性が高度であった．
50〜60歳代：関節包は肥厚し，細胞成分はきわめて減少しfibrosisがみられた．
　　　　関節腔内のdebrisは多量に認められ裂隙も狭小化，仙骨側の変形も高度であった．
70歳代：骨棘が大きくなり，互いにかみあうようになる．
　　　　関節内の線維性癒着がかなりみられる．
　　　　軟骨の厚さは仙骨で1mm未満に減少し，腸骨では0.5mm未満までの減少がみられた[5,6]．

メモ 用語解説

debris　→　仙腸関節構成組織の残屑を指す．
fibrosis　→　仙腸関節結合組織の線維化を指す．

仙骨に対する寛骨の動きを評価することで，歩行時における荷重伝達（transmission of load）または，力の伝達（transmission of force）機能を簡易的ではあるが診ることができる．前述したが一側下肢に荷重がかかると寛骨には後方回旋かつ後方移動が観察されるが，高齢者の場合はこの2つの動きがみられない（hypomobility）ケースが多く，若年者では動きが過剰（hypermobility）に出るケースもある．テストは臥位と立位で施行することが多い．

POINT

立位でテストをする際の声かけ
患者は検査をされるという意味で緊張するし，良い姿勢を見てもらいたいために背伸びした姿勢をとろうとする．そのため，立位をとった後に数回その場で足踏みをしてもらうと自然立位となりやすい．

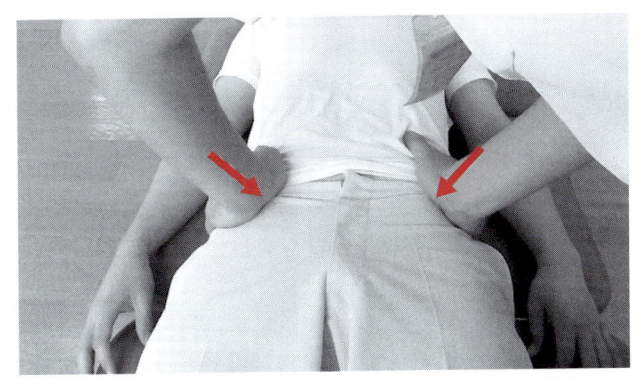

図1　寛骨後方移動テスト（スクウイッシュテスト）
矢印は力を加える方向

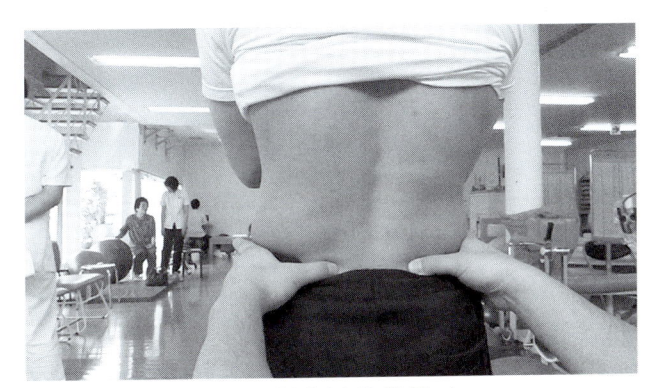

図2　Weight Shift Test

　また，仙腸関節関節面は前額面を向いていることが多く（矢状面に対して約30～45°）テストを施行する際には関節面を意識して行うことがポイントとなる．

2）各種テスト
・寛骨後方移動テスト（スクウイッシュテスト）（図1）
　背臥位で理学療法士は上前腸骨棘（ASIS）に用手して関節面を考慮して後内側へ圧迫をかける．正常な動きであれば，操作を加えた寛骨の後方移動が感じられるが，hypomobilityが存在する場合は対側寛骨の前方回旋または前方への変移がみられる．
・Weight Shift Test（図2）
　自然立位にて（足部は肩幅以下が望ましい）理学療法士は後方に位置し両側上後腸骨棘（PSIS）に用手して患者には一側への荷重を促し，この際のPSISの後傾・後方移動の有無や量を診る．hypomobilityが存在する場合は側方移動量が減少し，hypermobilityが存在する場合は側方移動量が過剰に出現もしくは急激に起こる．
・March TestまたはOne Leg Standing（図3）
　自然立位にて（足部は肩幅以下が望ましい）理学療法士は後方に位置し，両PSISに用手し患者に片足立ちをしてもらい，この際の検査側PSISの下方かつ内側への動きを観察す

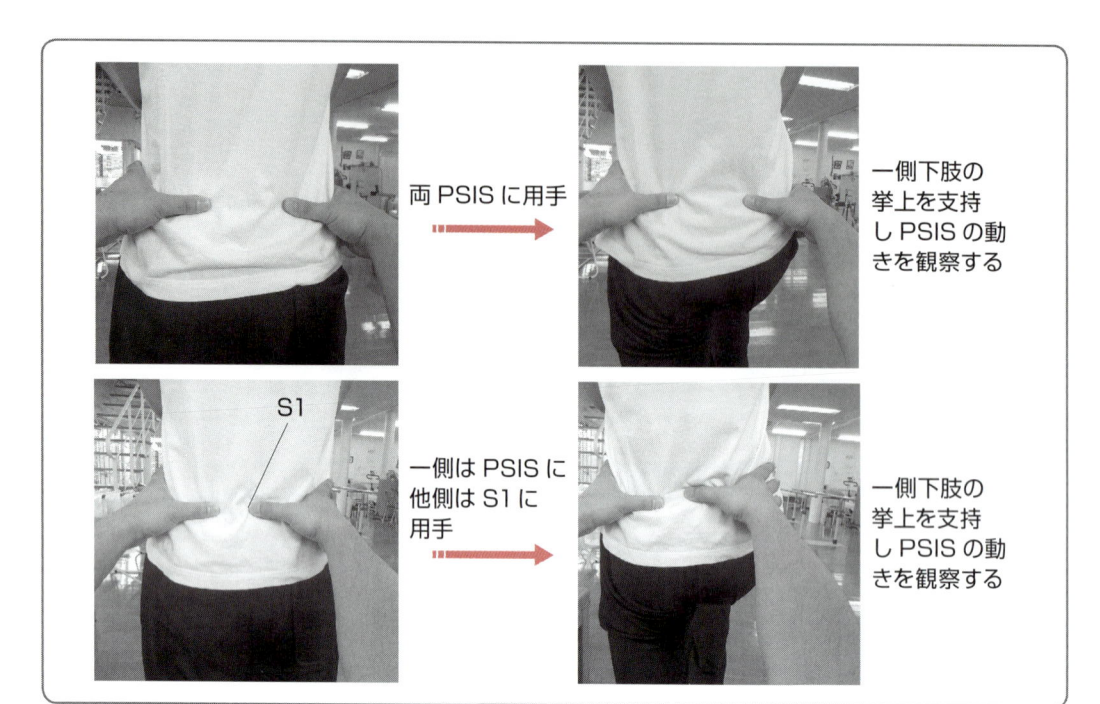

図3　March TestまたはOne Leg Standing

る．また一側を仙骨（S1やS2）に用手することで仙骨に対する検査側寛骨の動きを診ることも可能．hypomobilityが存在する場合は下方移動量が減少し，hypermobilityが存在する場合は，下方移動量が過剰に出現もしくは急激に起こり検査肢位の保持が困難．また，歩行時に骨盤に求められる機能として傾斜・回旋がある．これまでの研究報告によると歩行周期を通しての骨盤の動きを以下のように示している．

　矢状面にて前傾が約4°．
　水平面にて回旋が全体で10°（前方回旋5°，後方回旋5°）．
　前額面にて側方傾斜が4〜7°[7]．

膝OAや高齢者はこの骨盤機能不全が認められる可能性が高いために，歩行時の観察が大切となる．

3）アプローチ

　寛骨後方移動テスト（スクウイッシュテスト）やWeight Shift Testにてhypomobilityの所見が得られた患者に対して施行．手順として，関節へのアプローチの前に結合組織へのアプローチを優先した方が，joint playも回復しやすく関節誘導が行いやすい．

・寛骨後方移動や後方回旋を制限する，仙結節靭帯下部線維や後仙腸靭帯深部線維（骨間靭帯とも呼ばれる）へのリリース（図4）．
・寛骨後方移動への徒手操作（図5）
　理学療法士は患者のASISとS1もしくはS2に用手してASISに後内側への圧をかけて後方移動への誘導をする．

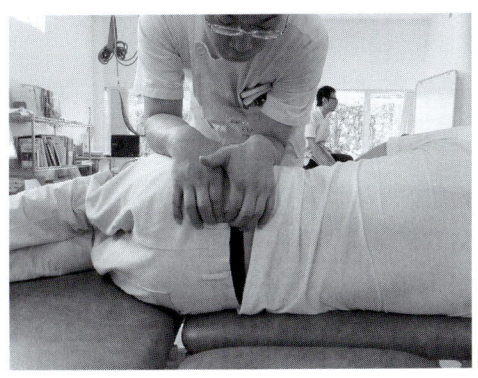

図4 仙結節靱帯下部線維や後仙腸靱帯深部線維（骨間靱帯とも呼ばれる）のリリース（左側の治療）

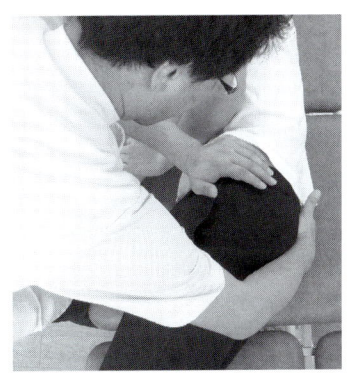

図5 寛骨後方移動への徒手操作

一側手をASISに用手，もう一側はS1またはS2に用手する．

S1またはS2は固定して，ASISを後方へ押す．

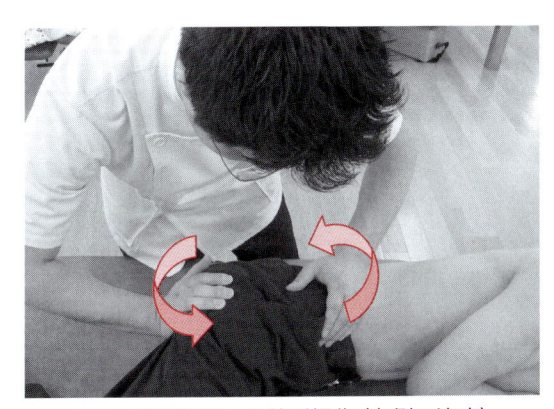

図6 寛骨後傾への徒手操作（右側の治療）

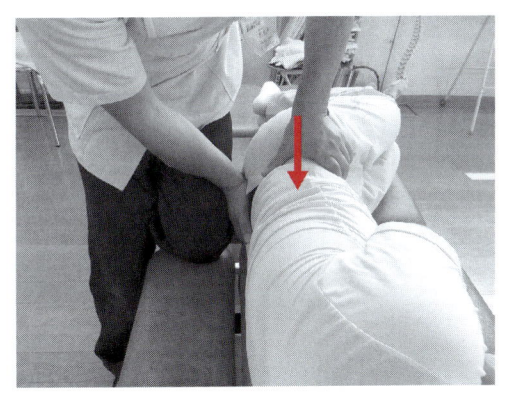

図7 寛骨上方移動への徒手操作（左側の治療）

・寛骨後傾への徒手操作（図6）
　理学療法士は患者の腸骨稜またはASISと坐骨結節に用手して寛骨を後方に傾斜する力を加える．
・寛骨上方移動への徒手操作（図7）
　理学療法士は腸骨稜と坐骨結節に用手して寛骨を上方に誘導する力を加える．
・テーピング療法（図8～10）
　寛骨の荷重位での動きを維持または誘導する目的にて寛骨後傾・寛骨の開放（圧縮除去のために寛骨内旋）・上方移動を組み合わせて施行する．

● 荷重時における骨盤帯の弱さの原因は？
　さまざまな原因が考えられるが筆者は内腹斜筋の機能不全を重視している．
　物体を左右から挟み安定させる場合，接する面の形状により挟む力は影響される．水平面での連結の場合は少ない力で挟めるが，垂直面での連結の場合は重力の影響も受けるために挟む力も大きく求められる．
　仙腸関節は左右の寛骨が仙骨を挟み込む垂直面での連結様式となっているため，立位姿

2 体幹から捉えた評価と治療戦略　99

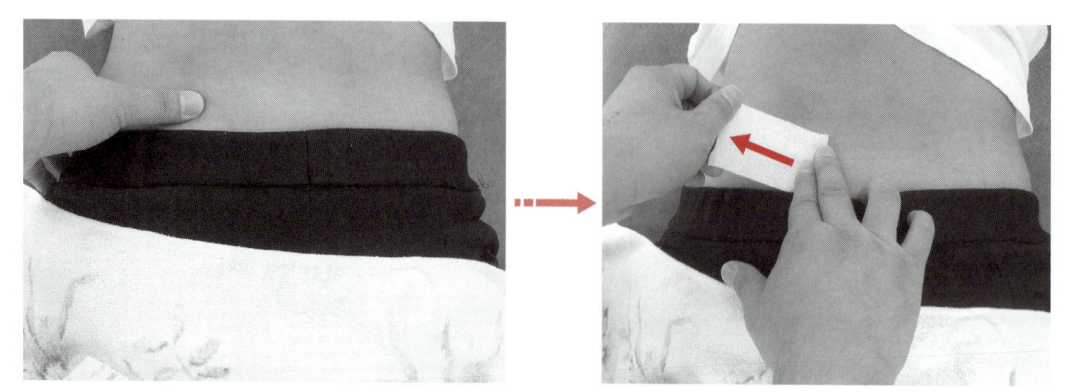

図8 寛骨開放のテーピング（左側の治療）

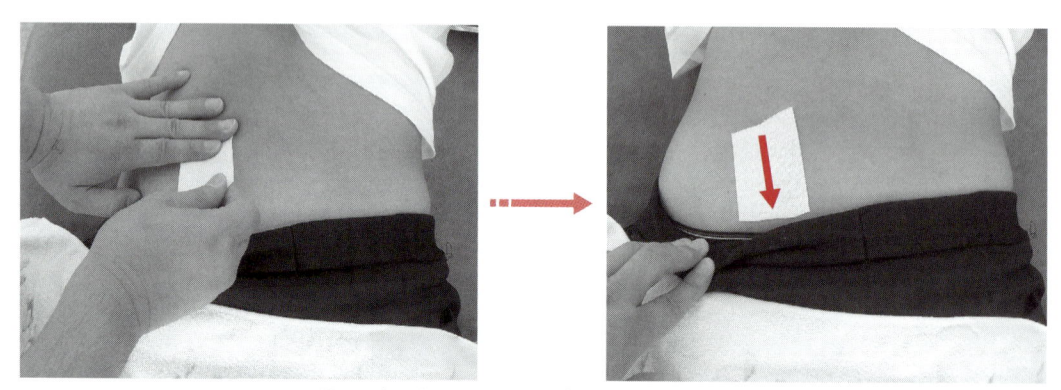

図9 寛骨後傾へのテーピング（左側の治療）

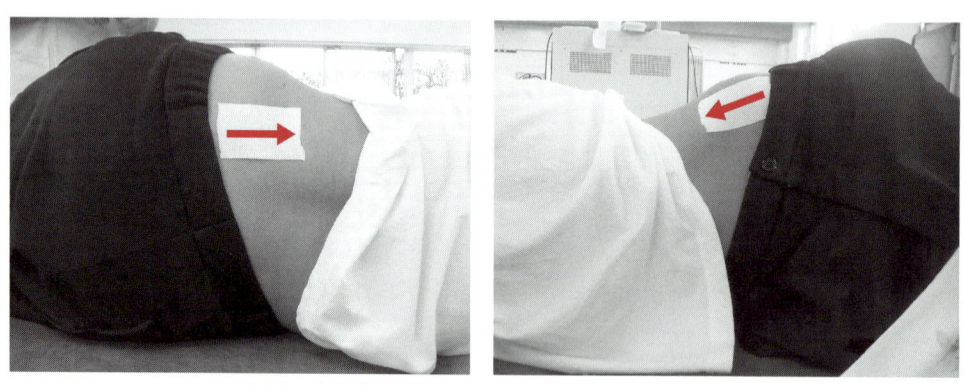

図10 寛骨上方移動へのテーピング（左側の治療）
左図は後方部分，右図は前方部分

勢において関節への剪断力が増大する（図11）．

　また，片脚立位や歩行周期での単脚支持期において大きな剪断力がかかることは明確である．この剪断力に対して活動するのが，骨盤内で水平方向の筋線維を有している内腹斜筋だと唱えるグループもある．鈴木，三浦ら[8]は「Snijdersらは立位姿勢が内腹斜筋の筋

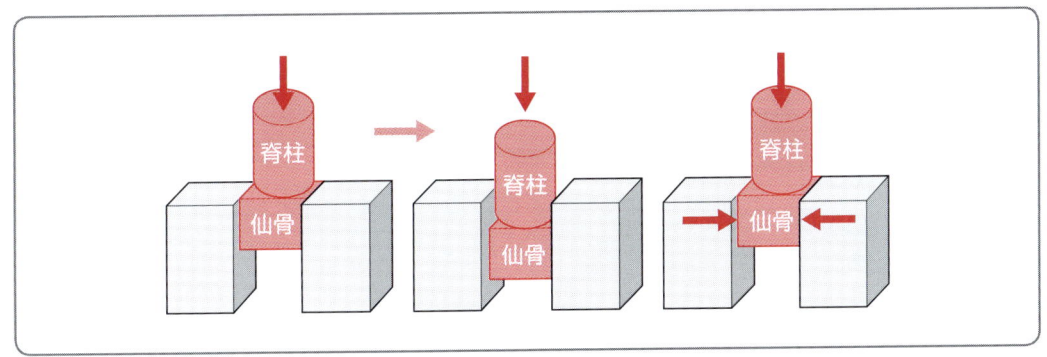

図11　内腹斜筋による仙腸関節安定化作用

活動を変化させるとし，仙腸関節への重力を軽減させる課題，もしくは骨盤ベルト装着などによる内腹斜筋の筋活動が減少することを報告している．また，逆に仙腸関節への剪断力を増加させると（立位にてリュックサックを背負う），内腹斜筋の筋活動が増大することから仙腸関節安定化作用があることを提唱している」と述べている．また鈴木，三浦ら[8]は筋電計にて姿勢別ならびに歩行時の内腹斜筋の筋活動について，興味ある研究を報告している（図12，13）．健常者を対象に背臥位・座位・立位における腹直筋・内腹斜筋・外腹斜筋の筋電図測定を行ったところ，内腹斜筋は抗重力活動が求められる座位・立位にて筋活動が増大したことを報告した．また，歩行時の内腹斜筋の筋活動は他の周期と比べてMStに有意に増大することを報告しており，その他の体幹筋はMStに活動性が減弱していることも筋電波形よりわかる[8]．

評価・アプローチ

　立位にて理学療法士は患者の後方に位置して患者のASISより2cm内下方を触診する（内腹斜筋）．次に骨盤の側方移動に伴い内腹斜筋の活動性を評価する（図14）．
　アプローチは前記の方法を使用するが，さらに筋活動を高めた訓練をしたければ骨盤を前方に移動させると良い（図15）．正常では触診している部位に筋収縮が確認できるが異常では筋収縮が乏しく側方移動時の制御も不全となる．評価・アプローチの際に収縮の有無を確認するだけではなく，誘導方向へ正確に動けるか？　元の位置に戻れるか？　動きがスムーズか？　などにも着目してほしい．

体幹機能について

　体幹の定義には一貫性はないが，歩行分析の際に使いやすさを理由に胸郭と腰椎部を体幹と述べている文献が多い．静止立位において正常アライメントにある体幹の安定性には最小限の筋活動しか必要としない．passenger unitに含まれる体幹の歩行時の役割は骨盤から頭部への姿勢変化の伝達を最少化することであるため，筋活動は脊柱アライメントをニュートラルに保つことが求められる．このpassenger unitは体重の70%程度の重さに

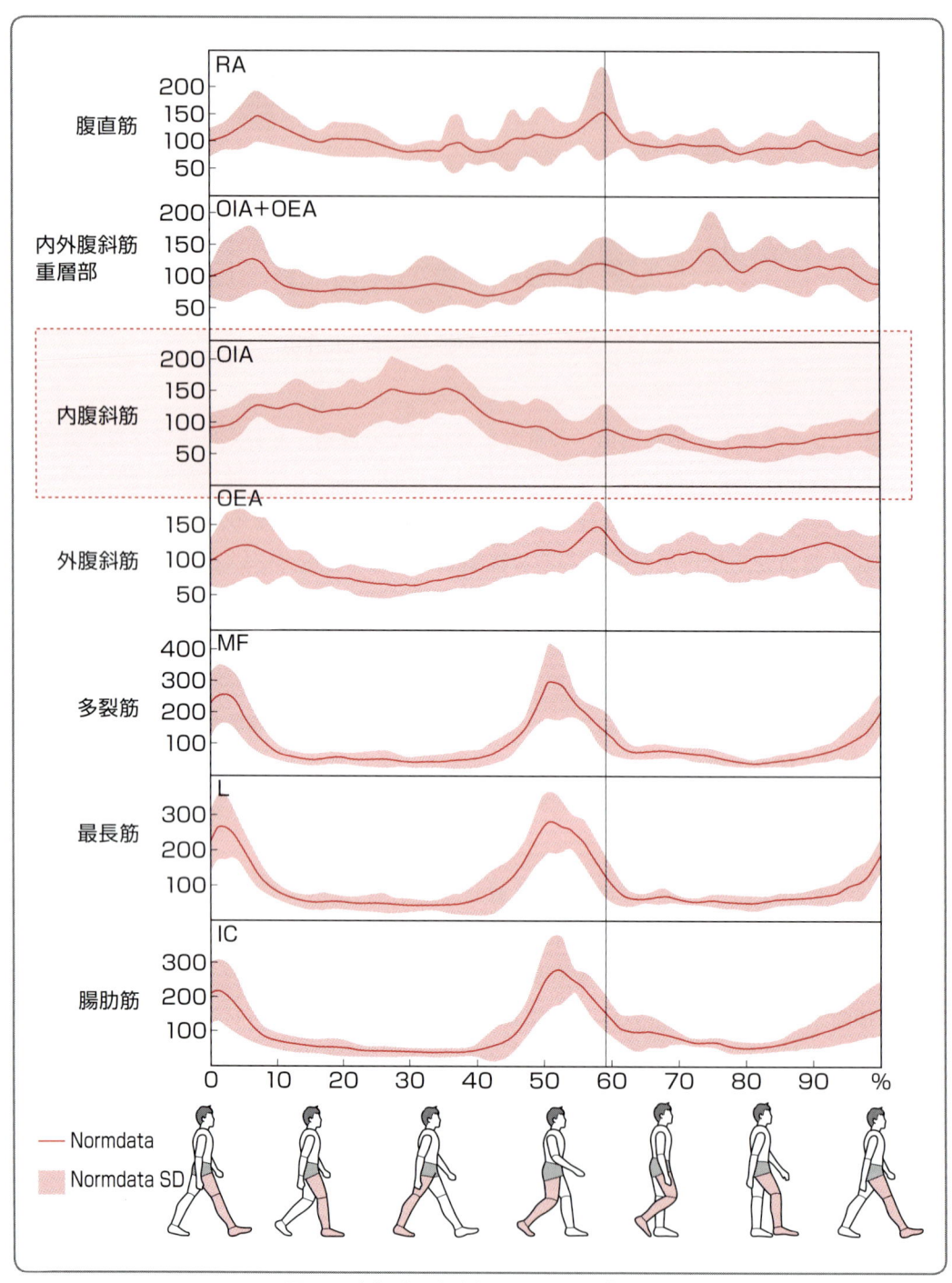

図12 歩行時の内腹斜筋の筋活動パターン

「鈴木俊明,三浦雄一郎：体幹の解剖運動学と筋機能,The Center of the Body―体幹機能の謎を探る―第4版（関西理学療法学会 編,鈴木俊明,三浦雄一郎,他 監修),p32,2010,アイペック」より一部改変して引用

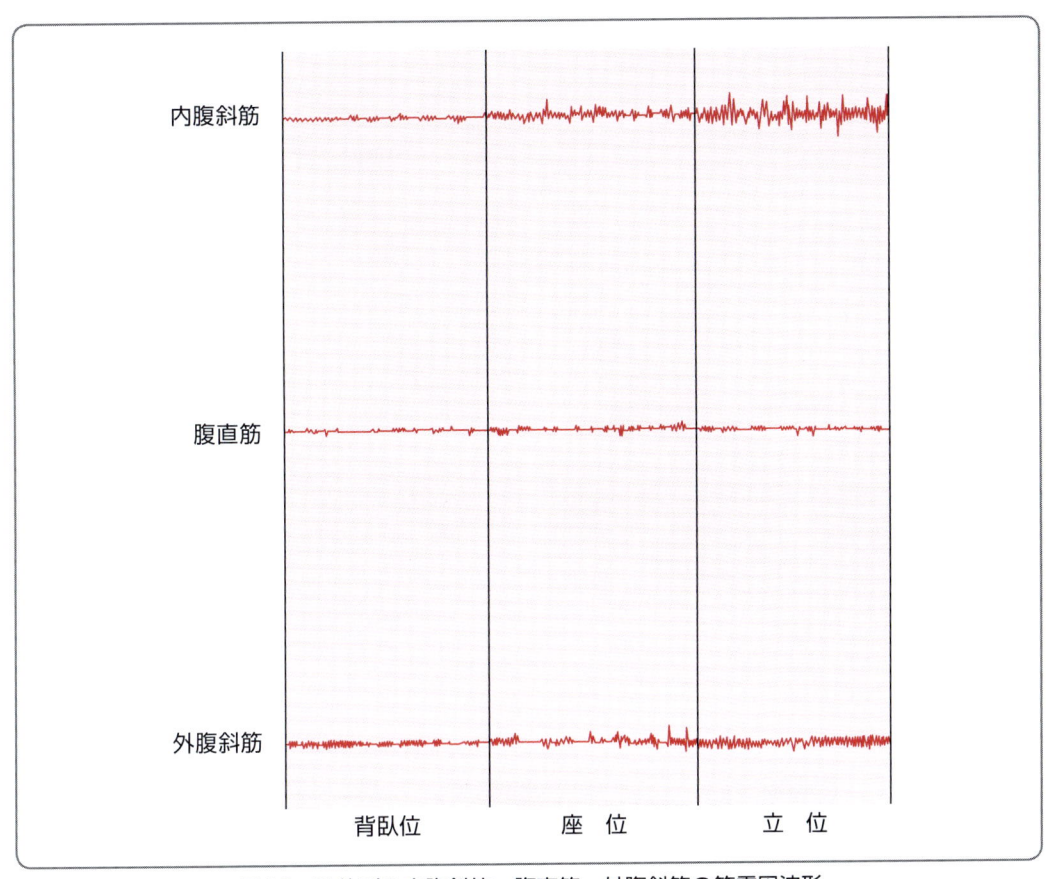

図13　肢位別の内腹斜筋・腹直筋・外腹斜筋の筋電図波形
「鈴木俊明, 三浦雄一郎：体幹の解剖運動学と筋機能. The Center of the Body—体幹機能の謎を探る—第4版（関西理学療法学会 編, 鈴木俊明, 三浦雄一郎, 他 監修), p39, 2010, アイペック」より引用

相当する.

　高齢者の場合は脊柱退行変性に伴い，骨盤後傾位・腰椎後彎位・胸椎後彎増強位が多くみられる．また上記に加え多くの高齢者に側方傾斜（側屈）の姿勢もみられる．抗重力活動が取れない姿勢での歩行が下肢関節に与える影響は多大であるため，いかに抗重力活動ができる機能を獲得することができるかが理学療法の一つの課題と考えている．

　アプローチの中で骨盤後傾のみを修正しても予想した歩容改善が得られないことも多々あるのではないだろうか？　骨盤のアライメント修正の他に腰椎—その上部にある胸椎までの修正が必要となる．胸椎・腰椎のアライメント修正をする際に考慮しなければいけないのが複合運動（combined motion）である．これに関しては研究論文からさまざまな見解があり，側屈時と回旋時の腰椎複合運動はそれぞれ反対側への動きが生じることを述べている論文が多いが，L5/S1間は同側への動きが生じると述べている論文もある[6]．また，高齢者に特有の後彎姿勢の場合は複合運動が同じ方向に起こることも述べられているために[6]，個々の特性に注目して評価・治療をすすめていくことが大切である．

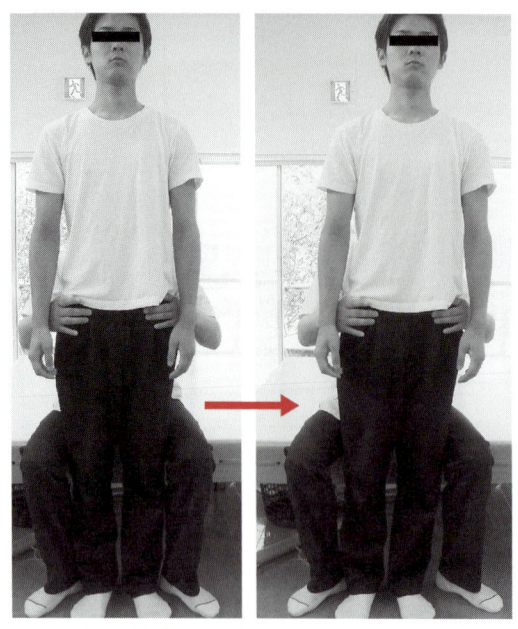

図14 内腹斜筋活動の評価と治療（側方）
側方移動（左側）．触診はASISの内側かつ下方2cm

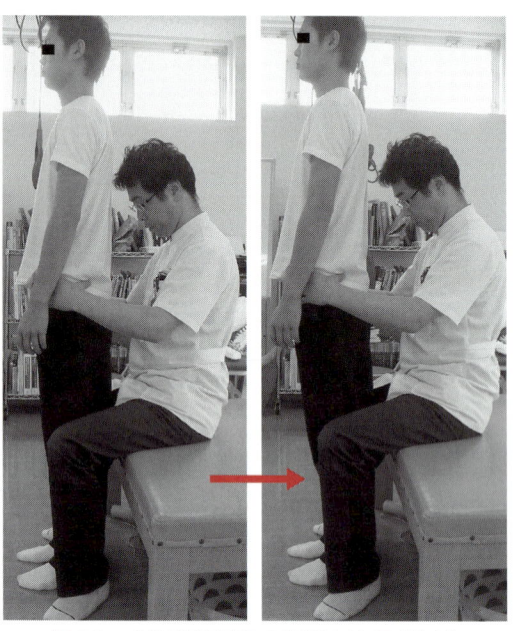

図15 内腹斜筋活動の評価と治療（前方）
矢状面にて前方移動．触診はASISの内側かつ下方2cm

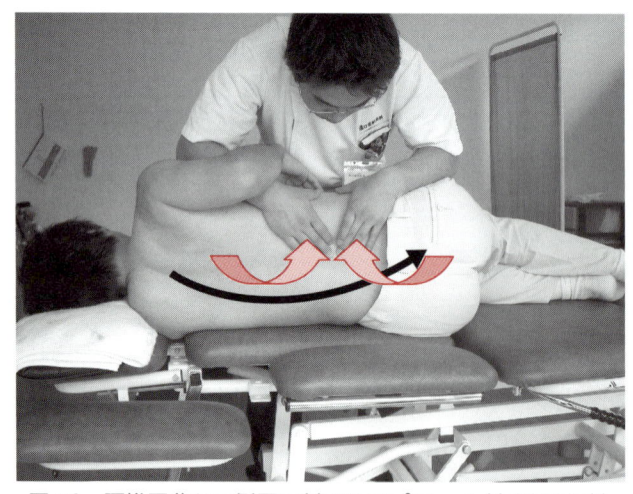

図16 腰椎屈曲かつ側屈に対するアプローチ（右側の治療）

　胸椎に関しては側屈と回旋はそれぞれ同側への運動が生じることが報告されており，関節面の形状から複合運動が生じることも述べられている．

アプローチ
・腰椎屈曲位かつ側屈位に対して可動域改善アプローチ（図16）
　側屈位にある部位を上にした側臥位（側屈が強い部位にフェイスタオルなどを丸めて敷くのも良い）に屈曲位より伸展方向への肢位をとる．

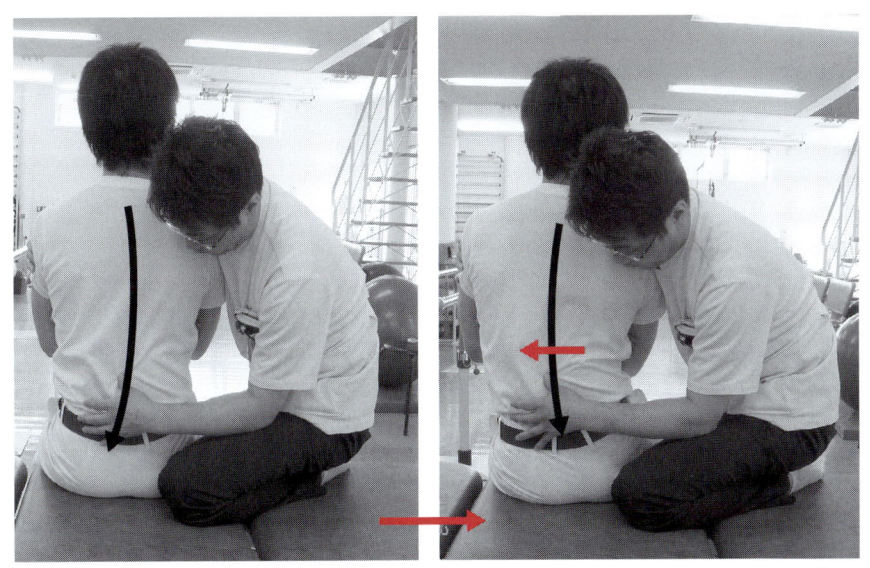

図17 座位で自動運動を促す訓練（左側の治療）

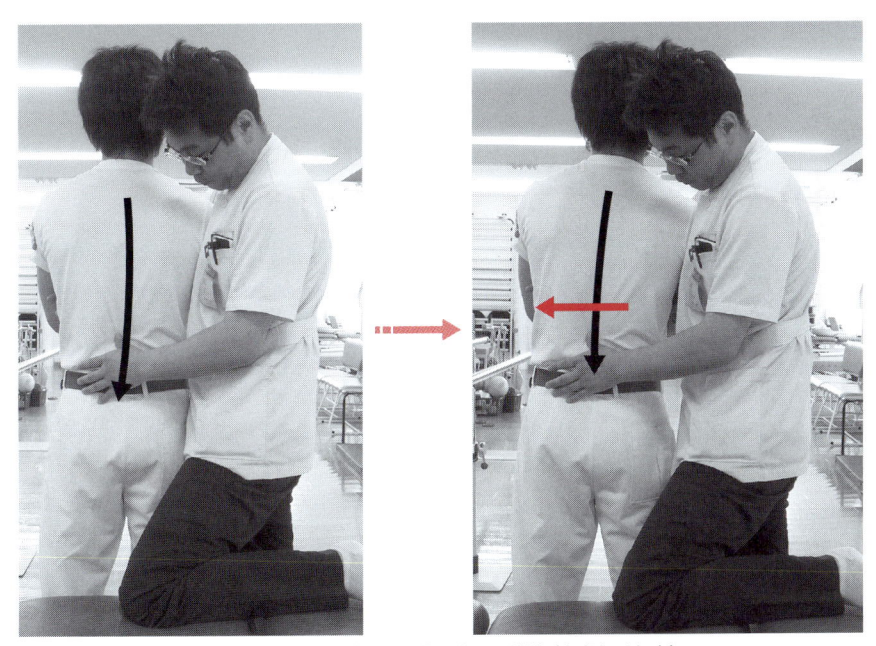

図18 立位で自動運動を促す訓練（左側の治療）

　治療目的部位の上下の棘突起を用手して，上下方向への力を加えて側屈位の改善を促す．
・座位，立位で自動運動を促す方法
　理学療法士は治療側の対側に位置して，治療目的部位に用手する．
　座圧の側方移動も促しながら側屈を誘導していく（図17）．
　立位による運動も上記同様の位置で重心移動を促しながら誘導する（図18）．

2 体幹から捉えた評価と治療戦略

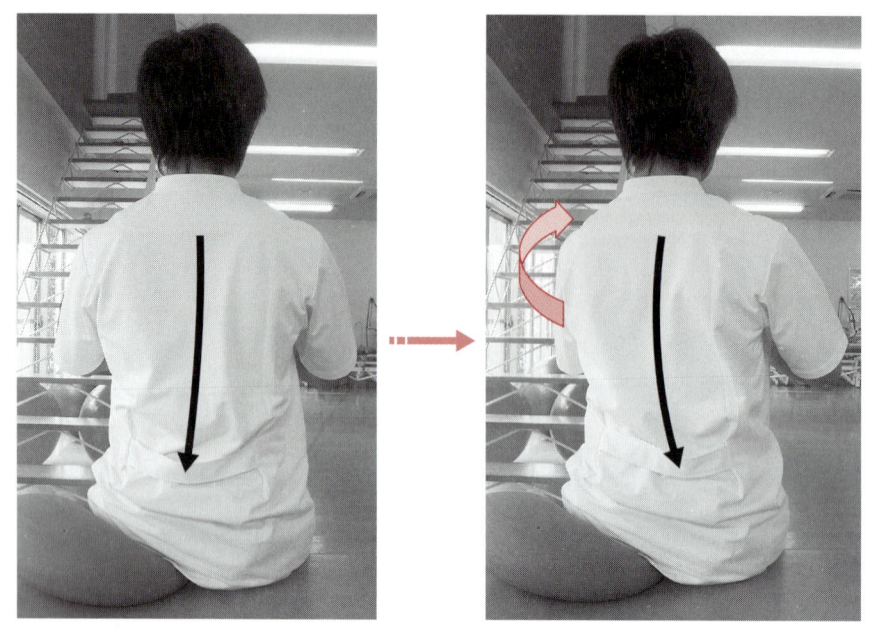

図19 座位にてエアスタビライザーを用いる

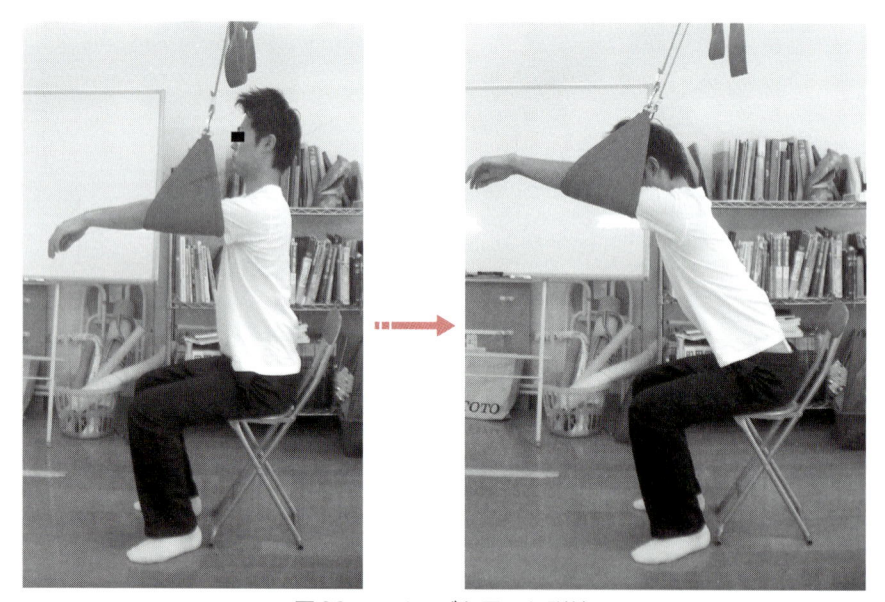

図20 スリングを用いた訓練

・座位にてエアスタビライザーを用いて可動域を改善する方法（図19）．
　体幹回旋側の反対にエアスタビライザーを敷き，回旋側坐骨での体重支持を意識させながら体幹の回旋運動を行う．
・スリングを用いた伸展運動（図20）
　骨盤の前傾に伴った腰椎伸展活動を促す．

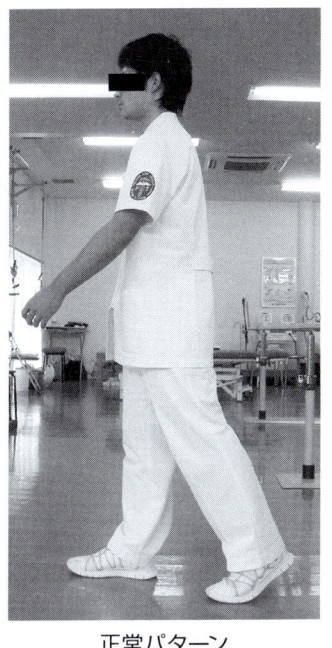

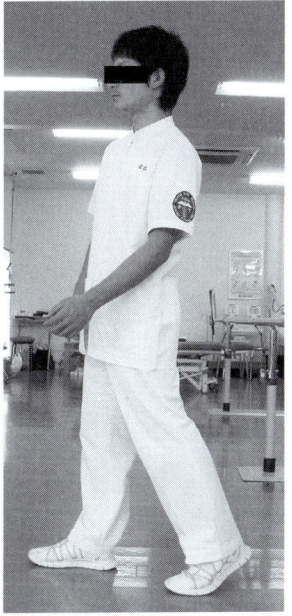

正常パターン　　　　　異常パターン

図21　歩行の正常・異常パターン
左図は左下肢から右下肢へ十分に重心移動可能な歩行だが，右図は重心移動が不十分なために体幹が後方に残っている．

メモ　複合運動（combined motion）について

側屈時に伴う回旋，回旋時に伴う側屈をいい，第1軸と第2軸の両方で同時に動きが起こる筋の働きからではなく，関節面の形状から起こることが述べられている．

立脚終期の内転筋活動について

膝OAならびに高齢者の歩行を観察しているとMSt以降に求められる対側下肢への身体重心の送り出し不足が多く見受けられる（体幹・骨盤が患側下肢に残ったまま，図21）．

この周期での股関節〜骨盤周囲筋の活動は，

矢状面：MStでの活動は荷重応答期（loading response：LR）に比べて必要とされておらず，TStには大腿筋膜張筋の前部線維が遠心性に収縮．

前額面：MStでの骨盤側方傾斜を制御するための外転筋群の遠心性収縮．

筆者も以上の活動をヒントに臨床展開してきたが，結果が得られない症例も体験してきた．

TStにかけて必要とされる筋活動は何だろうか？　MSt〜TStの前額面における股関節は外転の動きが必要となる．鈴木・三浦ら[8]の研究によると股関節内転筋活動パターンは立脚初期（IC〜LR）と後期（TSt〜PSw）で優位に増大したと報告している（図22, 23）．

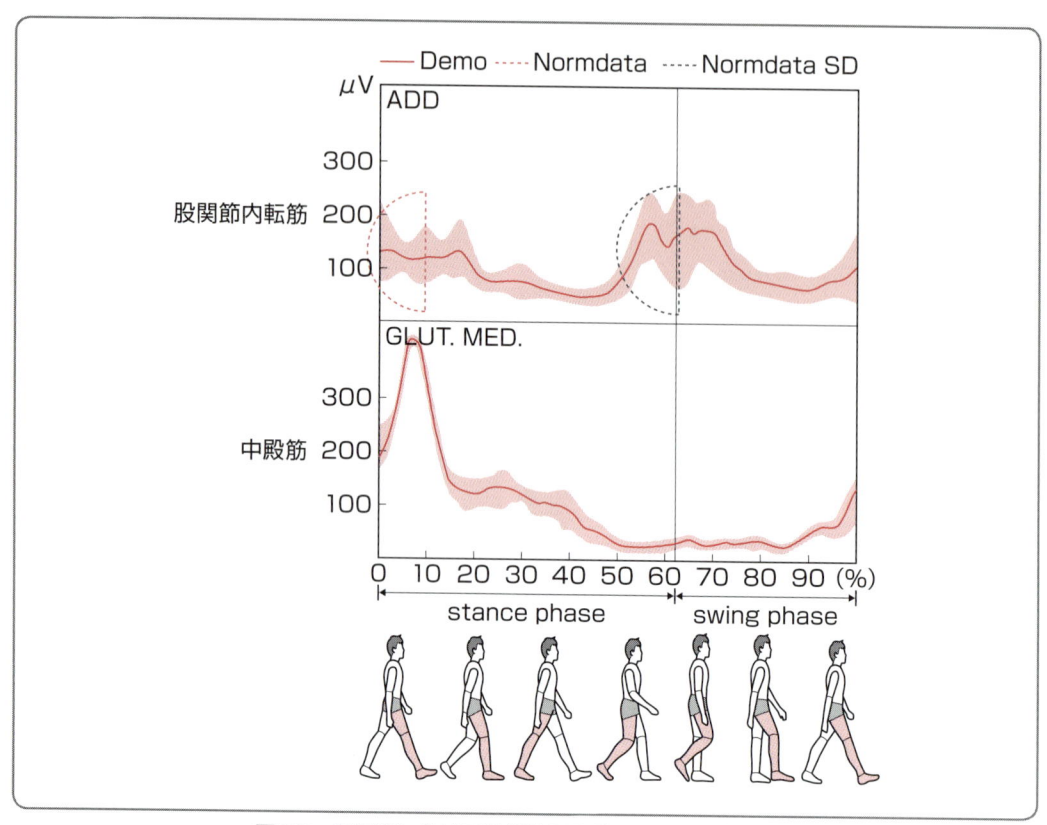

図22 歩行時における股関節周囲筋の筋活動パターン
赤○は立脚初期，黒○は立脚後期

「鈴木俊明，三浦雄一郎：歩行における体幹筋・股関節周囲筋の筋活動パターンの特徴．The Center of the Body―体幹機能の謎を探る―第4版（関西理学療法学会 編，鈴木俊明，三浦雄一郎，他 監修），p143，2010，アイペック」より一部改変して引用

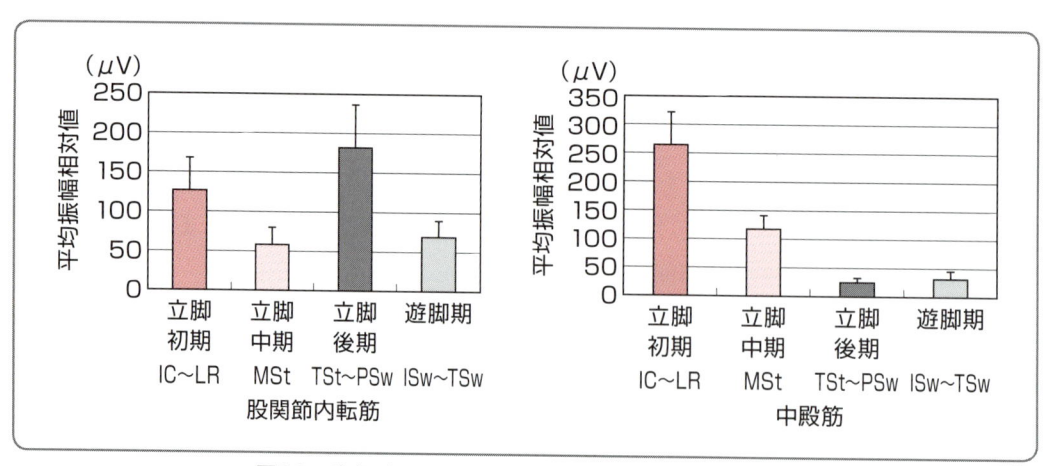

図23 歩行時における股関節周囲筋の筋活動パターン

「鈴木俊明，三浦雄一郎：歩行における体幹筋・股関節周囲筋の筋活動パターンの特徴．The Center of the Body―体幹機能の謎を探る―第4版（関西理学療法学会 編，鈴木俊明，三浦雄一郎，他 監修），p145，2010，アイペック」より一部改変して引用

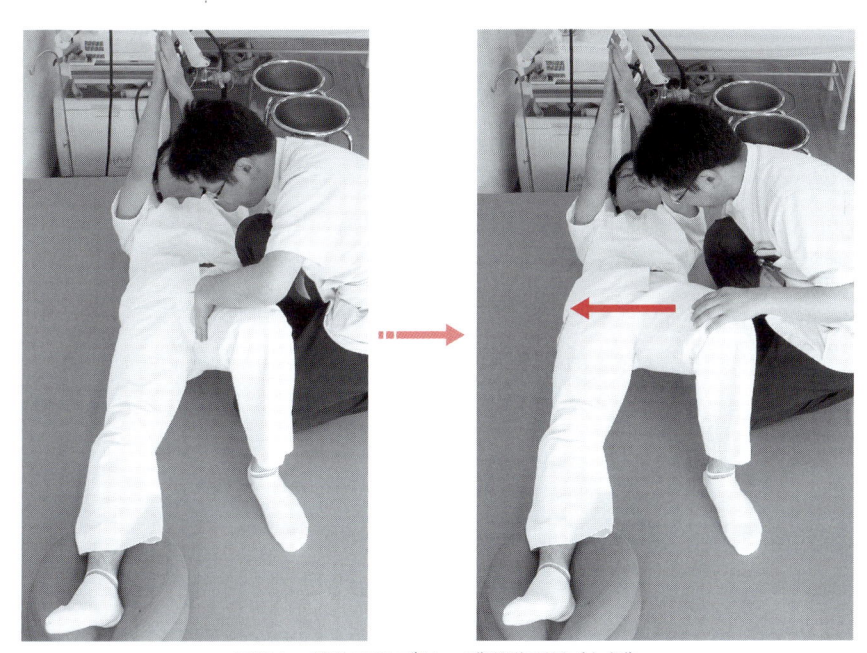

図24　臥位でのブリッジ活動訓練（左側）

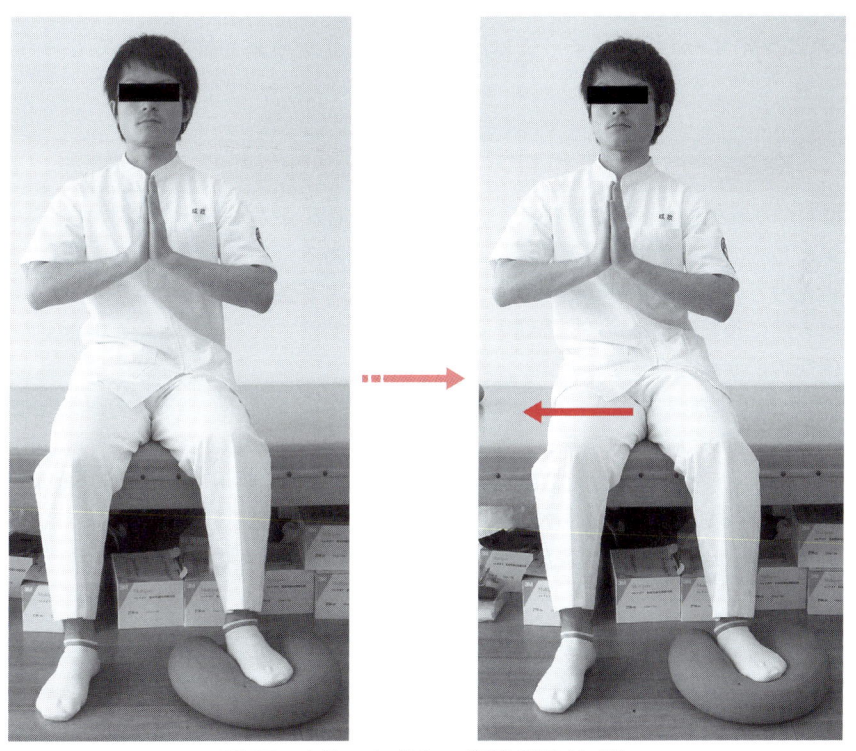

図25　座位でのブリッジ活動訓練（左側）

②体幹から捉えた評価と治療戦略

理由として，IC〜LR時の衝撃は骨盤に反対側下制のモーメントを生じさせるために骨盤の不安定性を生む．そのため股関節外転筋と内転筋の同時的筋活動をすることで骨盤の安定性を得ている．また，この時期は身体中心である骨盤を支持するブリッジ状態であるため外転方向に崩れる股関節を内転筋によるブリッジ活動にて制御している（求心性収縮）．

TStの股関節は外転4°となり，IC〜LRと同じくブリッジ活動が生じている（遠心性収縮）．この際，反対側下肢の接地が起こる前に内転筋の筋活動が増大することが筋電波形よりわかる．内転筋のブリッジ活動の訓練は立位から始めると患者自身が動きを理解しにくいことと，不安感や痛みにより効果を期待できないことも多いので臥位・座位から始めると良い[8]．

方法

・臥位にて治療側下肢は屈曲位で他側は伸展位（踵にエアスタビライザー敷いても良い）．ブリッジ動作後に治療下肢でベッドを蹴らせながら骨盤を対側へ移動させる（図24）．この際理学療法士は内転筋群を触診する．
・臥位での訓練が向上したら座位に移行する（図25）．治療側下肢足底にエアスタビライザーを敷き（状態によってはなし）骨盤の側方への移動を促す．この際に治療側足底はエアスタビライザー（状態によっては床）を押させながら重心移動をしてもらう．

▶若手理学療法士へひとこと◀

膝OAのみならず下肢関節疾患を診る際に注意しなくてはいけないのが，痛みは結果としての訴えであることが多いということである．

歩行のどの周期でどのようなメカニカルストレスが生じているのか？　また結果が出る前に現象は起こっていることから，現象が観察されるまたは患者の訴えのある周期の前から注目してほしい．

「木を見て森を見ず」ということわざがある．物事の一部分や細部にのみ気をとられて全体を見失うことを意味し，膝関節は各関節からの影響を受けやすい関節であることを考えると全体を捉えて局所を捉える意識も持ち接することが大切である．

また，徴候や症状は千差万別なので，「理学療法士は疾患を診るのではなく人を診る」その人を診てその人に合った評価や訓練を提示できる理学療法が大切である．

Further Reading

パリス・アプローチ　評価と治療―腰，骨盤編―　セントオーガスティン大学・豊橋創造大学　佐藤友紀 著　文光堂
▶ 解剖学・運動学を基本として病態を推測する術が記載してあり，理学療法士の適応・限界の見極め・役割を把握でき，徒手療法を効率的に施行することを学ぶことができる．

●──文献

1) 入谷　誠：入谷式足底板～基礎編～（入谷式足底板セミナー資料）．pp71-75，2011，運動と医学の出版社
2) Lavignolle B, Vital JM, Senegas J, et al：An approach to the functional anatomy of the sacroiliac joints in vivo. Anat Clin, 5(3)：169-176, 1983
3) Egund N, Olsson H, Schmid H, et al：Movement in the sacroiliac joints demonstrated with roentgen stereophotgrammetry. Acta Radiol Diagn, 19(5)：833-846, 1978
4) Lee D：機能的な腰椎骨盤股関節複合体．骨盤帯　第4版，pp59-64，2013，医歯薬出版
5) 伊志嶺隆：仙腸関節の病理組織学的加齢変化．日整会誌，63(9)：1074-1084，1989
6) 佐藤友紀：パリス・アプローチ 腰，骨盤編―評価と適応．pp33-35，pp162-168，2009，文光堂
7) Kirsten Götz-Neumann：観察による歩行分析（月城慶一，江原義弘，山本澄子，他監訳）．pp34-36，2005，医学書院
8) 鈴木俊明，三浦雄一郎監修：The Center of the Body―体幹機能の謎を探る　第4版，関西理学療法学会（編），pp32-34，pp38-41，pp140-155，2010，アイペック
9) Snijders CJ, Ribbers MT, et al：EMG recordings of abdominal and back muscles in various standing postures：validation of a biomechanical model on sacroiliac joint stability. J Electromyogr Kinesiol. 8(4)：205-214, 1998

MEMO

ミニレクチャー

変形性膝関節症と姿勢

野尻圭悟

1. 姿勢をどう捉えるか…

　変形性膝関節症（膝OA）患者の病態（図1）を把握するうえで，膝関節だけに目を向けていては効果的な治療を行うことは困難である．そのため，問診から得られる情報，客観的理学所見・画像所見，また疼痛や感覚に代表される主観的評価も必要である．筆者は膝OA患者101膝（平均71.4歳）の矢状面単純X線像から，大腿骨に対する脛骨の特徴的変位を調査した[1]．その結果，膝OAが重度になるほど，①膝蓋骨9.78°の前方傾斜増大，②脛骨の5mm後方変位が認められた．諸家によれば，病態の初期では外側関節裂隙の開大・膝蓋大腿関節からの変形などさまざまな報告がなされている．しかし，病態の進行とともに，なぜこのようなアライメント変化が生じるのかは身体全体から膝関節を捉える必要がある．この項では，膝OA患者の姿勢の客観的評価・主観的評価を紹介する．

2. 膝OAの特徴的な姿勢（足部・膝の静的アライメント）

　筆者は膝OA患者の仙腸関節面，膝の機能軸，足の機能軸，中足骨の配列について健常者と比較検討をした[2]．自然立位から片脚立位を5秒間保持した状態で，足底からデジタルカメラにて撮影した．計測項目は，ASIS（上前腸骨棘）とPSIS（後上腸骨棘）を結ぶ線を「仙腸関節面」（図2），膝と足関節の機能軸の位置関係を水平面に対して内旋方向をマイナス（−），外旋方向をプラス（＋）と規定した（図3, 4）．また，第1中足骨頭と第2中足骨頭を結んだ線を「横軸」，第2中足骨頭と第5中足骨頭を結んだ線を「斜軸」とし（図5），それぞれを健常者と比較検討した．対象は両側膝OAと診断された7名14膝（腰野の分類GradeⅢでFTAが180°以上）とし，その片脚立位にて行った．結果は表1のようになり，膝・足の機能軸は健常者に比べ有意に外旋傾向を示した．また，仙腸関節面・中足骨の配列に有意差は認められなかった．このことから，膝OA患者の膝関節では外旋傾向を強め，足関節では外旋つまりtoe outの戦略を呈していることがわかる．図6のように，a）体幹・股関節機能の低下などにより膝への外部内反モーメントの増大が，b）膝外側関節裂隙の開大を生じさせる．その後，膝痛からの回避や防御的動作戦略により，c）上半身の質量を患側へ乗せる方法を選択するケースも考えられる．木藤ら[3]は膝外部内反モーメントを減少させる補償戦略として，①足部のtoe out肢位，②骨盤の立脚側への傾斜，③歩行速度の減速を挙げている．toe outが姿勢戦略により生じたと考えれば，top down・bottom upでの連鎖で膝のshare forceを変化させることにより力学的ストレスをコントロールしているのである．また，山崎ら[4]はその補償戦略のoutcomeとして下肢のアライメントを考慮すべきと述べている．静的な姿勢評価により歩行や動作の特徴を捉えることができる

MINI LECTURE

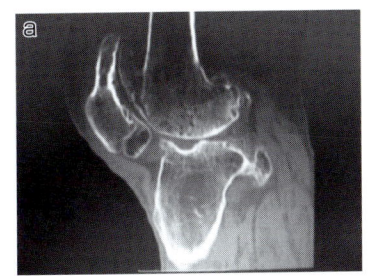

図1 膝OA患者
a:単純X線像, b:姿勢

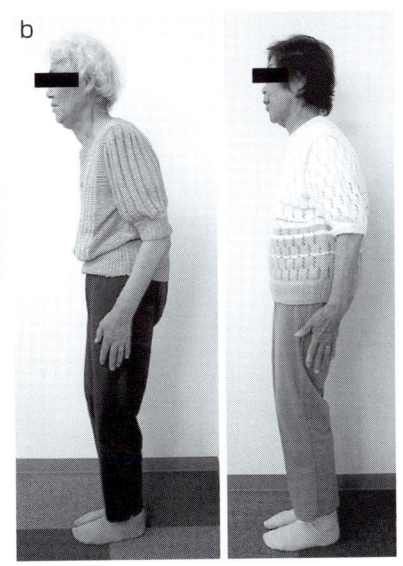

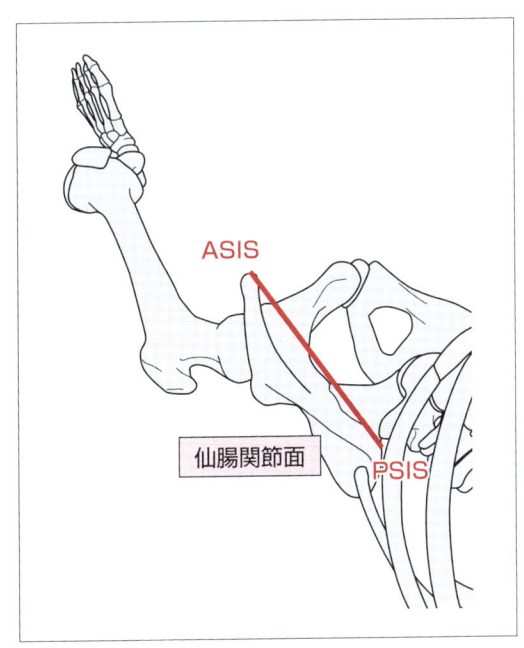

図2 仙腸関節面

のである.

3. 感覚と姿勢(膝のアライメントと足部体性感覚との関係性)

筆者は客観的に表出される理学所見のみならず,患者が外界との関係の中でどのように身体を捉えているかの主観的部分を客観的データとして収集する方法を考案した[5]. 1つ目は,足部を平行(フラット)と感じる角度を表出し,それを足部の位置覚とした(図7).2つ目は,足底を母趾球,小趾球,踵内側,踵外側の4ブロックに分けて,ノギスを用い

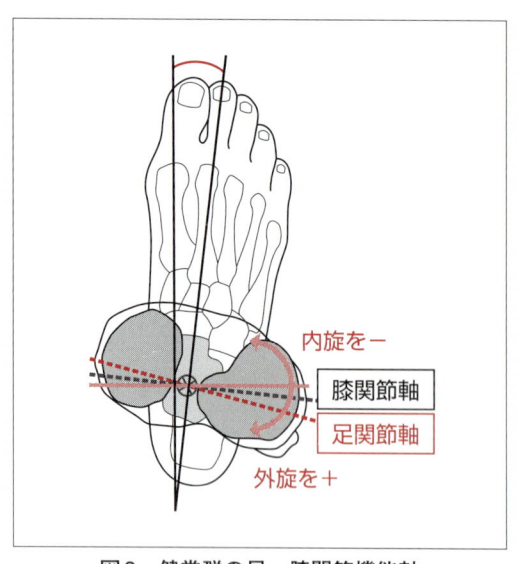

図3　健常群の足・膝関節機能軸

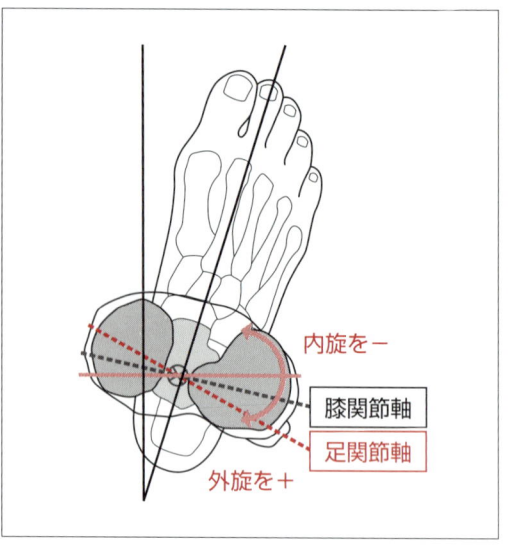

図4　膝OA群の足・膝関節機能軸

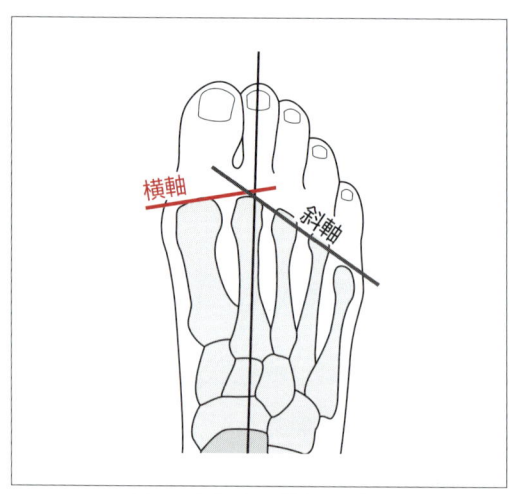

図5　中足骨の横軸と斜軸

表1　膝OA患者と健常者の膝・足の機能軸の比較

	膝OA群	健常者
足関節機能軸	16.02±6.72°（p<0.05）	9.62±2.84°
膝関節機能軸	12.83±4.23°（p<0.05）	6.28±3.41°

て足底2点識別感覚を表出した（図8）．この評価を用いて，内側型膝OA患者20例40膝を対象に調査を行った．平均年齢70.4±7.4歳（女性16名，男性4名）Kellgren & Lawrence分類ではGradeⅠ：4膝，Ⅱ：11膝，Ⅲ：14膝，Ⅳ：11膝であった．FTAと足部位置覚に強い相関が認められた（図9）が，FTAと足底外側の2点識別感覚と中等度の相関（r＝

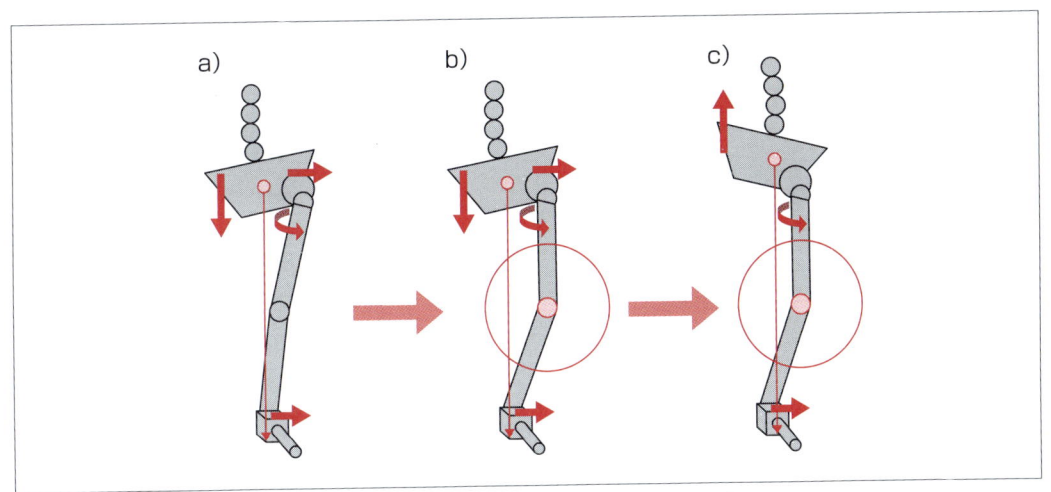

図6 膝OA患者の膝・足部のアライメント

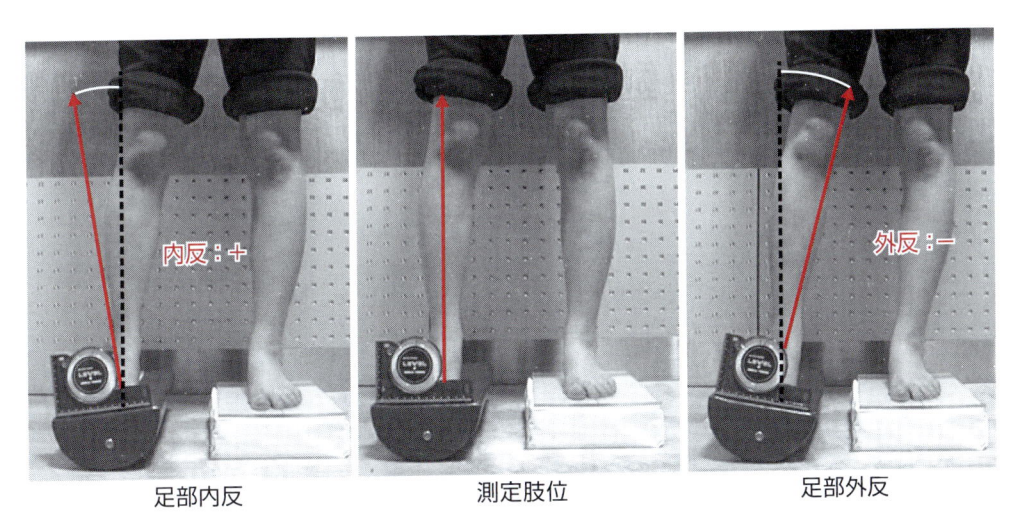

図7 足部の位置覚の測定方法

足部内反　　測定肢位　　足部外反

0.41）が認められただけで，足部位置感覚と足底2点識別感覚との関係性は否定された．これにより，膝OA患者において膝関節の内反変形変化に伴い，距骨外側への傾き（平均7.15±3.3°）と足部位置覚の内反変位（平均1.05±3.58°）により「アライメントと体性感覚の変化」が生じることが示唆された（図10）．また，足底2点識別感覚は外側が鈍麻（平均2.07±0.82cm）であったことを考慮すると，足底からの感覚入力の低下が荷重感覚そのものを膝OA患者では入力されにくいことが考えられる．足底は唯一外部環境と接する部分であり，入力と出力の関係において正しい感覚が入力されなければ，適正な出力（筋出力）を発揮することができない．また，FTAのアライメント変化と足部体性感覚のずれが出力に大きな悪影響を及ぼしていることが，膝OA患者の病態の進行に関与していると考えられる．

MINI LECTURE

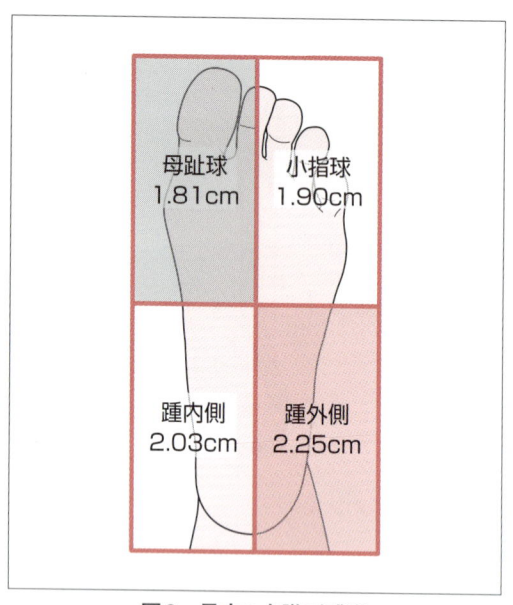

図8　足底2点識別感覚

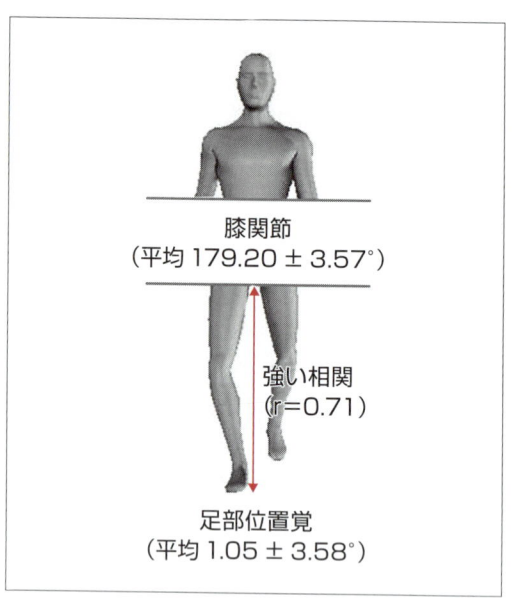

図9　FTAと足部位置覚の相関

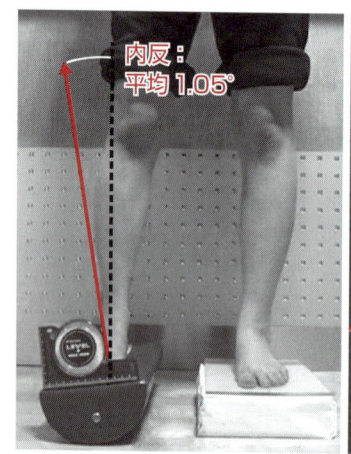

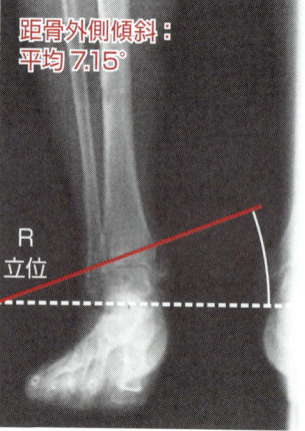

図10　足部内反と距骨外側傾斜の関係

4. 術後患者の姿勢（膝のアライメントと足部体性感覚との関係性）

　膝OAに対して，人工膝関節全置換術（TKA）や高位脛骨骨切り術（HTO）などの手術療法が用いられるが，これらは膝のアライメントを内反位から生理的外反位に矯正することも目的の一つである．患者は，手術翌日から生理的外反位に矯正された何十年前かの自分の膝を獲得する．しかし，隣接する股関節・足関節および全身状態にはまだまだ適応されていない状態である．

　筆者は術後（TKA, HTO）患者に前述した同様の評価を用いて，膝のアライメント変化

MINI LECTURE

図11 HTOにおける足部の位置覚

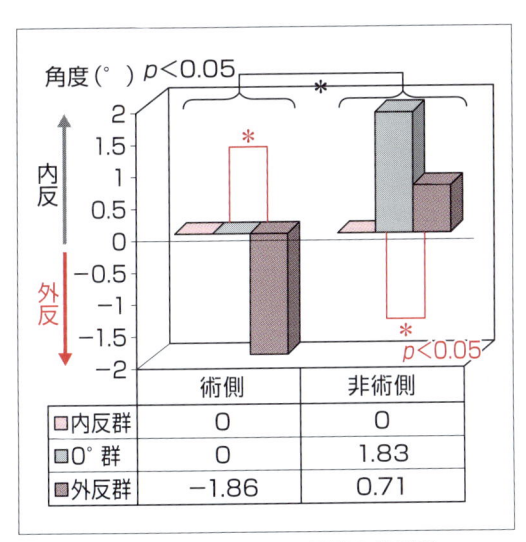

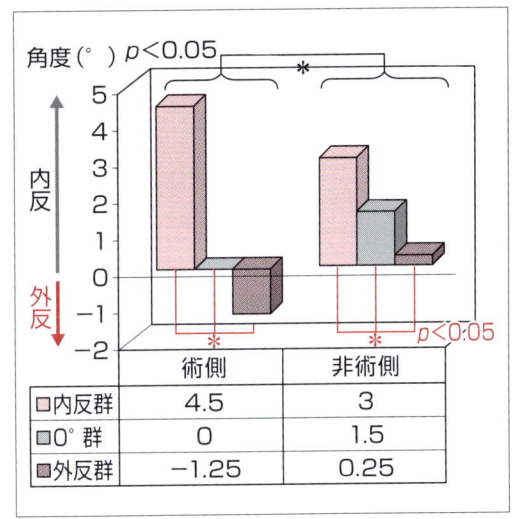

	術側	非術側
内反群	0	0
0°群	0	1.83
外反群	−1.86	0.71

図12 TKAにおける足部の位置覚

	術側	非術側
内反群	4.5	3
0°群	0	1.5
外反群	−1.25	0.25

が足部の位置覚に変化を及ぼすかを調査した[6]．HTO症例（図11）は13例13膝（女性9名，男性4名：平均年齢62.4±7.5歳）に対して評価（術後平均27.2±7.6日）し，TKA症例（図12）は12例12膝（女性10名，男性2名：平均年齢72.4±5.3歳）に対して術後平均20.2±6.5日で評価を行った．HTO後患者では，術側足部外反位もしくは0°位を「フラット（真っ直ぐ）」と感じていた．TKA後患者では，足部位置覚にバリエーションが大きく，外反位・0°位・内反位とさまざまであった．膝OAの術後において，除痛および荷重部の矯正を目的に施行されるが，姿勢の崩れや歩容の変化が生じるのはいうまでもない．また，非術側の足部位置覚では内反位を呈しており，対側膝のOA進行も助長されることが示唆され，動作的また運動力学的アプローチの必要性も考えられた．

5. 体幹機能からみた姿勢（tentacle activity破綻の要因）

膝OA患者には肥満，糖尿病，脂質異常症などが合併している例が多い．昨今では，肥満が膝OA病態進行の因子であり，体重過多を改善することにより進行を防ぐ可能性が高いことが示唆されている．日常の食生活や運動量だけでなく，決定的に腹圧が向上せず肥満になり，また運動不足に陥って膝OAを助長してしまうケースもある．両膝OAを呈する40名（平均年齢70.4±7.4歳）にアンケート調査を行った．内容は「腹部の手術（帝王切開，盲腸，子宮摘出など）が既往にありますか？」というものである．40名中23名（帝王切開：7名，盲腸：12名，子宮摘出：4名）に腹部の手術既往があることがわかった．膝OA患者において，体幹（コア）のstabilityは必要であり，また予測的姿勢制御（APA）としてのpostural setが出現しにくくなることを考えると，膝OA病態進行のトリガーになっている可能性がある．コアの機能が低下していると末梢の動きが優位になる（bridging activity）．膝OA患者でも，体幹の崩れを下肢筋力もしくはアライメントを変位させて対応する活動がみられる．そのため，tentacle activityの破綻（図13）が生じてしまうので

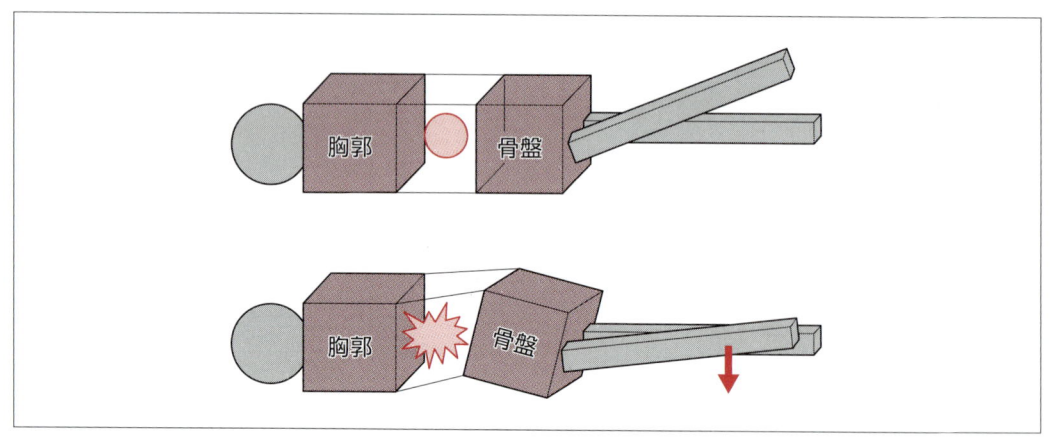

図13　tentacle activityの破綻

ある．運動感覚において，動き・位置・重さを知覚することができなければ，動作の適切さや正確性の調整（主に大脳基底核）がうまく行えず，治療における運動学習が獲得できない状態に陥る．必要に応じて腹部の筋肉の求心性，遠心性の収縮トレーニングを行う必要がある．

> **メモ**
> - tentacle activity：中枢の固定（体幹筋の安定性）により末梢の関節を動かす動作の戦略．
> - postural set：運動を行うための姿勢や筋緊張の無意識的調整．網様体脊髄路（腹内側系）の働きにより支配されている．

6. 姿勢の診方（上半身・下半身の関係性）

　膝のアライメントは単純X線にて読影できる．大腿骨外旋・下腿骨外旋の関係による骨盤の後傾や，逆に大腿骨が内旋して下腿骨が内旋・内方変位して骨盤前傾している例とさまざまである．しかし，そのアライメントがどの部分の運動により生じているかを見極めるのが重要である．例を挙げると，図14の患者の体幹は平行四辺形の形状をしており，体幹の質量は座位の床反力計を見ると，明らかに左坐骨に荷重しているのがわかる．また，立位姿勢ではそのまま左下肢でほぼ荷重しているというように，上半身のアライメントもしくは質量分布に大きく影響していることがわかる（図15）．よって，体幹のアライメント変位が直接的に下肢荷重へと伝達されることを考えると膝は「荷重伝達」を最適に行えているかが問題なのである．脊柱アライメント，骨盤変位の左右差，下肢アライメントを含めたうえで，膝OAにかかわる影響がどの部分で大きいのか．また，どの部分を中心にアプローチする必要があるのかを判断するうえで十分に評価すべきである．

　われわれ理学療法士は「動作学のプロフェッショナル」として，静的もしくは動的な姿勢を客観的・主観的に評価し，膝OA患者の姿勢を捉える必要がある．そのため，理学所

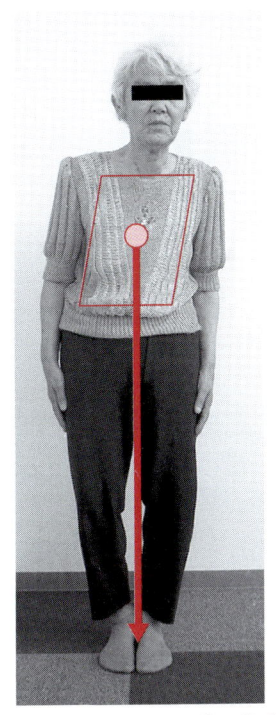

図14　体幹の形から診る姿勢

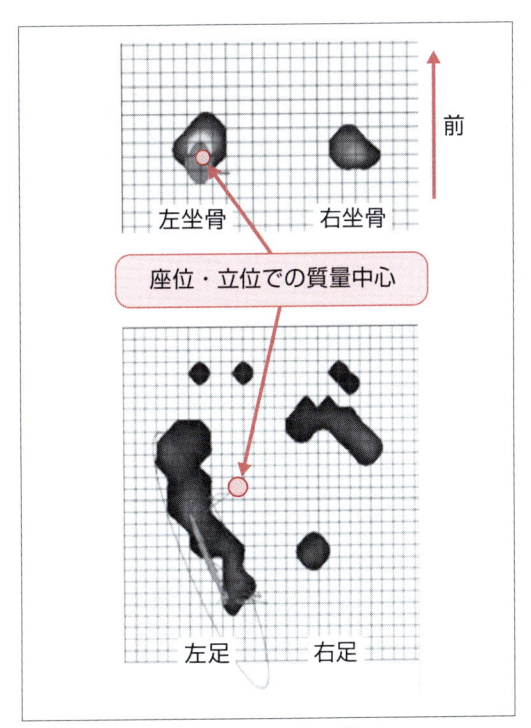

図15　質量分布の様子

見だけでなく前述したような評価を用いて患者を評価することで，より多様性のある治療が展開できるようになるのではないだろうか．

● 文献

1) 野尻圭悟，他：大腿骨に対する脛骨の後方移動距離からみた変形性膝関節症〜矢状面X線像からの分析を基に〜．第39回日本理学療法学術大会，2004
2) 野尻圭悟，他：変形性膝関節症患者における片脚立位アライメントについて〜MP関節と足・膝関節機能軸，仙腸関節との関係〜．第42回日本理学療法学術大会，2007
3) 木藤伸宏，他：内側型変形性膝関節症者の外部膝関節内反モーメントと疼痛・身体機能との関係．理学療法科学，23(5)：633-640，2008
4) 山崎貴博，他：内側型変形性膝関節症者の歩き始めにおける立脚肢外部膝関節内反モーメントの特徴．理学療法科学，25(6)：951-956，2010
5) 野尻圭悟，他：高位脛骨骨切り術後における足部アライメントについて〜術側と非術側の足部体性感覚を中心に〜．第46回日本理学療法学術大会，2011
6) 野尻圭悟，他：変形性膝関節症患者に対するFTA・足部の位置覚・足底表在感覚の特徴．第47回日本理学療法学術大会，2012

③ 膝から捉えた評価と治療戦略

山田英司

> 内側型変形性膝関節症（膝OA）に対する保存的理学療法では，内側コンパートメントに加わる異常なメカニカルストレスを減少させることが究極の目的である．健常者ではメカニカルストレスを最小化するメカニズムが存在している．よって，そのメカニズムを理解するとともに，なぜ内側型膝OAではそのメカニズムが破綻しているのか，その原因とそれに対する理学療法について膝関節からの視点で考える．

■ 膝OAの理学療法の目的

　膝OAは関節軟骨の退行性疾患であり，主な症状は疼痛や拘縮，および腫脹である[1]．しかし，理学療法を受ける患者の主訴の多くは疼痛であるため，疼痛の軽減を目的とした理学療法を行うことが一般的である．しかし，膝OAにおける疼痛の発生部位，病態は数多く存在するため，疼痛の評価と，それに対する治療方法を選択することは非常に難しい．
　膝OAの発症，進行には異常なメカニカルストレスが関与していることは明白な事実である[2]．よって，膝OAにおける保存的理学療法の目的を膝関節内側コンパートメントに加わるメカニカルストレスの減少とし，その結果として疼痛を軽減させることが保存的理学療法の究極の目的であるといえる．

■ 何が問題か？

　膝OAの理学療法における最も大きな問題は，特徴的なアライメントの変化，あるいは単純X線による病期分類と疼痛の程度が一致しないことであり，治療の帰結を何に設定するかが難しい．よって，保存的理学療法の治療方針を，①疼痛を起こしている組織の同定，病態の評価，それに対する理学療法，②その原因となっているメカニカルストレスを軽減させることを目的とした理学療法を2本柱として考えている．1つ目の治療方針についてはPart I 1～3で解説し，本項では2つ目の治療方針であるメカニカルストレスの減少について考える．
　外部膝関節内反モーメント（external knee adduction moment：KAM）は，膝関節を内反させる方向に作用する外部モーメントである[3]．KAMは内側型膝OAにおいて荷重時の膝関節内側コンパートメントに加わる圧縮ストレスを反映する指標であり，近年では

これをメカニカルストレスの指標とする場合が多い.

問題解決のための情報収集

　膝OAにおける内反アライメントは，膝OAの進行における重要な危険因子である．内反アライメントの主な決定要因は，内側の骨摩耗，内側半月板退行変性，内側半月板の亜脱臼，および内側脛骨大腿関節の損失であることが報告されている[4]．また，内反アライメントの指標である大腿脛骨外側角（femorotibial angle：FTA）は，膝OAの進行とともに増加する[1]．

　このように，進行度と内反アライメントとの関連は数多く報告されているものの，疼痛との関係を明らかにした報告はほとんどみられない．

　KAMに関する研究も数多く報告されている．それらをまとめると以下のようになる.
①膝OAでは健常群あるいは非罹患側よりもKAMが大きい[5]．
②X線学的病期分類が進行するに伴いKAMは大きくなる[6]．
③KAMが最も大きくなる時期はレバーアームが最も長くなる時期と一致している[7]．

　このように，膝OAではX線学的な進行に伴う内反アライメントの増加により，内側コンパートメントに加わるメカニカルストレスが大きくなることは多くの研究で示されている．

情報を批判的に吟味する

　図1に健常者と膝OA患者のKAMを示す．膝OA患者ではピーク値が大きく，健常者で認められる二峰性ではなく一峰性となる．着目する点は，健常者でも立脚期にKAMが作用していることであり，膝を内反させる外力が作用している．しかし，健常者ではKAMを最小化するためのメカニズムが正常に働いているため，膝関節面に加わるメカニカルストレスを分散している．よって，膝OAではKAMを最小化するメカニズムが破綻した状態と捉え，それを可能な限り正常化することが理学療法の目的となる．

どのように理学療法を行うか？

●KAMを最小化するメカニズム

　KAMを最小化するメカニズムは初期接地（initial contact：IC）〜荷重応答期（loading response：LR）までと，LR〜立脚中期（mid stance：MSt）までの2つのメカニズムに分けられる．

　ICでは十分な歩幅により，足関節背屈角度が約0°で接地する．そして背屈筋群の遠心性収縮により足関節の背屈角度を維持しながら，LRにヒールロッカーが機能し，下腿が

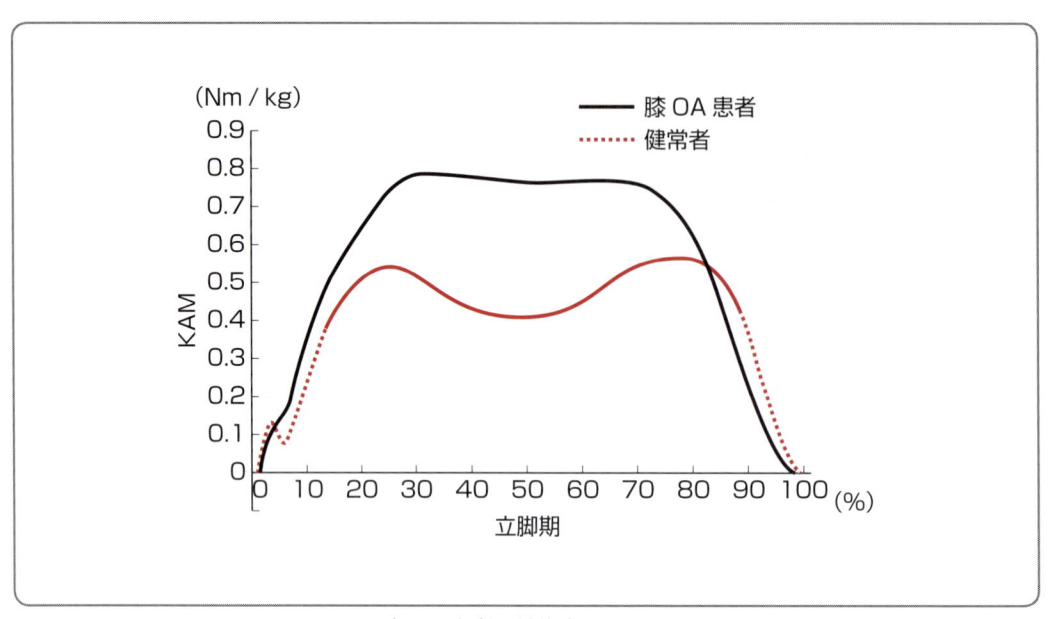

図1 膝OA患者と健常者のKAMの比較
膝OAではピーク値が大きく，健常者で認められる二峰性ではなく一峰性となる．

前方へ移動する[8]．前脛骨筋の作用により足部が内反していること，踵骨が脛骨の縦軸より外側に位置していることにより，MStまで距骨下関節は回内する[9,10]．すなわち，IC〜MStには，遊脚からの衝撃を吸収するために距骨下関節の回内により横足根関節は可動性を増し，柔軟な足部となり，内側縦アーチを低下させる．これらの動きは荷重により，上部へ運動連鎖を引き起こす．距骨下関節の回内は脛骨の内旋を引き起こし，膝を内方に移動させる[11]．さらに上部では，大腿骨の内転，内旋，骨盤の前傾と連鎖していく（図2）[11]．**内旋の程度は大腿骨よりも脛骨の方が大きいため（図3）[12]，相対的に膝関節は内旋となる**．前十字靱帯と後十字靱帯の中心靱帯系安定化機構では，前十字靱帯と後十字靱帯は関節内において交叉性配列であるため，膝関節の内旋によって十字靱帯は互いのまわりでねじれ，関節面を接合させ膝関節を安定化させる[13]．そして脛骨の内旋と股関節の内転により直立化した下肢は外反位となる[8]．

LR〜MStではこのように直立化した立脚肢の支持基底面に身体重心を近づけるために，股関節の内転運動によって骨盤を，腰椎の伸展によって胸郭を立脚肢側へ移動しモーメントアームを減少させるように動く．**すなわち，立脚肢側の膝関節の鉛直線上に上半身重心を近づけるように働く**[8]．

KAMを最小化するメカニズムはICから起こる連動したメカニズムであり，最初のきっかけであるICの環境が正常でないと，このメカニズムは正常に作動しない．よって膝OAのKAMを最小化するメカニズムの破綻は，ICの問題に起因していると考えている．**すなわち，膝OAの歩行ではICの異常によって，足部から上部へ伝達される運動連鎖が十分**

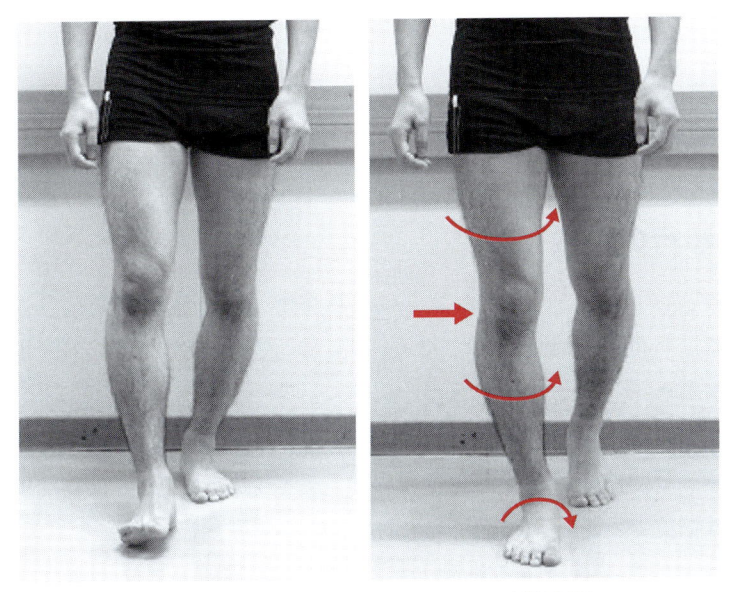

図2　足部から起こる上部への運動連鎖
後足部の回内は脛骨の内旋を引き起こし，大腿を内転，内旋させ，骨盤の前傾を引き起こす．その結果，膝は内方に移動する．
「山田英司：理学療法士列伝 変形性膝関節症に対する保存的治療戦略，p12，2012，三輪書店」より引用

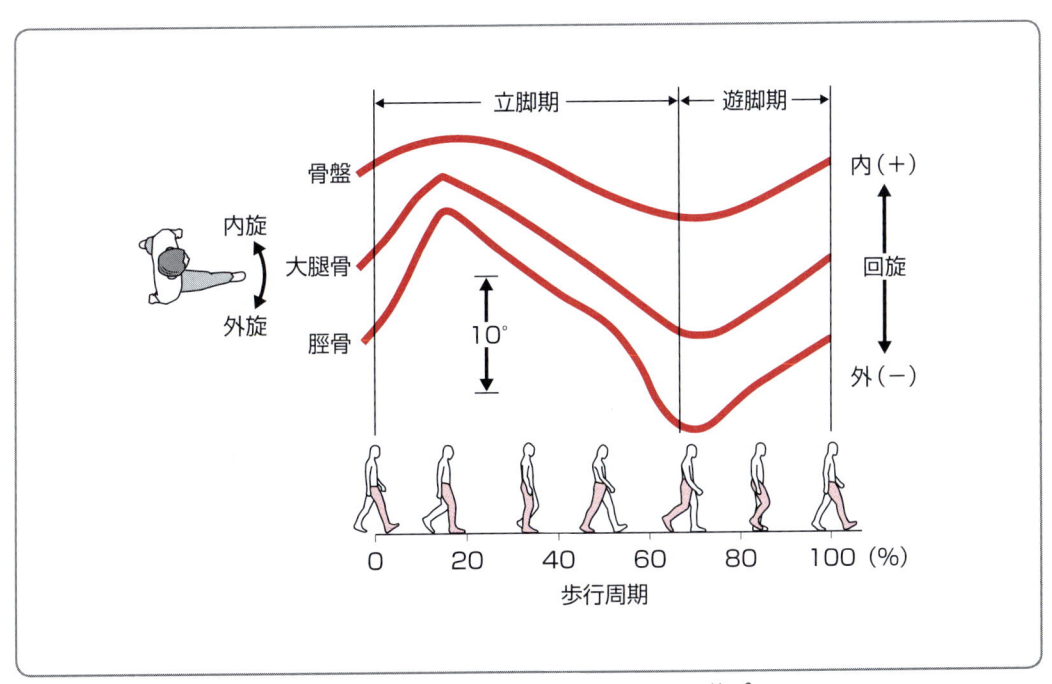

図3　歩行時における骨盤，大腿骨，脛骨の回旋パターン
これら3つの骨は類似した運動パターンをとるが，内旋の程度は大腿骨よりも脛骨の方が大きい．
「Mann RA：Biomechanics of the foot, Atlas of orthotics：BIOMECHANICAL PRINCIPLES and APPLICATION(American Academy of Orthopaedic Surgeons ed.)，p258, 1975, The C.V. Mosby Company, St. Louis, MO」より一部改変して引用

3 膝から捉えた評価と治療戦略　123

に起こらず，KAMを最小化するメカニズムがうまく働いていない状態であると定義し，保存的理学療法のポイントとしてICの環境と，その後に起こる連鎖を妨げない環境，すなわち，連鎖を促す関節の状態の再構築を目標として治療を行う．

膝OAの歩行の特徴

膝OAではKAMの増大に対応するように自ら姿勢，歩行戦略を変化させていることが報告されている．特徴的な戦略としてはtoe-out歩行，歩行速度の低下，歩幅の減少，体幹の側屈などがある．

ICでは矢状面においては足関節背屈角度が小さく，膝は屈曲位で，踵接地が認められないことが多い．股関節は屈曲位で骨盤は後傾している．前額面では膝関節は内反しており，股関節は外転位である．水平面ではtoe-out肢位で股関節が外旋している．

このような代償的な歩行による影響と疾患の症状としてのアライメントの変化が加わり，KAMを最小化するメカニズムが働かない状態となっている．

> **メモ 内側型膝OAの歩行戦略**
>
> toe-out歩行，歩行速度の低下，歩幅の減少，体幹の側屈はすべて，KAMを減少させるための代償的な歩行戦略である．よって，進行度の高い膝OAではこれらの歩行戦略を異常歩行と捉え，正常歩行に近づける目的の理学療法を行うと，逆に疼痛が増強してしまう場合が多い．理学療法の適応を考えることが重要である．

なぜinitial contactが出ないのか？

ICの役割は，衝撃吸収と下方から前方への運動量の方向転換である．よって，十分な背屈を伴ったICが出現するためには，推進力，すなわちある程度歩行速度が速くなければならない．また，膝OAでは膝関節の伸展制限を認める場合が多く，十分な背屈角度があっても下腿が前傾しているため，踵接地が困難となる（図4）．

理学療法

● 膝内旋可動域の改善

LRでの膝関節の安定化には，大腿骨に対する脛骨の内旋可動域を確保することが重要である．

まず，膝関節の柔軟性を評価する．さまざまな関節角度で前後方向，回旋の副運動を確認する（図5）[14]．健常膝では内外側の半月板の動きの大きさの違いなどにより，外側コンパートメントの動きの方が大きい．膝OAでは前後の運動方向はほぼ正常に近い副運動

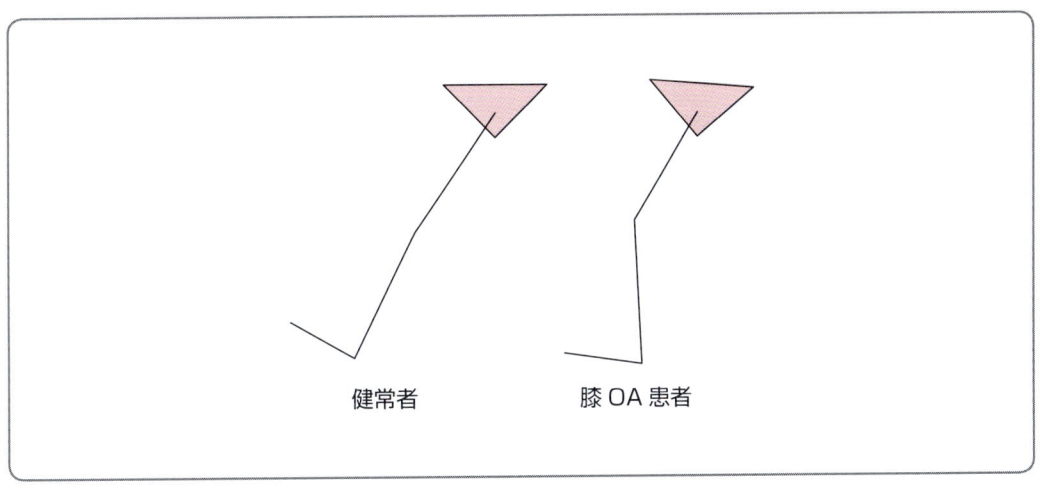

図4 膝OAと健常者のinitial contactの比較
膝OAでは膝関節の伸展制限があるため，十分な背屈角度があっても下腿が前傾しており，踵接地が困難となる．

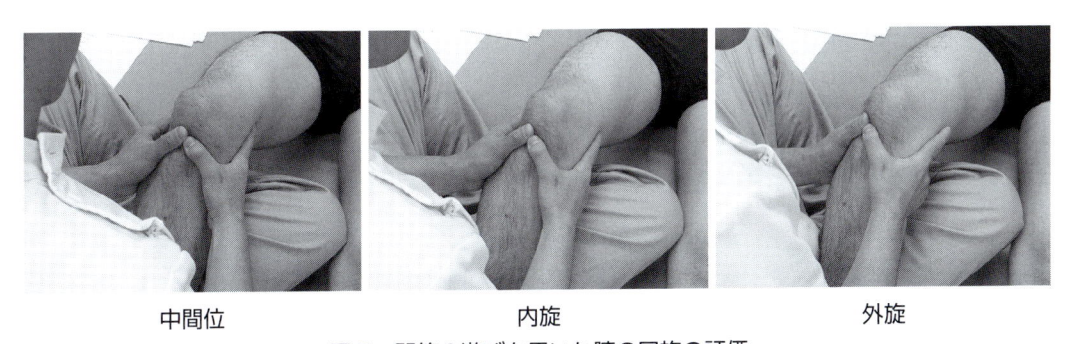

図5 関節の遊びを用いた膝の回旋の評価
左の示指を腸脛靱帯，右の示指を内転筋，左右のⅢ，Ⅳ指を内側ハムストリングに沿わせ，運動時の回旋を評価しながら，緊張を感じる．
（山田英司：理学療法士列伝 変形性膝関節症に対する保存的治療戦略，p17，2012，三輪書店より引用）

中間位　　　内旋　　　外旋

を有している症例が多いが，回旋は制限されている場合が多い．特に安静位でも大腿骨に対して，脛骨が外旋位にあり，内旋の副運動が制限されていることが多い．また，膝OAでは，大腿筋膜張筋や腸脛靱帯，膝関節では外側側副靱帯や膝窩筋複合体，弓状靱帯，膝窩筋腱などを中心とする受動的な後外側支持機構などがKAMに拮抗している．これらの組織の伸展性の低下は内旋制限の原因となる．また，膝OAでは外側ハムストリングを過剰に収縮させていることも報告されており[15]，筋緊張が高まっていることも内旋制限の原因となる．このような理由に起因した内旋制限に関して，外側コンパートメントの前方移動を伴う内旋方向の柔軟性を回復させることを目的とした治療を行う．治療方法としては，原因となる筋，腱をIb抑制などの脊髄反射やストレッチなどを用いて筋緊張を抑制し，伸張性を改善させる（図6）[14]．

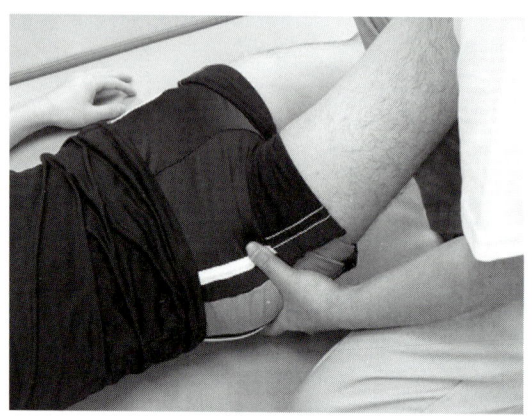

図6 Ib抑制を利用したダイレクトストレッチの一例
大腿筋膜張筋を持続的に圧迫し，過緊張を抑制する．
「山田英司：理学療法士列伝 変形性膝関節症に対する保存的治療戦略, p17, 2012, 三輪書店」より引用

● 膝関節伸展可動域の改善

　膝OAにおける膝関節の伸展制限は，KAMを最小化させるメカニズムを妨げる重要な因子である．ICにおける膝関節の伸展可動域は，理想的には完全伸展であり，伸展制限は歩幅の減少，床面に対する足関節の相対的背屈角度の低下，ヒールロッカーの機能低下を引き起こす．

　伸展可動域の改善において重要なのは，screw home movementである．**open kinetic chainにおける最終伸展時の大腿骨に対する脛骨の外旋は，大腿骨と脛骨の接触点から考えると，滑り運動を主とした大腿骨の内側顆のわずかな前方移動と，転がり運動を主とした外側顆の大きな前方移動によって起こる**[16]．この点でも外側コンパートメントの十分な可動性が必要となる．治療方法としては脛骨の外側を後方に誘導しながら伸展運動を誘導する（図7）．

● 広筋群の筋力トレーニング

　大腿四頭筋の筋力トレーニングの有効性はガイドラインでも示されており，最も保存的理学療法に用いられてきた運動種目の一つである．しかし，そのメカニズムに関してはまだ十分に解明されているとはいえない．従来用いられている下肢伸展挙上テスト（SLR）運動は膝関節伸展運動に股関節屈曲運動を伴うことから，大腿直筋と広筋群の収縮を引き起こす．しかし，大腿直筋は二関節筋であるため，機能的に広筋群と異なっており，大腿四頭筋を1つのユニットではなく，大腿直筋と広筋群に分けて考える必要がある．また，膝OAに多く認められる胸椎後彎，骨盤後傾位では姿勢保持において大腿直筋が優位に活動しており，さらにトレーニングによって大腿直筋に負荷を加えることは疑問を持たざるを得ない．

　IC～LRにおいて，膝関節は屈曲していくと同時に，大腿骨に対して脛骨は内旋するが，

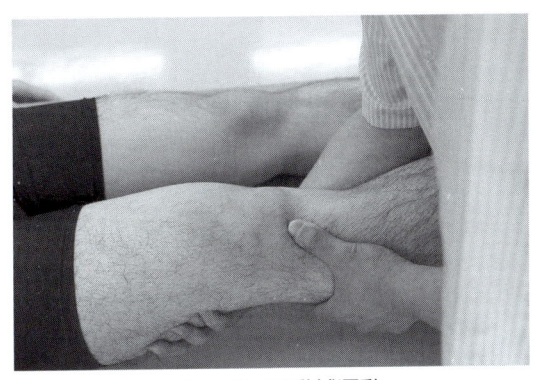

図7 伸展可動域運動
大腿骨と脛骨の接触点を考慮しながら，伸展に伴い，脛骨関節面の接触点が前方に移動するように誘導しながら行う．

open kinetic chainでの回旋動態とは異なり，脛骨外側関節面を回旋中心として大腿骨内側顆が脛骨上を前方に移動することにより，相対的な内旋位となる[17]．よって，大腿四頭筋が十分な収縮力を発揮しなければ，大腿骨内側顆の前方移動に抗することができず，膝関節の不安定性につながり，内側コンパートメントのメカニカルストレスを増加させてしまう．特に，IC〜LRにおける股関節は屈曲位であることから，広筋群が優位に働く必要がある．

さらに，単脚支持期の広筋群の活動は膝関節の伸展角速度に大きく貢献している[18]．LR〜MStでは膝関節が伸展すると同時に，大腿骨に対して脛骨が外旋位になることにより安定する．よって広筋群が機能しなければ，膝関節は屈曲，外旋位となり，不安定性が増し，やはり，内側コンパートメントのメカニカルストレスが増加する．

方法としては股関節屈曲位で大腿直筋を弛緩させ，外転位にて大内転筋の緊張を高めた肢位でのpatella settingや広筋群の選択的筋力トレーニングを行う（図8）．

POINT

膝屈曲に伴う大腿骨に対する脛骨の内旋はopen kinetic chainとclosed kinetic chainではその動態が異なっている．これらの動態を考慮し，内側顆，外側顆，脛骨関節面の位置関係を評価することが重要である．回旋動態に関する研究はまだ少なく，今後の解析が望まれる．

● 歩行速度と歩幅

KAMを正常化するメカニズムが作用するためには，歩行速度がある程度速くなければならないことは述べた．健常者では歩行速度の増加は歩幅と歩行率を同程度に増加させることによって対応するのに対し，膝OAでは歩幅の増加はわずかで，歩行率の増加で対応

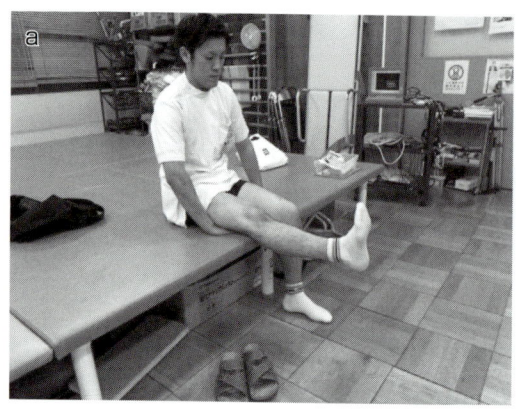

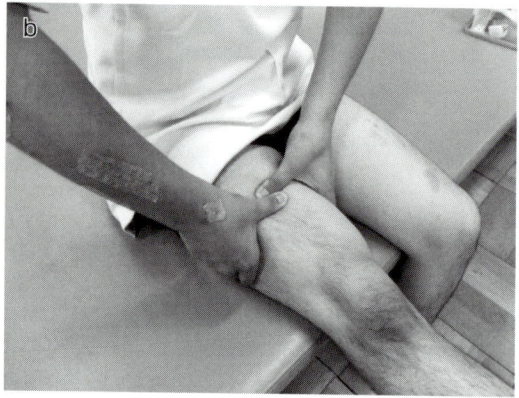

図8 広筋群の選択的筋力トレーニング
a：大腿部を床に押しつけながら膝関節伸展運動を行う．b：大腿直筋に圧迫を加え抑制をかけながら膝関節伸展運動を行う．

する．

　われわれの研究では，健常者は歩幅とKAMとの間に相関関係は認められないが，膝OAでは歩幅とKAMの間に負の相関関係を認めた．すなわち，膝OAでは歩幅が長くなるほどKAMが小さくなり，KAMを減少させることを目的とした理学療法では歩幅の増大が重要であると考えられる．

　健常者における歩幅に及ぼす因子については多くの報告があるが，膝OAを対象とした研究はほとんど認められない．今後，われわれが明らかにしていかなくてはならない重要な視点であると考えられる．

理学療法の効果とその限界

　保存的理学療法において，その適応を明確にすることが重要である．これまでは，膝OAの理学療法は外科的治療の後療法が主体であり，手術適応とならない患者に対して，積極的に保存的理学療法を行ってきたとはいえない．しかし，理学療法士数の増加により，外来での保存的理学療法を提供する環境がようやく整ってきた．われわれが科学を基礎とする理学療法士として絶対に行わなければならないのは，保存的理学療法の基本的な理論やエビデンスを蓄積することと同時に，適応基準を明確にすることである．膝OAをさまざまな視点でサブグループ化し，理学療法により機能を改善できる患者の特徴を明らかにすること，逆に，理学療法では効果の期待できない患者には，進行度が低くても外科的治療を進めるためのデータの蓄積が重要である．

> **Advice** 疼痛を伴う患者に対する理学療法では，患者に能動的に治療に参加してもらうことが重要である．そのためには，診断学的臨床推論だけではなく，物語的臨床推論も重視し，病態，患者の心理の理解，治療方針の説明，そして，患者の同意を得て治療を行う必要がある．治療者側の独りよがりの治療では一時的な効果は認められるが，患者の苦悩を根本的に解決することは難しい．

▶若手理学療法士へひとこと◀

保存的理学療法は今後，ますます重要となる．その効果を社会的に認知してもらうためには，臨床家がエビデンスを築き続ける必要がある．理学療法は科学である．どのような環境で働いていても，科学としての理学療法学を高めていく志を一人ひとりの理学療法士が持たなくてはならない．

Further Reading

変形性膝関節症　病態と保存療法．古賀良生（編），南江堂，2008
▶ 28年にわたる疫学調査を基に示されたデータは非常に有益である．膝OAを治療する理学療法士として読んでおくべき一冊である．

●文献

1) 古賀良生：変形性膝関節症の概念と治療方針．変形性膝関節症　病態と保存療法（古賀良生編），pp2-17, 2008, 南江堂
2) Knecht S, Vanwanseele B, et al：A review on the mechanical quality of articular cartilage：Implication for the diagnosis of osteoarthritis. Clin Biomech, 21(10)：999-1012, 2006
3) Baliunas AJ, Hurwitz DE, et al：Increased knee joint loads during walking are present in subjects with knee osteoarthritis. Osteoarthr Carti, 10(7)：573-579, 2002
4) Hunter DJ, Zhang Y, et al：Structural factors associated with malalignment in knee osteoarthritis：the Boston osteoarthritis knee study. J Rheumatol, 32(11)：2192-2199, 2005
5) Gok H, Ergin S, et al：Kinetic and kinematic characteristics of gait in patients with medial knee arthrosis. Acta Orthop Scand, 73(6)：647-652, 2002
6) Mündermann A, Dyrby CO, et al：Secondary gait changes in patients with medial compartment knee osteoarthritis：Increased load at the ankle, knee, and hip during walking. Arth Rheum, 52(9)：2835-2844, 2005
7) Hunt MA, Birmingham TB, et al：Associations among knee adduction moment, frontal plane ground reaction force, and lever arm during walking in patients with knee osteoarthritis. J Biomech, 39(12)：2213-2220, 2006
8) Perry J：ペリー　歩行分析　正常歩行と異常歩行（武田　功，弓岡光徳，他訳），2007, 医

歯薬出版

9) Perry J：Anatomy and biomechanics of the hindfoot. Clin Orthop Relat Res, 177：9-16, 1983
10) Neumann DA：筋骨格系のキネシオロジー（嶋田智明，平田総一郎，他訳）．2005，医歯薬出版
11) Mann R, Inman VT：Phasic Activity of Intrinsic Muscles of the Foot. J Bone Joint Surg[Am], 46：469-481, 1964
12) Mann RA：Biomechanics of the foot, Atlas of orthotics：BIOMECHANICAL PRINCIPLES and APPLICATION（American Academy of Orthopaedic Surgeons ed.），p258, 1975, The C.V. Mosby Company, St. Louis, MO
13) Bousquet G, Girardin P, et al：図解 膝の機能解剖と靱帯損傷（塩田悦仁，弓削 至，他訳）．1995，協同医書出版社
14) 山田英司：理学療法士列伝 変形性膝関節症に対する保存的治療戦略．pp2-40, 2012, 三輪書店
15) Lynn SK, Costigan PA：Effect of foot rotation on knee kinetics and hamstring activation in older adults with and without signs of knee osteoarthritis. Clin Biomech, 23(6)：779-786, 2008
16) 戸松泰介：膝関節における負荷面の移動相に関する研究．日整会誌，52：551-568, 1978
17) Kozanek M, Hosseini A, et al：Tibiofemoral kinematics and condylar motion during the stance phase of gait. J Biomech, 42(12)：1877-1884, 2009
18) Arnold AS, Anderson FC, et al：Muscular contributions to hip and knee extension during the single limb stance phase of normal gait：a framework for investigating the causes of crouch gait. J Biomech, 38(11)：2181-2189, 2005

MEMO

Ⅱ．変形性膝関節症に対する保存的理学療法

④足部から捉えた評価と治療戦略

田中　創

> 変形性膝関節症（膝OA）の理学療法を行っていくうえで重要なのは，その患者が訴える動作における，①症状の再現性を得ること，②再現された症状がどのようにすれば軽減・解消されるかを確認すること，③そのような症状を惹起する原因や過去に起こったイベントとのつながりを探ることである．患者が求めること，望むことを中心に据え，それに対して①〜③を意識して理学療法を行っていくことが望ましい．

膝OAの症状の特徴

わが国における膝OAの推定罹患率は人口の約1/4にものぼるとされる．しかしながら，変形と症状は必ずしも一致するものではなく，ましてや変形の重症度と疼痛には一定の関係性がないことがわかってきている．つまり，症状に関与する因子は多岐にわたるため，静的な形態（X線写真上での変形の程度）だけを捉えても，患者固有の治療に直結する十分な情報にはなり得ないということである．

Advice　膝OAは発症初期からの罹患期間が長く，疼痛や動きの制限に伴う生活障害が著しいことから，症状に関連する因子として「不安」や「恐怖心」が挙げられる．近年，そういった因子を評価するものとして"Pain Catastrophysing Scale"などが使用されるようになってきた．これらの評価を介入初期から導入することで，その患者の症状がより身体的な因子に関与するものなのか，精神的な因子によるものなのかをおおよそ選別（トリアージ）していくことが可能である．

膝OAの運動学的特徴

足部からの膝OAを捉えていくうえでも，まず膝OAの機能的な特徴を知ることが重要となる．ここでは，開放性運動連鎖（open kinetic chain：OKC）と閉鎖性運動連鎖（closed kinetic chain：CKC）に分けて，膝OAの運動学的な特徴について述べる．

a：大腿骨に対する下腿骨の伸展（OKC）　　b：下腿骨に対する大腿骨の伸展（CKC）

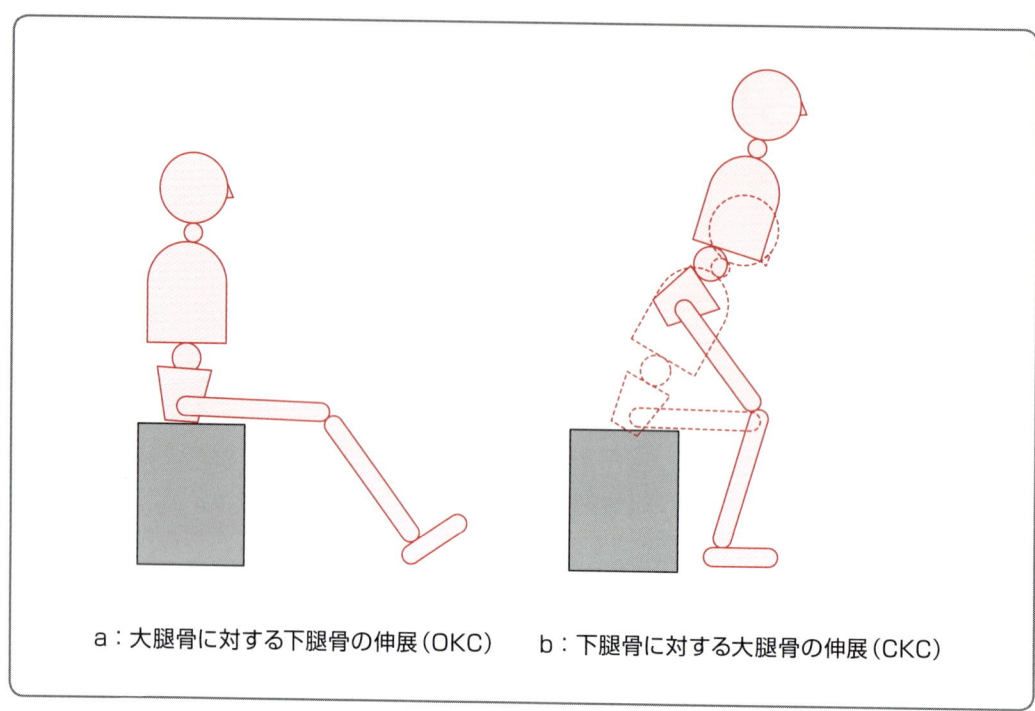

図1　OKCとCKCにおける膝伸展運動の違い
OKCでは膝関節のみを回転軸として伸展運動が起こるのに対して，CKC（立ち上がり動作）では膝関節以外の関節も回転軸として伸展運動に加わる．

● OKCにおける特徴

　OKCでは関節を中心として軽い側（主に遠位部）に運動が起こる．つまり，膝関節では大腿骨に対する下腿骨（脛骨）の運動が主となる（図1）．膝関節の伸展に伴い大腿骨に対して脛骨が外旋，屈曲に伴い大腿骨に対して脛骨が内旋する．これらの運動は骨形態や靱帯の緊張バランスに依存すると考えられている．高齢者のscrew home movement（SHM）を計測した研究では，最終伸展域に外旋ではなく，内旋が生じていた[1]とするものもあり，これは膝OA患者にも多くみられる所見である．

POINT

他動運動は骨の構造的な要因を反映し，自動運動では神経-筋作用が加味されるため，両者の動きの差異からそこにかかわる因子を洗い出していくことが可能である．最終伸展域で過度に外旋するタイプ，内旋するタイプ，回旋が入らずに後方へのすべりのみがみられるタイプなど，触診で確認された動きの要因を他の検査と照合し，よりその因子を確実なものにしていく．

● CKCにおける特徴

　OKCでは関節を中心として遠位部に運動が起こるが，CKCでは近位側に向かって運動が起こる．これは逆作用（reversed action）とも呼ばれる．この場合，OKCのように1つ

の関節を中心として運動が起こるのではなく，同時に2つ以上の関節が動くことが特徴である．つまり，立ち上がり動作を例に挙げると，膝関節では下腿骨に対する大腿骨の動きが主となり，そこにかかわる関節も足関節・股関節といった多関節での協調的な動きが必要となる（図1）．

膝OA患者の多くは，安静時痛よりも動作時痛に悩まされている．それも立ち上がりや歩行，階段昇降など「荷重下」での症状の訴えがほとんどである．長谷部ら[2]によると，荷重下でのSHM（スクワット時の伸展動作）において，すべての被験者の脛骨が外旋していたにもかかわらず，膝関節内の相対的な回旋をみると，外旋群と内旋群に分かれていたと報告している．つまり，荷重下における膝関節伸展にて，その回旋を左右する因子は大腿骨の運動が重要であることを示唆している．

荷重下では足部が床面に固定されるため，運動は近位の体節ほど大きくなる．したがって，膝関節では脛骨（下腿）よりも大腿骨の運動の方が大きくなりやすいという特徴を持っている．

> **メモ 膝関節における荷重下のSHM**
>
> 膝OA患者の荷重下のSHMをみると，大腿骨よりも脛骨側の回旋が大きくなっていることを多く経験する．これはその関節構造に依存した動きの特徴にもよるが，このように中枢側より末梢側の動きを優位にすることで疼痛を回避したり，逆に症状を誘発するような反応は，膝関節に限らず運動器疾患では多く見受けられる．

足部から捉えた膝OAの評価

膝OA患者の動態を診ていくうえで足部の形態評価は多くの示唆を与えてくれる．入谷ら[3]は膝OA患者の足部アライメントをX線にて検討し，開張足・外反母趾・前足部回内傾向にあることを指摘した（図2）．さらに膝の内反は大腿脛骨角（FTA）で表すことができ，FTAが増大するほど踵骨外反が大きくなると示した．これらは膝OAの機能に依存した形態変化と考えられ，形態を診ていく重要性を示唆している．ここでは膝OA患者に多くみられる下腿部・足部の形態について述べていく．

● 内反膝（genu varum）

これは両膝が前額面状で外に位置している状態を指す．内反膝における骨形態の特徴は脛骨外捻の減少・外反股傾向である．多くの膝OA患者はこの形態を呈する．外反膝は内反膝に比べると少ないが，この形態は器質的に股関節に変性を合併している場合などに多くみられる[4]．

● 脛骨内彎（図3）[4]

これは脛骨の近位端に対して遠位端が内反している状態を指す．脛骨内彎を呈す場合は，合わせて脛骨外捻の減少を呈することが多い．そして，この形態は距骨下関節（ST関節）

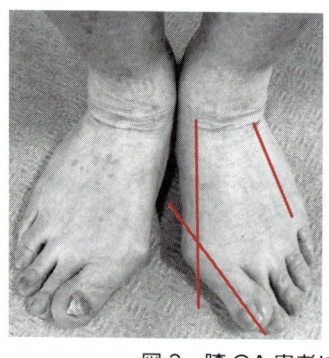

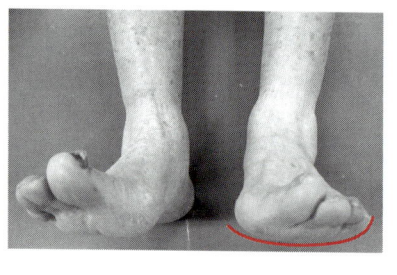

図2 膝OA患者に多くみられる足部の形態
足背部の甲幅が広く潰れている（開張足）．第一中足骨に対して母趾が外反している．また，前足部は全体として回内傾向にある．

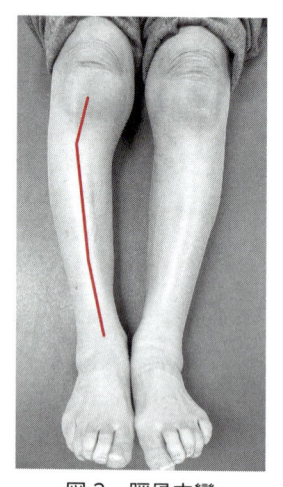

図3 脛骨内彎
脛骨の近位端に対して遠位端が内反している状態．本図では左と比較して右の内彎が強い．脛骨内彎を呈す場合，脛骨内捻の形態をとることが多い．
「田中 創 他：変形性膝関節症の理学療法における足底挿板の活用．理学療法，28（3）：449，2011」より引用

と踵骨の肢位に影響する．特に，脛骨内彎が大きくなるほど，踵骨を垂直に維持することが困難となるため，後足部は回内位をとりやすくなる．膝OA患者で多くみられる踵骨の外側方傾斜はこのような要因にもよる．

● 脛骨捻転（図4）[5]

　これは脛骨骨幹部の構造的な回旋を意味する．脛骨捻転は直接的には計測できないため，両果部を基準としたねじれを測定し果部捻転として表す．果部捻転は個人によって差があるため，一般的な捻転量との比較よりも，個人における左右の違いをみていくことに臨床的意義がある．通常，脛骨と距骨は連動するため，果部捻転にて内捻を示唆すれば，

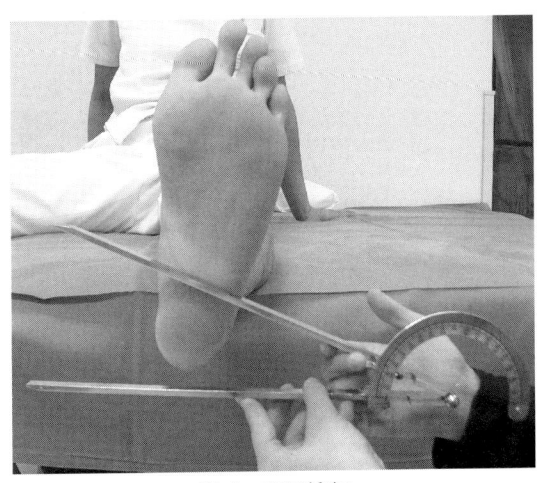

図4 脛骨捻転

膝関節を伸展位にし，膝蓋骨を前額面上においた状態で，足底面から足関節の内果・外果それぞれの二等分線を観察する．前額面（検査台と平行）と内外果からなる線がなす角度を計測する．13～18°外旋位を正常値とし，13°未満を内捻，18°以上を外捻とする．

「入谷　誠：入谷式足底板セミナー中級編資料，身体運動学的アプローチ研究会」より引用

ST関節では回内をとりやすくなる．外捻の場合にはその逆が示唆される．足位との関係において，内捻傾向にある側はtoe-in接地し，外捻傾向にある側はtoe-out接地しやすくなる．

● ST関節（図5）[6]

膝OA患者のST関節の可動性は回内が制限されているケースが多い．ただし，膝OA患者ではその骨形態からすでに回内位を呈していることが多く，そこをスタートポジションとして可動性をみていくと，回内方向の運動が制限されているという偏りを生んでしまう．ST関節をいったんニュートラルポジションに誘導したうえで，純粋な可動性をみていくことが必要である．

● 第1列（図6）[6]

第1列は内側楔状骨と第1中足骨からなる．その動きは，運動軸によって背屈・回外と底屈・回内に分けられる．膝OA患者では底屈・回内方向への動きが優位になっていることが多く観察される．また，第1列の可動性はST関節の肢位に影響し，回内位で第1列の動きは増加し，回外位で減少する．

● 第5列（図7）[5]

第5列は第5中足骨のみからなる．運動としては三平面であり，内がえしおよび外がえし運動を行う．第5列は立方骨との間に密接な関係をもつ．立方骨が挙上している場合には第5中足骨底での荷重，立方骨が下制している場合には第5中足骨頭での荷重が予測される．膝OA患者では立方骨の挙上，つまり第5中足骨底部で荷重を多く受けている例が散見される．

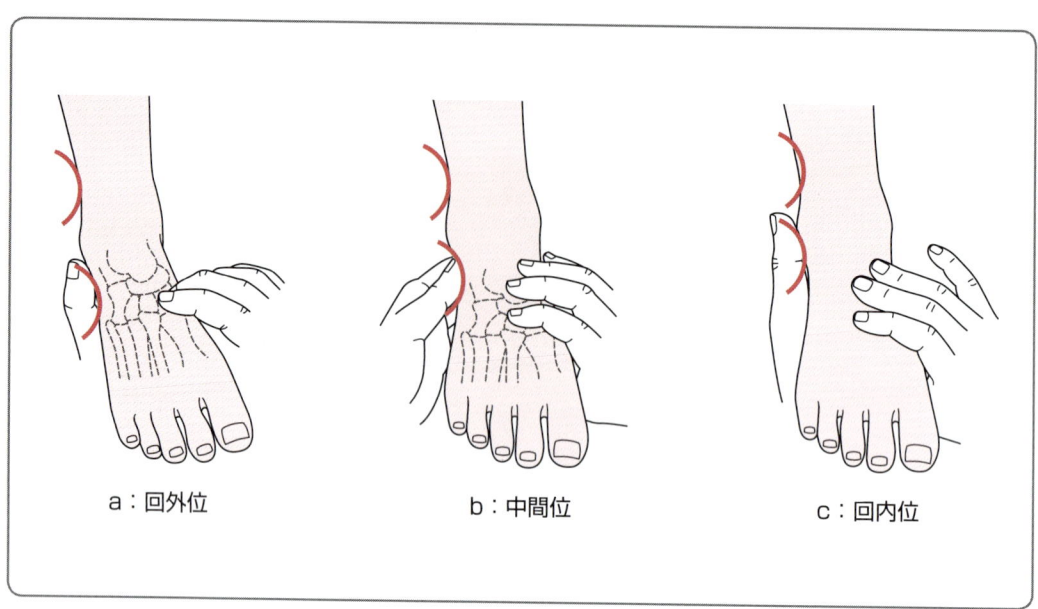

図5 ST関節

外果の上下の陥凹カーブが等しくなる位置が，おおよそその人のST関節中間位となる．その位置を基準として回外と回内の可動域をみていく．

「入谷　誠：下肢の障害に対する理学療法の結果の出し方① 入谷式足底板．結果の出せる整形外科理学療法，p240，2009，メジカルビュー社」より引用

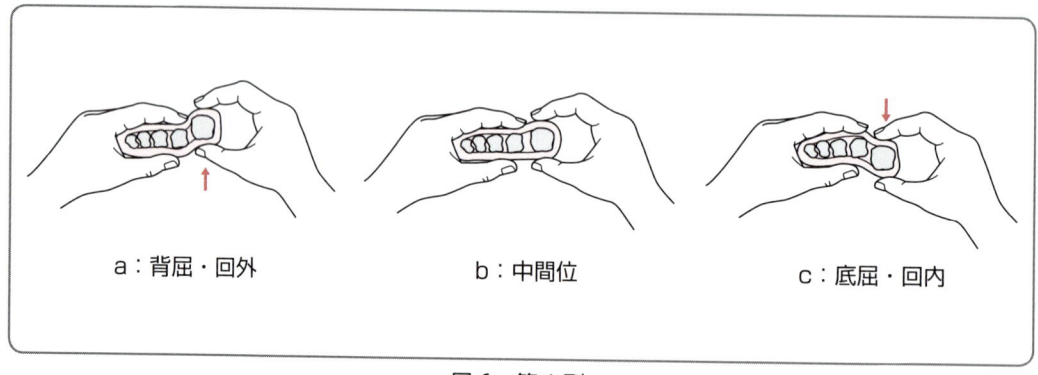

図6 第1列

安静時が背屈・回外位，底屈・回内位になっていることがあるため，まず第1中足骨頭と第2〜5中足骨頭との並びをそろえる．その位置を中間位として背屈・回外方向への動き，底屈・回内方向への動きを確認する．
母趾球荷重が主となっている場合には底屈・回内方向，母趾頭荷重が主となっている場合には背屈・回外方向への動きが顕著に出やすくなる．

「入谷　誠：下肢の障害に対する理学療法の結果の出し方① 入谷式足底板．結果の出せる整形外科理学療法，p242，2009，メジカルビュー社」より引用

a：第5列と立方骨の関係

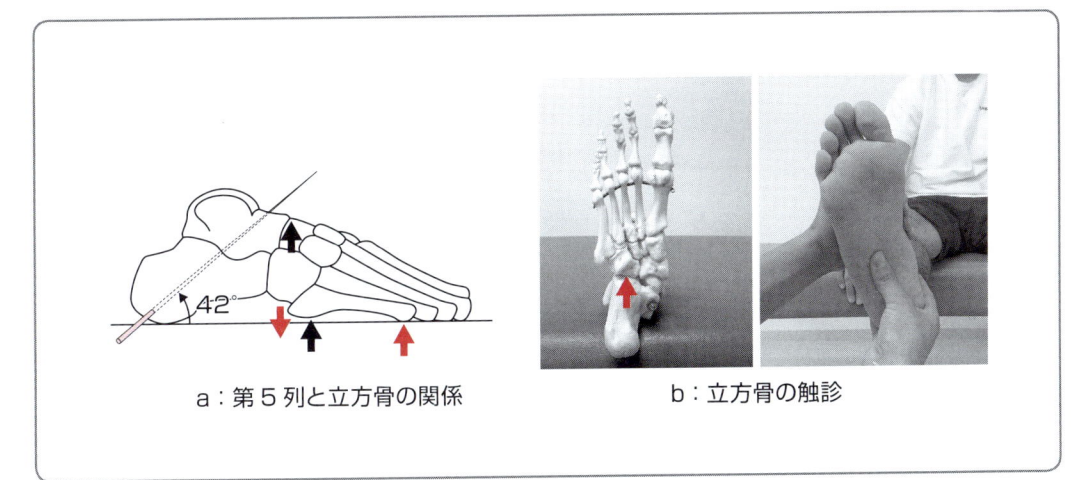

b：立方骨の触診

図7　第5列
a：第5中足骨底での荷重が多くなると立方骨は挙上しやすく，第5中足骨頭での荷重が多くなると立方骨は下制しやすくなる．
b：立方骨部を足底から圧し，挙上・下制の程度を確認する．立方骨は深層で触れにくいため，足関節に底屈運動を加えながら圧すと判断しやすい．
「入谷　誠：入谷式足底板セミナー中級編資料．身体運動学的アプローチ研究会」より引用

膝OA患者における臨床推論のポイント

● 再現性の確認

　膝OA患者の症状を捉えていくうえで，まず重要となるのは，その症状・訴えに「再現性があるか」という点を確認することである．症状の再現性を確かめなければ，明確な治療指針を立てることができないためである．仮に，症状に再現性がある場合には，メカニカルストレスが要因になっていることが推察される．しかし，症状に再現性がない場合には，メカニカルストレス以外の要因が関与しているかもしれない．その際には，運動器以外の要素に目を向けるのも一つの方法になるかもしれない．

　「再現性」を確認していく場合には，運動学と生理学の観点から，より細かな法則を見出していくことが必要である．そのためにも，詳細な問診，動きの確認が必要となる．患者にとって達成・克服すべき課題を診ていく際には視覚上の観察だけにとどまらず，どのような動きになったときに症状を訴えるのか，不安が増すのかといったことを，動作時の患部の触診から明らかにしていくことが必要である．以下，臨床で多くみられる膝OA患者の課題動作となるスクワットについてみていく．

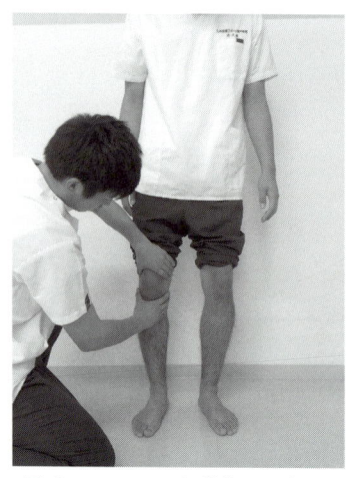

図8　スクワット動作の評価
一方の手で大腿骨遠位部，もう一方の手で下腿近位部を触診し，膝関節の屈伸に伴う前後・側方・回旋の動きを確認する．身体運動の特性上，運動は最小抵抗の軌道を描きやすいため，どの部位のどの動きが最初に出始めるのか，その際のタイミングなどをあわせて確認すると質的な要素を見出しやすい．さらにこれらの所見を非荷重位の屈伸運動と照合することで，そこに関連する因子を絞り込んでいける．

> **Advice**　症状の再現性を得て，そこから治療を展開していく場合に非常に重要となるのが，その現象を是非の観点で捉えないということである．患者が呈す動きは，それ自体を善悪で判断するものではなく，事実そのものとして受け入れることが必要である．ついつい，自分自身の解釈で是非の判断を行いがちだが，「事実受け入れ」ということはとても大きなポイントである．

1）スクワット動作（図8）

　歩行時，立ち上がり動作時，階段昇降時など，膝OA患者が症状を訴える動作は多岐にわたるが，多くの患者で共通しているのは「荷重下」であることと「屈伸」に伴う症状の出現である．したがって，その動作時に局所である膝がどのような動きになっているかを確認することは入り口の評価として重要な意味合いを持つ．

　仮に，スクワット時の屈曲から伸展する相において，視覚上の観察では下腿が外旋しているように見えても，それ以上に大腿骨が外旋していれば，膝関節は相対的な内旋が起きていることになる．視覚的に確かめられた仮説を，触診にて確認する作業がここでは必要になる．それにより症状を引き起こしているメカニカルストレスが明確になれば，そのストレスを減弱させる方向が治療の基盤となる．

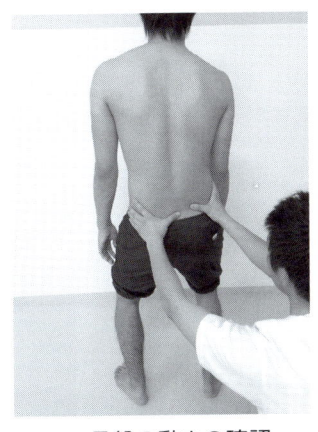

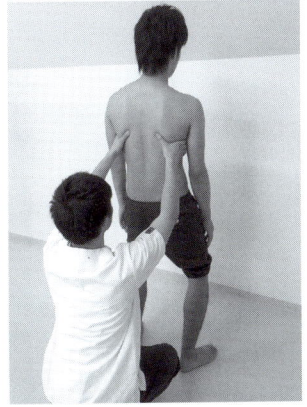

a：骨盤の動きの確認　　b：胸郭の動きの確認
図9　スクワット時の他部位の動き
症状を訴える局面での他部位の動きの変化を捉える評価は重要となる．
a：骨盤の回旋や傾きなどを注意して触診する．仙骨と上後腸骨棘の動きを触診することで片側の仙腸関節内での運動を確認することもできる．
b：側方から触診した肋骨がどのように偏位するのかを注意深く触診する．特に，中位～下位の肋骨は形態的に偏位を起こしやすいので注意が必要である．

　スクワット動作にて局所の動きを確認したら，骨盤や体幹などの動きもあわせて確認していくことが必要である．局所の症状にかかわる因子が他部位の影響による可能性もあるため，特に症状を訴える場面とその前後における動きの確認はとても重要になってくる（図9）．

●スクリーニングテスト
　症状の再現性を確認したら，次に修正や徒手誘導を行い，症状が軽減する方向性を見つけていく．患者の愁訴が疼痛ではなく，動作時の不安感や達成度などであれば，その際の動きを確認し，より動きやすい方向を同様の手段にて探っていく．これをスクリーニングテストとして位置づけ実践している．単純に出ている動きを止めれば，それは徒手的な矯正になり，それで症状の軽減がみられれば，その動きが症状とかかわっているのは明らかである．修正や徒手誘導は確認のためのものであるので，それらを実施した後に，局所の動きや症状がどのように変化したかを確かめることがここでは最も重要である．

1）ST関節の誘導
　ST関節の運動連鎖は図10のような動きが代表的なものとして挙げられる[4,6,7]．症状の再現性が得られた動きに対して，膝関節内を外旋に誘導したい場合は大腿内旋と下腿外旋の誘導，内旋に誘導したい場合には大腿外旋と下腿内旋に誘導する．膝関節の外旋はST関節の回外，内旋はST関節の回内の動きを誇張する．

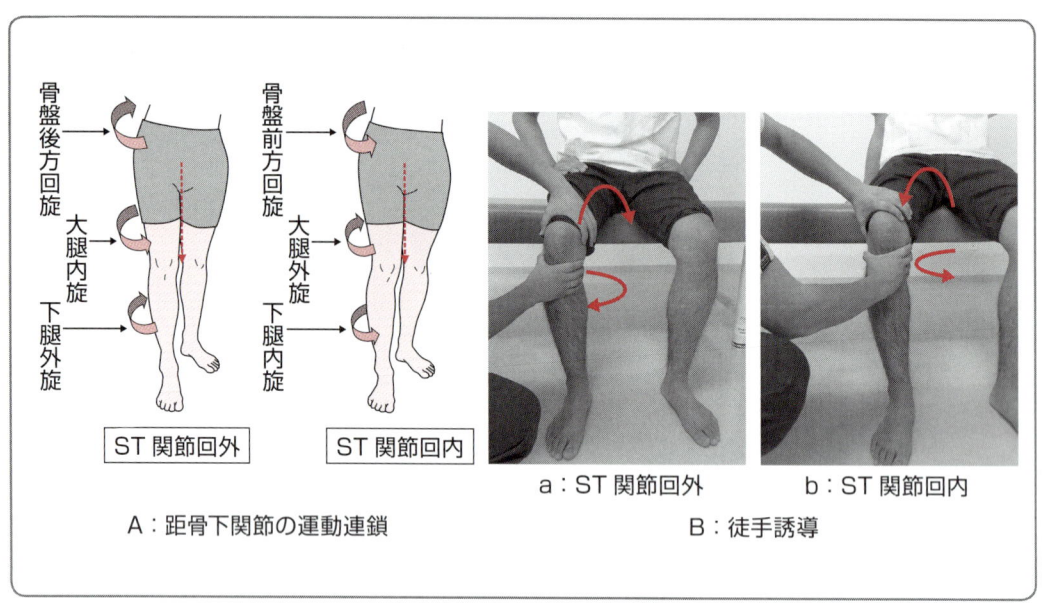

図10 ST関節の運動連鎖と徒手誘導

A：ST関節が回外・回内した場合の近位体節に起こる運動．
B：大腿遠位部と下腿近位部の誘導にて，間接的にST関節の回外と回内の誘導を実施する（a：遠位大腿の内旋と近位下腿の外旋誘導，b：遠位大腿の外旋と近位下腿の内旋誘導）．
A：「入谷　誠：足（下肢）から全身へ．結果の出せる整形外科理学療法，p191，2009，メジカルビュー社」および「入谷　誠：入谷式足底板セミナー上級編資料，身体運動学的アプローチ研究会」より引用

メモ 膝関節の機能的特徴

膝関節はその形態から基本的に屈曲・伸展という矢状面上の動きを得意とするため，回旋の動きはあまり大きくない．実際に大腿骨の回旋は股関節によるところが大きく，下腿の回旋は踵骨上での距骨の回旋，つまりST関節によるところが大きい．したがって，膝関節の回旋を制御する場合にはST関節との関係は切っても切り離せない．

2）第1列の誘導

　膝関節部での誘導は結果的にST関節の誘導につながりやすいが，下腿遠位部を誘導した場合には第1列の動きが誇張されやすい．つまり，下腿遠位部での外旋は第1列の背屈・回外を，下腿遠位部での内旋は第1列の底屈・回内を意味する（図11）[4,6,7]．第1列の背屈・回外は膝関節外旋，第1列の底屈・回内は膝関節内旋の動きを伴う．

POINT

関節を徒手的に誘導する場合には，「動かしすぎない」ことがポイントである．特に，ここでは症状が軽減する方向を見つけることが目的となるため，必要以上の力で誘導することは避けたい．関節も筋肉も動かしすぎると，反力を生んでしまうため，誘導したい方向の動きをわずかに出すだけで，その効果は十分に得られる．

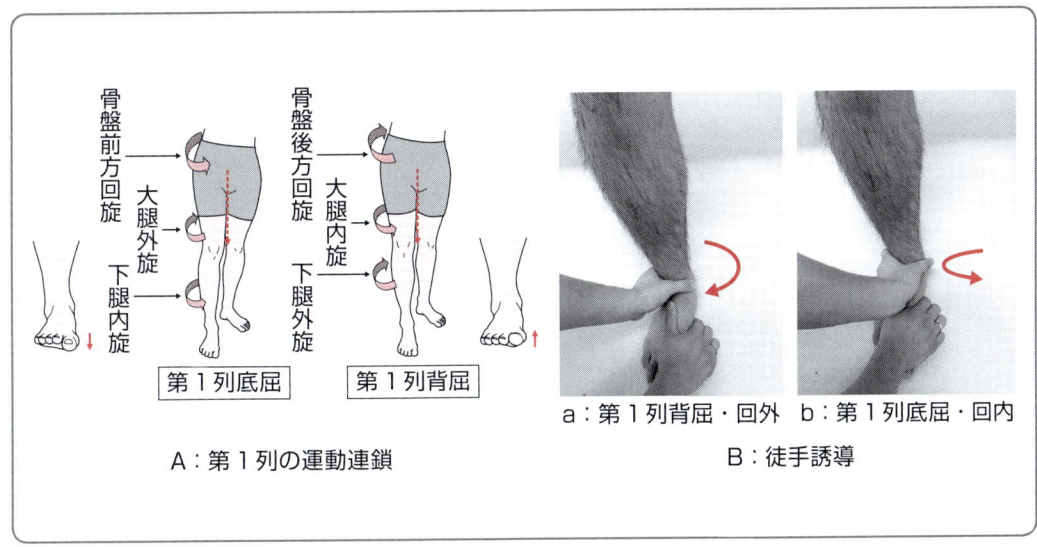

図11 第1列の運動連鎖と徒手誘導

A：第1列が底屈（回内）・背屈（回外）した場合の近位体節に起こる運動
B：下腿遠位部（内外果）の誘導にて，間接的に第1列の底屈（回内）・背屈（回外）の誘導を実施する（a：遠位下腿の外旋誘導，b：遠位下腿の内旋誘導）．
「入谷　誠：足（下肢）から全身へ，結果の出せる整形外科理学療法，p191，2009，メジカルビュー社」より改変して引用および「入谷　誠：入谷式足底板セミナー上級編資料，身体運動学的アプローチ研究会」より引用

3）入谷式カウンター理論

　膝関節は原則的に1軸性の蝶番関節であり，矢状面での屈伸の動きを得意とする．したがって，水平面だけでなく前後軸の中での誘導も重要になってくる．前述したようにCKCでは1つの骨においても近位と遠位で逆方向の運動が起こる．入谷は，身体の各分節は隣接する分節に対して必ず反作用が加わるとして，それを入谷式カウンター理論と提唱している（図12）[8]．症状の再現性が得られた動きに対しての誘導が基本となるが，膝伸展では大腿遠位の後方移動と下腿近位の前方移動，膝屈曲では大腿遠位の前方移動と下腿近位の後方移動を組み合わせて誘導する（図13）[9]．あわせて，カウンターにおける近位への作用として膝伸展には腸骨前傾，膝屈曲には腸骨後傾を伴いやすくなる．膝伸展-腸骨前傾では立脚前半が，膝屈曲-腸骨後傾では立脚後半の動きが優位になる．

● 治療・セルフマネジメント

　その患者の愁訴の再現性を得て，それに対するスクリーニングテストを施したら，それにより治療の方向性はほぼ決定する．ただし，前述したように局所のメカニカルストレスが他部位の影響によって引き起こされることも多いため，それらのつながりを確認していくことが必要になる．例えば，胸郭（肋骨）の偏位が下腿の回旋ストレスを強める因子になっていることは臨床上多く観察されるが，その胸郭の偏位を修正することで膝関節の症状が軽減すれば，それは胸郭の偏位が引き起こした膝の症状であるという事実関係が明確になる．その場合の治療のターゲットとしては，膝関節の状態を管理しながら主に胸郭に

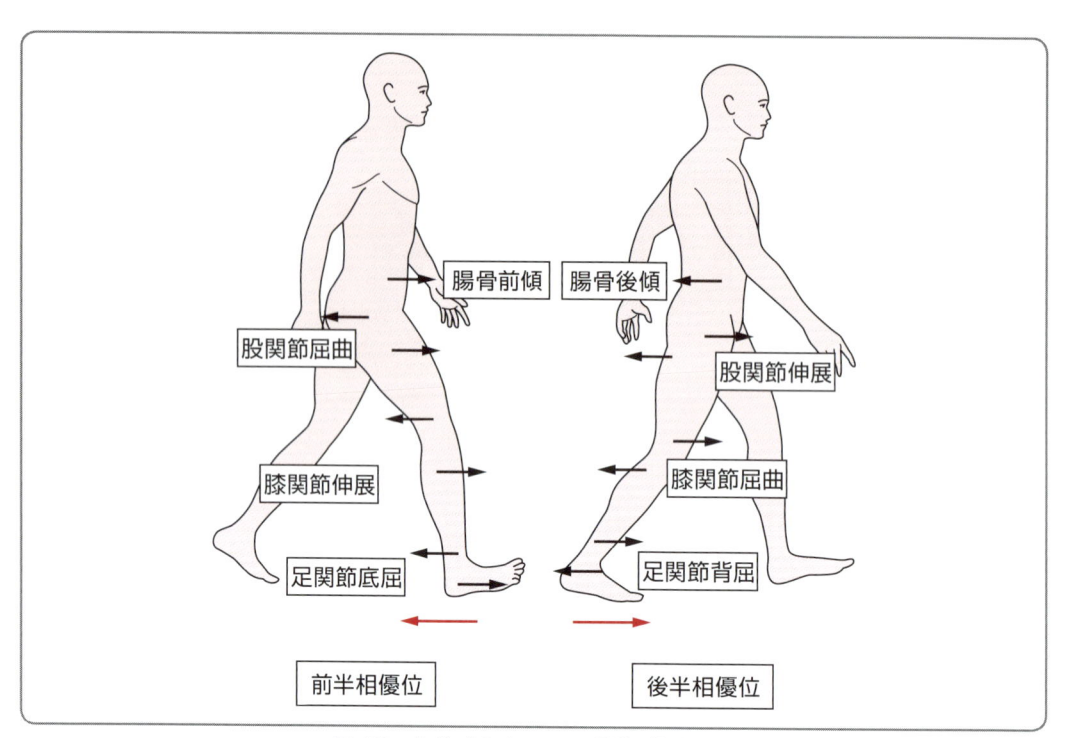

図12 入谷式カウンター理論（矢状面）

立脚相前半では踵接地に対して後方への力が，立脚相後半では踵離地に対して前方への力が加わる（赤矢印）．それに対するカウンターとして，各々の分節に上記のような力が加わる（矢印）．
1つの分節の方向に力が加われば，隣接する分節には必ず反対方向へ力が加わる．特に，長管骨では近位部で近位分節と関節をなし，遠位部では遠位分節と関節をなすことから，近位部と遠位部でのカウンター作用がある．膝伸展では大腿遠位の後方移動と下腿近位の前方移動が起こる．カウンターにおける近位への作用として膝伸展には腸骨前傾を伴いやすい．これは立脚相前半の動きを優位にさせやすい．膝屈曲では大腿遠位の前方移動と下腿近位の後方移動が起こる．カウンターにおける近位への作用として膝屈曲には腸骨後傾を伴いやすい．これは立脚相後半の動きを優位にさせやすい．

「入谷　誠：［下肢運動連鎖の基礎知識］ランニングと下肢運動連鎖，臨床スポーツ医学，30（3）：213，2013」より一部改変して引用

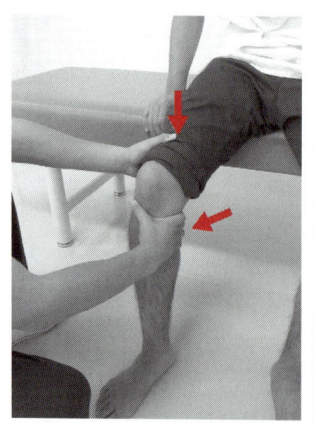

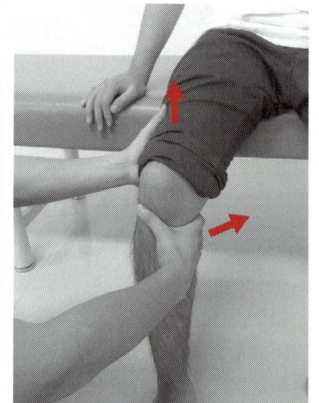

a：膝伸展の徒手誘導　　b：膝屈曲の徒手誘導
図13　膝伸展・屈曲の徒手誘導
a：膝伸展の徒手誘導を行う場合には，遠位大腿の後方移動と近位下腿の前方移動を促す．
b：膝屈曲の徒手誘導を行う場合には，遠位大腿の前方移動と近位下腿の後方移動を促す．
「入谷　誠：第7回身体運動学的アプローチ研究会，2012」より引用

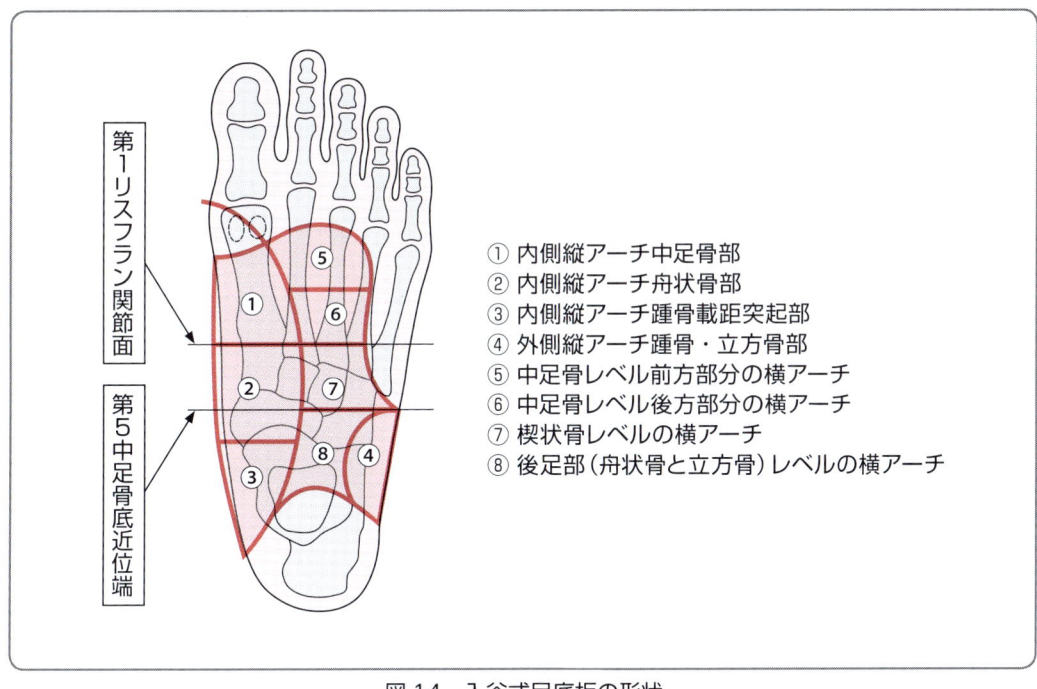

図14 入谷式足底板の形状

ST関節回内誘導の際には③を削り，第1列を底屈・回内誘導する際には①を削る．アーチパッドやグラインダーなどが準備できる場合には，このような方法をとることも可能である．
「入谷　誠：入谷式足底板セミナー上級編資料，身体運動学的アプローチ研究会」より引用

第1リスフラン関節面
第5中足骨底近位端

① 内側縦アーチ中足骨部
② 内側縦アーチ舟状骨部
③ 内側縦アーチ踵骨載距突起部
④ 外側縦アーチ踵骨・立方骨部
⑤ 中足骨レベル前方部分の横アーチ
⑥ 中足骨レベル後方部分の横アーチ
⑦ 楔状骨レベルの横アーチ
⑧ 後足部（舟状骨と立方骨）レベルの横アーチ

対して介入していくことが求められる．このように，局所の症状を惹起する要因を見つけ，そこに対して治療を施すことが最も患者が望むことを達成していく効率的な手段といえる．ここでは足部が要因となっているケースに対しての具体的な介入方法について紹介する．

1）ST関節と第1列

　足部の中でも後足部と前足部の可動性は大きく，特に後足部ではST関節，前足部では第1列がその可動性の大部分を担う．したがって，それらの肢位を適切に誘導することは，足底からの制御を行ううえで重要な要素となる．足底板のようにアーチパッドを必要な形に研磨して，それを靴に挿入する方法もある（図14）[7]．しかし，それらの道具が準備できない場面や環境もある．そういった場合には，誘導したい動きが促せるようテーピングテープを足底部に貼付し，必要な制御を促通することも可能である．また，そういった物理的な要素を用いなくても，目的とする局所の動きと知覚がオートマティックに誘導できる課題を見つけることができれば，それがそのまま治療やセルフマネジメントとして応用することもできる．

2）入谷式カウンター理論の応用

　矢状面における身体各分節に対応する足底部位として図15のような関係が成り立つ[10]．リスフラン関節を中心として前方の部分は背側への制御，後方の部分は腹側への制御を担う．また，リスフラン関節から離れるほど頭側の制御を担う．仮に，徒手誘導によ

a：横アーチの分類

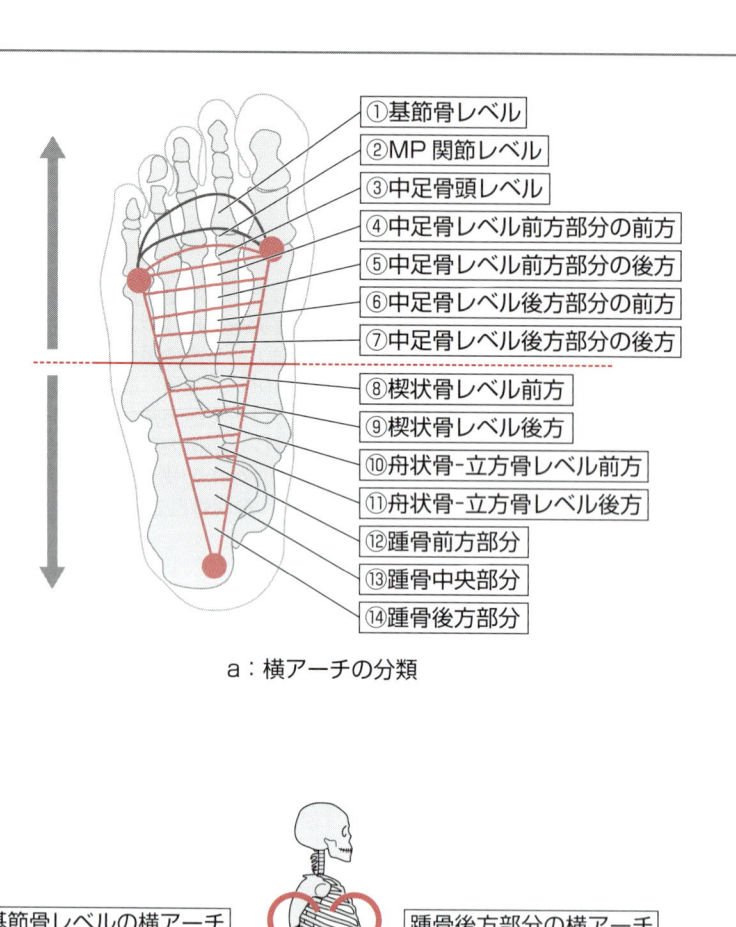

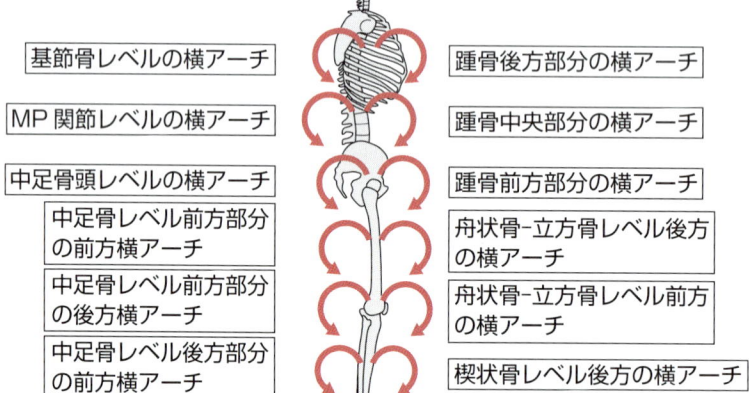

b：横アーチの姿勢制御システム

図15　横アーチの分類と姿勢制御システム
矢状面の姿勢制御を担う足底部位（a）とそれに対応した身体各分節（b）．
徒手誘導の結果，膝伸展（大腿遠位の後方移動と下腿近位の前方移動）が示唆されれば，中足骨レベル前方部分の後方横アーチと楔状骨レベル後方部分の横アーチへアプローチする．
「入谷　誠：下腿部・足関節・足部の構造と機能，下肢スポーツ外傷のリハビリテーションとリコンディショニング，小柳磨毅（編），pp24-25，2011，文光堂」より引用

り膝伸展の誘導（大腿遠位の後方移動と下腿近位の前方移動）が示唆されれば，中足骨レベル前方部分の後方横アーチと楔状骨レベル後方部分の横アーチへのアプローチが求められる．その手段としては，パッドやテーピングテープを対象となる足底部に貼付し，症状の軽減や動作の改善が認められれば，それを中敷きなどに貼付するという方法でもよい．また，物理的な手段を用いなくても，対象となる足底部位への徒手的な刺激を入力するだけで，期待する効果が得られる場合もある．

> ▶若手理学療法士へひとこと◀
>
> 多様な訴えをもって来院する患者への対応は画一的な方法論では解決できないことが多いのが現状である．本項の冒頭でも述べたように，「自分が何ができるか？」ということはもちろん大切な要素ではあるものの，「相手が何を求めているか？」という点を踏まえ，それに合わせた理学療法を展開することが理学療法の本質となる．患者を中心に据えた理学療法の展開からは，患者個々に必要な創造的な発想が生まれる．

Further Reading

結果の出せる整形外科理学療法　山口光國，福井　勉，入谷　誠 著，2009，メジカルビュー社
　▶新人からベテラン理学療法士まで多くの方々の参考になる書籍である．方法論ではなく，その本質を読み解くことで多くの気づきが得られる一冊である．

● 文献

1) 石井慎一郎：非荷重時の膝関節自動伸展運動におけるスクリューホームムーブメントの動態解析．理学療法科学，23(1)：11-16，2008
2) 長谷部清貴，石井慎一郎：荷重位でのスクリューホームムーブメントと大腿骨及び脛骨回旋運動の三次元動作解析．第47回理学療法学術大会，2012
3) 入谷　誠，他：変形性膝関節症に対する「治療用」装具と運動療法——変形性膝関節症を中心に．理学療法ジャーナル，28(5)：306-311，1994
4) 田中　創，寺崎裕亮，入谷　誠，他：変形性膝関節症の理学療法における足底挿板の活用．理学療法，28(3)：443-458，2011
5) 入谷　誠：入谷式足底板セミナー中級編資料．身体運動学的アプローチ研究会
6) 入谷　誠：結果の出せる整形外科理学療法．pp190-199，pp230-260，2009，メジカルビュー社
7) 入谷　誠：入谷式足底板セミナー上級編資料．身体運動学的アプローチ研究会
8) 入谷　誠：[下肢運動連鎖の基礎知識]ランニングと下肢運動連鎖．臨床スポーツ医学，30(3)：211-213，2013
9) 入谷　誠：第7回身体運動学的アプローチ研究会，2012
10) 入谷　誠：下腿部・足関節・足部の構造と機能．下肢スポーツ外傷のリハビリテーションとリコンディショニング（小柳磨毅編），pp15-25，2011，文光堂

ミニレクチャー

変形性膝関節症と運動学習

板東正記

1. なぜ変形性膝関節症（膝OA）に運動学習が必要なのか？

　運動学習とは「練習もしくは経験によって運動パフォーマンスが比較的永続的に変化する内的変化の過程」と定義されている[1]．ここで記される練習や経験とは，われわれが普段生活しているうえで実施している，寝返りや起き上がり動作，歩行などの日常生活活動（ADL）のすべてを指しており，特別なものではない．つまり，広い意味での運動学習はスポーツトレーニングなどの特殊な環境下での練習を指すのではなく，運動を行う場面すべてで生じるものである．すべての運動行動は中枢神経系からの運動指令および遠心性出力に基づき，筋・骨格系が作動することで生まれる．この遠心性出力は脳内の身体図式に基づき実行される．またこの身体図式は運動実行により，全身の感覚受容器からの求心性入力によって情報処理され，それが経験として蓄積され，新しく入力されてきた求心性情報と比較照合しながら，ダイナミックに脳内の情報を更新させていく．これが運動学習のプロセスである．身体図式における感覚情報の統合などの働きは，潜在的に行われているため，通常は意識に上らない．

　膝OA患者は退行性変性疾患という特徴から長期の罹患により現在の動作パターンを獲得している．そのため，正常な動作パターンと自分の動作パターンが乖離していることに気づいていないことが多い．知らず知らずの内に構築された不適切な運動パターンと感覚情報により身体図式と感覚情報の統合が合致していない状態である．また，膝OAの一般的な手術療法（人工膝関節全置換術：TKA・高位脛骨骨切り術：HTO）後症例においても組織侵襲，炎症，疼痛，骨切りなどにより身体機能が著しく低下する．組織侵襲を受けた筋は疼痛や炎症により運動感覚の入力系に混乱を招き，手術によって一瞬にして起こったアライメント変化や関節構造の変化に術前の身体図式では対応できない．このように膝OA患者は自身の身体図式と実際の運動行動が乖離している状態であると考えられる．

　日常の臨床場面で膝OA保存例やTKA・HTO後症例において「足を上げたつもりが上がっていなかった」「力の入れ方がわからない」などの運動イメージの低下を疑うような症例が多い．また理学療法により関節可動域（ROM）や筋出力を向上させたにもかかわらず，歩容や動作パターンが変化しない症例を経験する．このような症例には，膝OAに対して一般的に古くから実施されているROM練習，下肢伸展挙上テスト（SLR）や重錘を使用した筋力トレーニングといった理学療法を実施しても変化が得にくいことが多い．ROMや筋力といった量的なトレーニングも重要な身体機能ではあるが，適切な感覚情報の入力や身体図式の再構築も理学療法のアウトカムである疼痛の軽減や運動機能の改善には重要で

ある．理学療法は身体状況への気づきとそれに対する環境適応能力が必要である．

2. 運動学習を効率よく進めるために

1）視覚情報の活用

　ヒトは視覚依存性の高い動物である．他者の腕の動きを観察しながら，自己の腕の動きを行うと，自己の運動の軌道が他者の動きに影響されることが明らかとなっている[2]．また，他者の手が力を発揮する映像を観察しながら自己の手で力を発揮すると，自己の運動が無意識に影響を受けることも明らかとなっている[3]．つまり，視覚情報から脳内での体部位再現が起こることが推定される．また，同時に身体運動の練習を実施することで学習の効果が得られることも報告されており[4]，感覚入力と運動の協調性が運動学習に重要であることが考えられる．運動観察は学習初期における効果が期待されているため，まずはビデオカメラなどで動作を撮影した映像をじっくりと観察してもらい，ある程度運動をイメージしたうえで実行し，それから要点を絞ったフィードバックを入力することが良いと考える．

2）運動学習の効果的な指導法

　患者が練習を通して動作スキルを向上させるためには，個々の動作遂行後に得られるフィードバック情報に基づき，実際の動作が目標の動作から逸脱しているかという誤差情報を検出し，次に行う動作の企画に活かす必要がある．このフィードバック情報には内在的なものと外在的なものとがある．内在的フィードバック情報とは，スキルを遂行すれば自動的に得られる情報である．歩行の際の荷重感覚や歩行速度などの情報が内在的フィードバック情報に該当する．外在的フィードバック情報とは，スキル遂行後にいわば人工的に外部から得られる情報である．指導者からの「身体が右に傾いている」や「足が上がっていない」などのコメントがそれに該当する．学習初期においては，患者が内在的フィードバック情報だけで動作の結果の善し悪しを判断するには困難な場合が多い．正確なフィードバック情報を与えることで学習効率が上がることは容易に想像できる．しかし，この外在的フィードバック情報は頻回に与えるべきではない．何度か実際に運動を施行された後に与えた方が効率が良いことが証明されている．これは学習初期にはフィードバックの頻度を多く，学習が進むにつれて頻度を少なくする方法が良いとされている．

3）学習の転移

　ある学習の効果が他の学習に影響を及ぼすことを転移という．類似した運動学習を行う場合はその手助けとなる．ある運動学習に対して促進的に働く転移を正の転移，逆に妨害的に働く転移を負の転移という．理学療法においては正の転移を与えるようなトレーニング課題を考えることが重要である．例えばTKA後においても術前の逃避性跛行が残存している症例を経験する．これは術前に「できるだけ痛みを起こさず歩く」という課題を学習した反応であり，術後に求められる「効率的な歩行」ではない．これは負の転移であるといえる．このような場合は「学習課題の刺激」と「要求される反応」の類似性を認識する必要がある．

MINI LECTURE

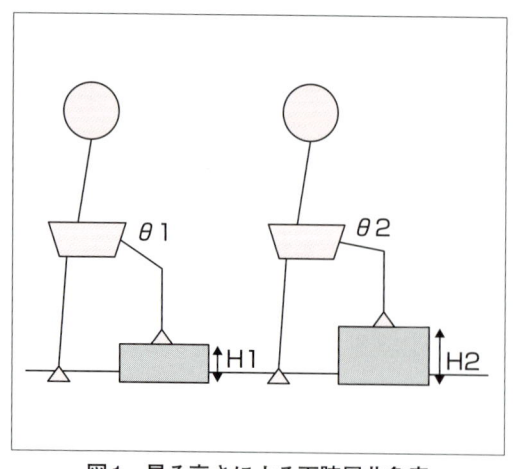

図1 昇る高さによる下肢屈曲角度
「市橋則明 他：下肢の運動学と理学療法A，第10008回 理学療法士講習会資料，p182，2009」より引用

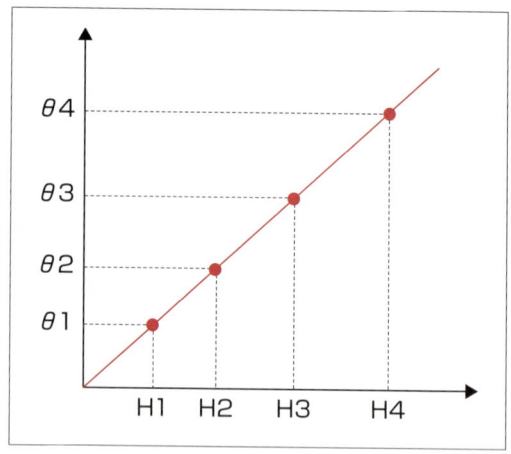

図2 運動スキーマ
「市橋則明 他：下肢の運動学と理学療法A，第10008回 理学療法士講習会資料，p182，2009」より引用

類似性を見るポイントには，
・運動方向は同じか？
・収縮様式は同じか？
・重力の影響は？
・荷重量

などがある．

4）運動の多様性

　スキーマ理論とは類似する複数の動作に共通するルールを学習することである．力量やタイミングなどの調整されたパラメータと遂行結果との関数関係が成立していき，目標とする運動に応じてふさわしいパラメータが選択できるようになると考えられている．例えば，図1において，H1の高さの段差を昇るために必要な下肢の屈曲角度が$\theta 1$，同様にH2の高さの段差に対する下肢屈曲角度が$\theta 2$だとする．これらを繰り返すことで図2のような直線関係のように抽象化されていく．この直線関係こそが運動スキーマである．理論上ルールが共通する運動では学習が汎用される．そのため，練習の量と多様性の度合いがスキーマ発達には影響してくる．実際には，歩行動作においても日常生活で想定されるリハビリテーション室内とは異なる路面環境や物を持った状態での歩行といったさまざまな環境下で練習することが重要である．

3. おわりに

　今回膝OAにおける運動学習の活用を簡単に記したが，膝OA患者は健常者と違い，基盤に骨の変形や靱帯などの軟部組織の変性・関節内圧の異常・疼痛・筋力低下などといった運動器官としての機能低下と，感覚情報を伝える情報器官としての機能が低下している．運動課題は「低下した身体機能でどう要求された課題をクリアするか」という形にな

MINI LECTURE

る．このことを念頭におき，可能な範囲で運動器官としての機能再建を同時に進めることや，なぜ運動課題ができないかを明確にすること，学習課題の難易度設定は低めから開始するなどの工夫が必要である．

● 文献

1) Schmidt RA：Motor control and learning. Human kinetics Publishers Inc, Champaign, 1998
2) Kilner JM, et al：An interference effect of observed biological movement on action. Curr Biol, 13(6)：522-525, 2003
3) Hirose S, et al：Viewing hand grip enhances observer's grip force in a body—part-specific manner. Neuroreport, 20(16)：1477-1480, 2009
4) Maslovat D, et al：Observational practice benefits are limited to perceptual improvements in the acquisition of a novel coordination skill. Exp Brain Res, 204(1)：119-130, 2010

5 歩行から捉えた評価と治療戦略

徳田一貫

> 変形性膝関節症（膝OA）患者の歩行に影響を及ぼす要因は，膝OAの重症度，肥満，疼痛，運動学的要因，運動力学的要因などさまざまである．膝OA患者が有する複雑な問題点を，医学的な情報収集と知識，理学療法評価から臨床推論に基づいて症状の改善に努め，膝関節の力学的環境を改善し，膝OAの病態進行を予防することが重要となる．

正常歩行を理解する！

　膝OA患者における歩行の特徴を理解するためには，正常歩行における膝関節の役割について知らなければならない．膝OA患者における疼痛や膝関節内反運動が出現する時期は，歩行立脚期が多い．そのため，膝OA患者の歩行を理解するために，正常歩行の立脚期に必要な膝関節機能について学ぼう．

●歩行立脚期の膝関節の役割

1）矢状面

　矢状面では，1歩行周期中に2回の屈曲と伸展を行うdouble knee actionがみられる．初期接地（initial contact：IC）～荷重応答期（loading response：LR）にかけての立脚初期（IC～LR）は，身体重心が最下方に移動し運動エネルギーが最大となる時期であり，膝関節では屈曲運動が生じる．LR～立脚中期（mid stance：MSt）にかけては，身体重心が最下方の位置から最上方の位置に移動し位置エネルギーが最大となる時期であり，膝関節は伸展運動が生じる．立脚初期の床反力は，その作用線が膝関節の後方を通過するため膝関節を屈曲させる外力となる．それを制御するために膝関節伸展モーメントが働き，大腿四頭筋の遠心性収縮が活動する．この時期に生じるわずかな膝関節屈曲は，床反力の衝撃を吸収するための重要な運動学的要因であり，この膝関節での衝撃吸収機能が働くことによって膝関節への衝撃力が軽減される[1]（図1）．LR～MStにかけては，股関節伸展筋と膝関節伸展筋の働きにより，MStで身体重心が最も高い位置に達し，身体に作用する床反力は最も小さくなる．

2）前額面

　前額面では，床反力による内反方向の力のモーメントである外部膝関節内反モーメントが発生する．これは荷重時に膝関節内側コンパートメントに生じる圧縮ストレス[2]を反映

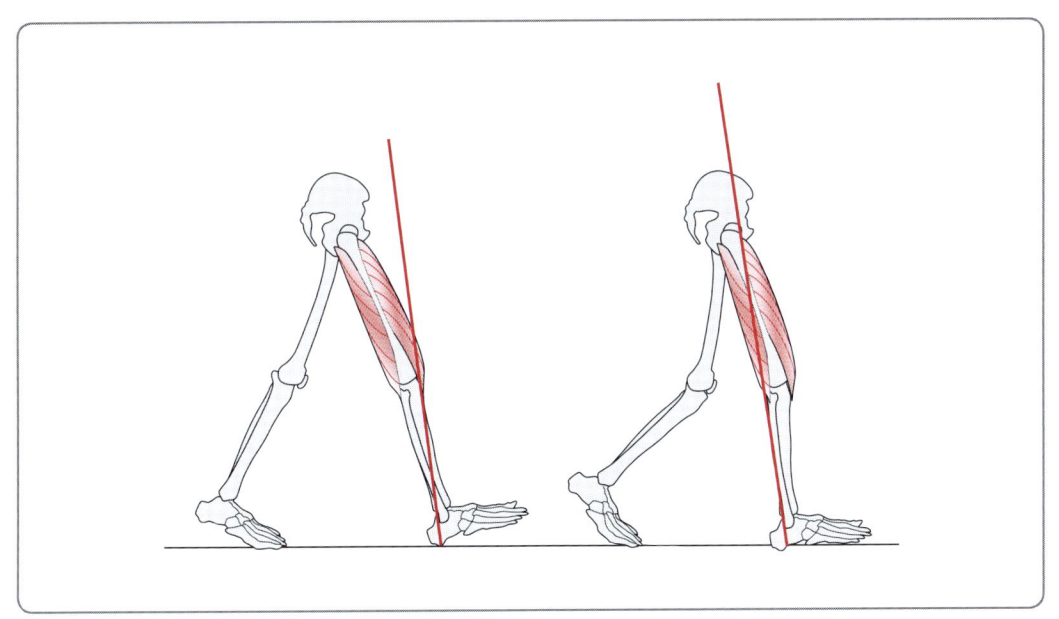

図1 IC～LRにおける膝関節の衝撃吸収作用

足関節によるヒールロッカー作用が働く時期であり，ヒールロッカー作用から得られた推進力を近位部に伝えるために，膝関節が屈曲することで衝撃吸収作用を行い，大腿四頭筋の遠心性収縮が活動することで大腿と下腿を連結して安定させる．
「Perry J：Knee, Gait Analysis：normal and pathological function, p101, 1992, Slack, Thorofare」より引用

する指標であるとされている[3]．これは立脚期すべてにわたり発生するが，LRで最も顕著になる．大腿二頭筋長頭の活動と大殿筋が腸脛靭帯に及ぼす緊張は，外部膝関節内反モーメントに対し抵抗力を生じさせ，下肢を安定させる．そして，股関節内転により骨盤が立脚側へ移動し，身体の重心は足部により形成される支持基底面に最も近づく．それは床反力作用線が膝関節中心の近くを通過することにつながり，外部膝関節内反モーメントの減少にもつながる．

膝OA患者でみられる歩行の特徴は？

膝OA患者では，立脚初期に膝関節屈曲がほとんど生じない．そのことに関与する身体機能としては，大腿四頭筋の筋力低下が挙げられる．大腿四頭筋の萎縮や膝関節伸展筋の筋力低下が存在すると，骨性と靭帯性の安定化メカニズムに依存するため，膝関節を可能な限り伸展位に保持しようとする[4]．そのため，膝関節屈曲による衝撃吸収が難しくなり，膝関節伸展筋の遠心性収縮による制御が困難となり，膝関節内への衝撃が増加する．歩行では関節軟骨に衝撃負荷が繰り返し加わることになり，膝関節の関節内破壊を助長する[4]．膝OA患者では，下肢荷重時にこの膝関節屈曲による衝撃吸収機能が破綻する．

また，立脚初期に外側スラスト（膝関節が急激に外側に動揺する現象，図2）が確認さ

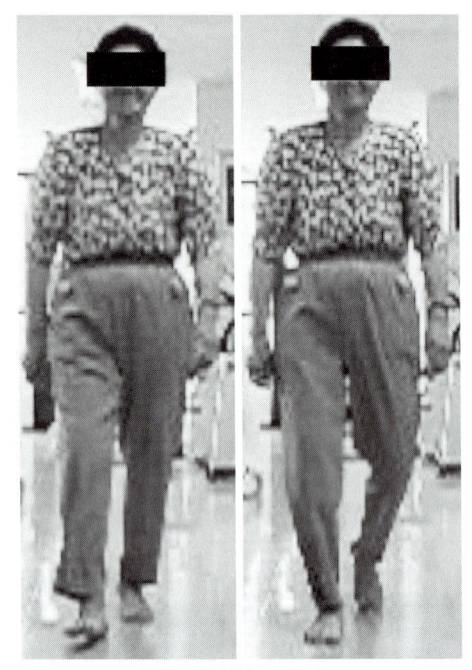

図2 外側スラスト
IC～LRにかけて，外側スラストが出現している．
(徳田一貫，菅川祥枝，阿南雅也 他：変形性膝関節症の歩行練習とその効果．理学療法，26(9)：1113，2009より引用)

れる[5,6]．この歩行時の動的不安定性の原因として，関節構成体の退行性変化による関節不適合性，内外側軟部組織の過剰負荷による弛緩，大腿四頭筋の筋萎縮などが挙げられる[7]．運動学的要因においては，立脚初期に股関節内転・内旋運動が低下[4]し，膝関節内反が増加する[8]．その結果，床反力ベクトルと膝関節中心との間のモーメントアームが長くなるため，外部膝関節内反モーメントが増加し，膝関節内側コンパートメントの圧縮ストレスの増加により，膝OAの病態悪化を招く恐れがある．

メモ 跛行の原因を捉えることが適切な治療へのカギ

同じような膝OAによる跛行が観察されたとしても，跛行の原因はそれぞれの患者によって異なる場合が多い．そのため，疼痛などの症状がいつ出現したのか，また歩行のどのタイミングで症状が出現するのかを注意深く聴取する必要がある．また，膝蓋大腿関節，大腿脛骨関節，脛腓関節など膝関節の可動性評価や，膝関節の筋機能と足関節，股関節の可動性および筋機能との関連性を明らかにし，膝OAの跛行の原因を追究することが重要である．

歩行時にどのような問題があるか？

膝OA患者の歩行に関しては，以下のような問題に遭遇する．
① ケース1：膝関節の荷重時痛が出現する．
② ケース2：体重が増加している．
③ ケース3：歩行速度が低下する．
④ ケース4：LR時の衝撃吸収機能の低下がみられる．
⑤ ケース5：過度な膝関節内反ストレスが生じる．
⑥ ケース6：過度な体幹の左右側屈運動がみられる．

問題解決のために情報を集めよう！

上記のような問題の情報やそれらを改善するための治療の効果に関して，現在までに報告されている先行研究などの情報収集を行い，臨床的問題を解決するためのヒントを得よう．

POINT
理学療法に関連する書籍に加えて，診療ガイドラインや過去に報告された論文を参考にするとよい．臨床的な疑問のkey wordsから検索を行い，関連する最新の情報を得ることができる．

● 膝OAと膝関節の負担
・膝OAの重症度と膝関節内反変形には関連性があり，重症度が増加すると立脚期の外部膝関節内転モーメントの増加を示した[9]．
・立脚期の外部膝関節内反モーメントと疼痛および身体機能には，有意な正の相関関係を示した[10]．

● 体重増加と膝関節の負担
・膝OAの危険因子は，加齢，女性，肥満，膝関節内反変形，外側スラスト，大腿四頭筋の筋力低下などであった[11]．
・肥満による荷重量の増大は，関節軟骨の構造や機械的性質を変化させる可能性がある[12]．
・肥満度と膝OAの関係において，BMI＜25よりもBMI≧30の場合は7倍膝OAになる危険性がある[13]．

● 歩行速度の低下
・歩行速度の低下とケイデンスの減少，立脚期時間の延長があった[14〜16]．
・症候性の膝OA患者の歩行速度は，無症候性の膝OA患者と比較して有意に減少した[17]．

- ●歩行時の膝関節の衝撃吸収機能の低下
- ・歩行立脚期の膝関節屈曲ピーク角度が有意に減少した[18,19].
- ・病期が進行した膝OA患者は,立脚期の膝関節屈曲角度が減少していた[19].
- ・歩行立脚期に,膝関節屈曲角度の減少,膝関節内反角度の増大を示した[20].
- ・立脚期の膝関節伸展モーメントが小さかった[21,22].
- ●歩行時の膝関節内反ストレスの増大
- ・歩行立脚期に,膝関節屈曲角度の減少,膝関節内反角度の増大を示した[20].
- ・401膝のうち67膝に歩行時に外側スラストが認められ,それは膝OAの進行の要因であった[23].
- ・立脚中期の外部膝関節内反モーメントの増加,外部股関節内転モーメントのピーク値の減少がみられた[24,25].
- ●歩行時の体幹側屈運動
- ・外部膝関節内反モーメントを減少させるために,歩行時の立脚側への体幹側屈運動の増大がみられた[26].

情報を批判的に吟味してみる

●膝OAと膝関節の負担

　X線画像による重症度と臨床症状と関連性がないこと[27~29]を考慮すると,膝OAの病態が直接的に疼痛などの臨床症状に結びついているとは考えにくい.しかし,歩行や日常生活において疼痛を有する人は,運動機能の低下や能力障害を呈する場合があり,患者のQOL(quality of life)に影響するため,疼痛の原因を把握し適切なアプローチを行う必要性がある.

●体重増加と膝関節の負担

　膝OAと肥満症の関連性は強く,肥満症が膝OAへの移行を助長しやすい.外部膝関節内反モーメントは,膝関節中心から床反力ベクトルまでの鉛直距離と床反力の大きさを乗じた値によって計算される.そのため,肥満症により体重が増加すると,荷重時の鉛直方向の床反力が増大し,外部膝関節内反モーメントの増大に伴い膝関節に力学的ストレスが加わりやすくなる.肥満症を有する膝OA患者に対するアプローチとして,ダイエットやエクササイズ,およびその両方を実施すると,疼痛軽減や身体機能の改善に有効であるとの報告はある[30~32]が,歩行時の力学的ストレスを軽減できるといった報告はない.

●歩行速度の低下

　膝OA患者の歩行速度は,日常生活動作能力,疼痛の程度との関連性が強く,能力障害が強いものや疼痛の程度が強いものほど歩行速度が低下するとの報告がある[10,17].また,膝OA患者は歩行時の外部膝関節内反モーメントを低減するために歩行速度を低下させているとの報告がある[33].しかし,いずれの報告においても理学療法の介入によって,疼痛,

日常生活動作能力，外部膝関節内反モーメントに影響を与え，歩行速度が変化するという報告は存在しない．

●歩行時の膝関節の衝撃吸収機能の低下

　膝OA患者における歩行時に膝関節の屈曲角度が減少することが多数報告されている．歩行時の膝関節の役割として，立脚初期に膝関節を屈曲させることで衝撃吸収機能として働く役割があるが，膝OA患者では膝関節機能が低下しているため，うまく衝撃吸収ができない．このため，歩行時に膝関節運動が十分に行われず，膝関節内には部分的な過負荷が加わる恐れが示唆される．理学療法では，疼痛軽減を図りながら，十分な膝関節運動と立脚初期における大腿四頭筋の遠心性収縮の筋機能改善を促す必要性があるが，大腿四頭筋の機能と立脚期の膝関節屈曲運動の関連性を報告したものはない．

●歩行立脚期の膝関節内反ストレスの増大

　歩行時の長期間にわたる内反ストレスの繰り返しが，関節内への負担を増大させ病態悪化につながる恐れがある．そのため，歩行立脚期の膝関節内反を減少させるための理学療法が重要となる．一般的に膝OA患者に対する治療として膝関節伸展筋力改善が推奨されているが[34]，大腿四頭筋の筋力の強度[35,36]や継続的な大腿四頭筋の筋力改善練習[37]は膝関節内反ストレスを軽減させるためには有効ではないという否定的な意見もある．そのため，歩行時の膝関節内反ストレスを軽減させるための明確な理学療法は示されていない．

●歩行時の体幹側屈運動

　膝OA患者にみられる歩行時の体幹側屈運動は，下部体幹の安定性低下が上部体幹の動揺を助長させる[38]場合や，股関節外転筋力低下[39]による場合などが考えられる．また，膝関節に加わる外部膝関節内反モーメントを軽減させているとの報告[40,41]があるように，膝関節の力学的ストレスを軽減するための戦略を図っている場合など，各患者によって原因はさまざまである．膝OA患者の歩行時の体幹運動の出現の因果関係を明確にしてからアプローチする必要性がある．

目の前の患者にどう適用するか？

　臨床の場面にて遭遇する患者の問題点は，患者個々によって異なるため，情報収集して得られた結果をそのまま臨床応用可能な情報は少ない．科学的根拠に基づいた理学療法（evidence of based physical therapy：EBPT）が重要視されている現代であるが，臨床現場で大切になるのは，患者個々の病態および機能評価である．

　特に，歩行は日常生活で頻繁に行われる動作の1つであり，その歩行の問題点を捉えることは重要である．膝関節の疼痛の出現時期，部位，頻度，荷重時痛の有無などの疼痛評価，アライメント異常の部位と程度，膝関節の炎症の有無，膝関節を含む下肢関節の機能障害など歩行動作に影響を与える要因はさまざまである．これらの情報を収集，統合，解釈し，臨床的問題点を解決するために臨床推論過程を構築することで，どのような視点か

ら介入すべきかが明確になる.

● 膝OAと膝関節の負担

痛みは全身に影響を及ぼし,特に筋は痛みに敏感に反応し,痛みが持続すると防御性の筋収縮が生じる.防御性の筋収縮は関節可動域（ROM）制限につながり姿勢調節から動作にまで影響し,さまざまな問題をもたらす[42].そのため,疼痛などの症状が出現する場合は詳細な問診が必要である.膝関節の疼痛の出現時期はいつからなのか,急性期あるいは慢性期の疼痛なのかなど,病態時期に合わせた理学療法アプローチが重要となる.また,膝関節の疼痛部位や病態部位を確認するためX線やMRIによる画像所見,整形外科的テストや圧痛所見による再現痛の評価を行い,歩行時の痛みの原因を評価する必要がある.以上の評価から,病態の程度と部位を把握し,歩行のどの時期に痛いのか,疼痛が出現する具体的なタイミングも評価する必要がある.

● 体重増加と膝関節の負担

肥満症に対する減量療法は,疼痛軽減や身体機能の改善に有効であるとの報告がある.しかしながら,急性炎症期で疼痛の強い時期などのエクササイズや関節荷重を伴う有酸素運動は,疼痛増悪を招く恐れがあり,炎症期は薬物療法などの消炎鎮痛を目的にするなど病態時期に合わせたアプローチが必要となる.膝関節に加わる力学的ストレスの要因として,関節に加わる床反力の大きさ,関節と床反力の距離がある.ダイエットやエクササイズによる減量療法は,関節に加わる床反力の大きさを減少させるため重要である.具体的な運動療法としては,関節と床反力の距離を短くするための運動機能改善により適切な下肢荷重対応を図ることが重要である.また,関節に加わる荷重量を軽減させるために,膝OAの重症度,疼痛,肥満度の程度を考慮して,T字杖使用を勧めることも重要である.

● 歩行速度の低下

歩行速度を減少させることで,IC時の床反力による衝撃を少なくする利点があるが,立脚期時間の延長により,関節に加わる荷重時間が延長し,局所的部分荷重が増大する恐れが考えられる.歩行速度の減少が,疼痛由来のものか,関節の運動機能低下によるものなのか,原因によってアプローチすべき点が異なるため,その因果関係を明らかにする必要性がある.疼痛由来のものであっても,急性炎症による疼痛の場合は消炎鎮痛を優先すべきであり,膝関節の運動機能低下により適切な下肢荷重が行えていないことで疼痛が生じている場合は,運動機能改善を目的としたアプローチが必要となる.

● 歩行時の膝関節の衝撃吸収機能の低下

IC～LRに求められる膝関節機能としては,膝関節伸展位からの屈曲運動を制御するための膝関節伸展筋の遠心性収縮がある.そのため,膝関節伸展時に膝関節最終伸展域に求められる膝関節伸展筋の筋機能の評価も重要となり,extension lagの評価が必要となる.大腿広筋群は膝関節の安定性に重要な役割を担っており,特に内側広筋は膝関節最終伸展域の運動に関与しているため,内側広筋の機能改善を図り荷重時の膝関節の安定性を獲得する必要がある.

内側広筋は，膝関節に炎症が生じると関節包の腫脹に伴い反射性筋萎縮が生じる現象が観察される[43]．そのため，大腿四頭筋の機能低下が炎症の腫脹に伴う二次的な場合もあるので，腫脹の程度を確認し，炎症の強い時期は消炎鎮痛処置を行う必要がある．

● 歩行立脚期の膝関節内反ストレスの増大

膝OA患者の歩行時の外部膝関節内反モーメントが増加することは数多く報告されているが，それらの詳細な機能的因子の特定にまでは至っていない．

木藤ら[4]は，歩行時の身体重心は遊脚肢側に位置するため，身体重心に作用する遊脚肢への外力としてのモーメントを制動するよう，内部股関節外転モーメントを発揮する必要があり，内部股関節外転モーメントを発揮するためには股関節内転・内旋が起こることが重要であると述べている．歩行時の股関節内転運動に必要な要素としては，股関節内転と内旋の可動域，股関節外転筋の遠心性収縮，適切なタイミングでの筋収縮などを獲得することである．Changら[44]は，進行していない膝OAは，進行した膝OAより内部股関節モーメントの最大値が大きく，内部股関節外転モーメントの大きさは，膝OAの進行を減少させる可能性があると報告している．以上のことから，股関節の可動性および機能改善を図り，膝関節に加わる力学的ストレスを軽減するためのアプローチが必要となる．

● 歩行時の体幹側屈運動

下肢と体幹部を連結する重要な役割を担うのが，骨盤と股関節である．大腿骨は同時に2つの関節から構成されており，上部の大腿骨頭は股関節，下部は膝関節である．股関節と膝関節は構成される関節構造は異なるが，同じ大腿骨の運動と捉えれば相互の関連性を考えやすい．股関節-骨盤帯の評価および治療を行った後に，再度歩行時の体幹運動がどのように変化するかの評価を行う．股関節-骨盤帯と体幹の関連性を明らかにしたうえで，症状に起因する運動制限がより上位の体幹部の問題が疑われる場合は，胸椎・胸郭などの運動評価や柔軟性改善練習を行う．

> **Advice** 末期膝OA患者では重度の関節変形により，構造学的問題から膝内反運動を制御するのが困難な場合がある．したがって比較的病期が軽度な膝OA患者に対する予防的な理学療法介入が重要となる．また，末期膝OAに関しては，患者の疼痛，日常生活の状態，要望に合わせて，医師と連携をとり，観血的治療の検討なども必要になる場合がある．重要なことは，保存療法における理学療法の適応を見極めることである．

臨床推論に基づく理学療法の実際

　ここまでは，膝OAにおける歩行の問題点に対する臨床の疑問とその解決するための糸口として，過去に報告された論文に基づいて述べた．EBPTが重要視されている現在，一般的な膝OAに対する理学療法の確立は急務である．しかしながら，患者の問題点は多岐にわたり，同じような問題点であっても個々によって原因が異なる場合が多い．そのため，実際の臨床の場面ではEBPTの概念に加えて，患者から得られる評価に基づき臨床推論（clinical reasoning）を行って問題点を抽出し，その評価と問題点の関連性を統合・解釈することで，病態時期や患者の生活背景に合わせた具体的な理学療法アプローチを導き出すことが重要となる．

● 症例提示

　70歳代後半の女性で，5年前に右膝OAと診断された．右膝関節は内側半月板損傷を有し，Kellgren & Lawrence分類Ⅱで，FTA（femorotibial angle）は180°であった．既往歴は，右肩関節周囲炎がある．歩き始め，歩行時，階段昇降時に右膝関節内側に動作時痛が出現していた．右側の大腿直筋，大腿筋膜張筋，腓腹筋内側頭，膝窩筋，外腹斜筋，大胸筋，小胸筋，前鋸筋に過緊張を認め，右胸郭の柔軟性が低下していた．

　歩行分析は，立脚初期に上部体幹の右側屈増大がみられ，股関節内転による骨盤側方移動はみられなかった．また，股関節外転・外旋，下腿過外旋，下腿外側傾斜の増大によるlateral thrustがみられた．膝関節は軽度屈曲位のまま足底接地をしており，体幹部は胸椎・腰椎後彎・骨盤後傾位のため上半身重心が後方偏位していた．

　以上の評価結果から臨床推論に基づく問題点の抽出を以下と表1に示す．歩行の問題点として，①立脚期の衝撃吸収機能の低下，②立脚期の膝関節屈曲運動の低下，③立脚期の股関節・体幹の安定性低下が挙げられる．本症例において①，②は，膝関節機能低下による問題，③の体幹部に関しては既往歴の右肩関節周囲炎による肩甲胸郭関節の柔軟性の低下による体幹機能低下の問題が挙げられる．これらの運動機能の低下により，上部体幹の右側屈増大，lateral thrustが出現していると推察した．

● 理学療法効果の評価

　3ヵ月の運動療法にて，胸郭の可動性改善による体幹傾斜の軽減，体幹深層筋と中殿筋の遠心性収縮機能改善に伴って股関節内転運動での骨盤側方移動を図ることができた．また，股関節内転機能改善による股関節外旋が軽減し，腓腹筋内側頭，大腿筋膜張筋の柔軟性改善，膝窩筋機能改善による下腿の回旋機能改善に伴って下腿過外旋が軽減し，外側スラストの軽減がみられた（図3）．

表1　臨床推論に基づく問題点の抽出

臨床推論
①立脚期の衝撃吸収機能の低下←内側広筋機能低下
内側広筋機能低下←膝蓋骨の上・下方の柔軟性低下←膝蓋上包，膝蓋下脂肪体の柔軟性低下 　　　　　　　　←膝蓋骨の内方の柔軟性低下←大腿筋膜張筋の柔軟性低下
②立脚期の膝関節屈曲運動の低下←下腿の屈曲・内旋機能低下
下腿の屈曲・内旋機能低下←内側ハムストリングスの機能低下 　　　　　　　　←内側大腿-脛骨関節の後方移動↓↓ 　　　　　　　　←外側大腿-脛骨関節の前方移動↓↓ 内側大腿-脛骨関節の後方移動↓↓←腓腹筋内側頭の柔軟性低下，膝窩筋の機能低下 外側大腿-脛骨関節の前方移動↓↓←大腿筋膜張筋の柔軟性低下，膝窩筋の機能低下
③立脚期の股関節・体幹の安定性低下←立脚期の股関節・体幹の安定性低下
立脚期の股関節・体幹の安定性低下←体幹傾斜，股関節外転・外旋位での荷重対応 体幹傾斜←肩甲帯・体幹周囲筋（外腹斜筋，大胸筋，小胸筋，前鋸筋）の柔軟性低下 　　　　←体幹深層筋の機能低下 肩甲帯・体幹周囲筋の柔軟性低下←既往の右肩関節周囲炎の影響 股関節外転・外旋位での荷重対応←大殿筋・中殿筋の機能低下

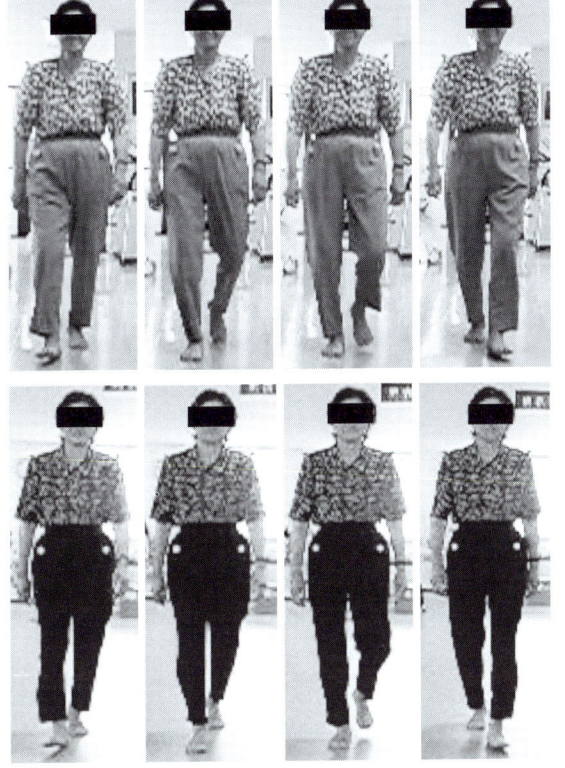

図3　理学療法前後の歩行評価
上図：初期評価時，下図：最終評価時
「徳田一貫，菅川祥枝，阿南雅也 他：変形性膝関節症の歩行練習とその効果，理学療法，26（9）：1119，2009」より引用

> **Advice** 患者の問診と機能的検査に基づき，膝OAの症状や病態の程度を把握することで，理学療法の必要性と効果の妥当性を判断する必要がある．そのうえで，身体機能の評価から臨床推論に基づき，歩行動作に関連する問題点の抽出を行い，アプローチを行うことが重要である．

▶若手理学療法士へひとこと◀

インターネットの普及や理学療法に関連する研修会が各地で開催されている現在，情報の入手が比較的容易になってきた．しかし，最も重要なことは目の前の患者に対して適切なアプローチを行うための必要な知識や情報を選択することである．そのために，患者の病態や症状に対して，機能解剖学的，神経・生理学的見地から臨床推論を構築し，患者に潜む真の問題点を明らかにして治療できるよう日々努めよう．

Further Reading

Gait Analysis. Perry J 著，Slack. Thorofare, 1992
▶ 歩行障害を捉えるうえでは歩行の基礎を学ぶことが重要であり，歩行分析を理解するために十分に参考になる一冊といえる．

●―文献

1) Perry J：Knee. Gait Analysis：normal and pathological function. pp89-110, 1992, Slack, Thorofare

2) Andriacchi TP, Mundermann A, Smith RL, et al：A framework for the in vivo pathomechanics of osteoarthritis at the knee. Ann Biomed Eng, 32(3)：447-457, 2004

3) 山本澄子：身体運動のバイオメカニクス．理学療法科学，18(3)：109-114, 2003

4) 木藤伸宏，山崎貴博，岡西奈津子，他：変形性膝関節症の理学療法における運動制御・学習理論の応用．理学療法，26(7)：849-862, 2009

5) 緒方公介，野見山宏，安永雅克：加速度計を用いた膝の歩行時側方動揺性（lateral thrust）の評価法．関節外科，16(3)：72-77, 1997

6) 徳田一貫，菅川祥枝，阿南雅也，他：変形性膝関節症の歩行練習とその効果．理学療法，26(9)：1110-1120, 2009

7) Slemenda C, Heilman DK, Brandt KD, et al：Reduced quadriceps strength relative to body weight：a risk factor for knee osteoarthritis in women？ Arthritis Rheum 41(11)：1951-1959, 1998

8) 木藤伸宏，山崎貴博，新小田幸一，他：内側型変形性膝関節症の歩行時の運動学・運動力学的特徴．別冊整形外科，53(9)：180-188, 2008

9) Foroughi N, Smith R, Vanwanseele B, et al：The association of external knee adduction

moment with biomechanical variables in osteoarthritis : A systematic review. Knee, 16(5) : 303-309, 2009

10) Kito N, Shinkoda K, Yamasaki T, et al : Contribution of knee adduction moment impulse to pain and disability in Japanese women with medial knee osteoarthritis. Clin Biomech, 25(9) : 914-919, 2010

11) 大森 豪, 古賀良生, 遠藤和男, 他:変形性膝関節症の基礎と臨床 I. 大規模集団検診の縦断的調査による変形性膝関節症の発生要因と危険因子. THE BONE, 23(1) : 27-30, 2009

12) Moyer RF, Birmingham TB, Chesworth BM, et al : Alignment, body mass and their interaction on dynamic knee joint load in patients with knee osteoarthritis. Osteoarthr Cartil, 18(7) : 888-893, 2010

13) Toivanen AT, Heliovaara M, Impivaara O, et al : Obesity, physically demanding work and traumatic knee injury are major risk factors for knee osteoarthritis—a population-based study with a follow-up of 22 years. Rheumatology (Oxford), 49(2) : 308-314, 2010

14) Chen CP, Chen MJ, Pei YC, et al : Sagittal plane loading response during gait in different age groups and in people with knee osteoarthritis. Am J Phys Med Rehabil, 82(4) : 307-312, 2003

15) Gök H, Ergin S, Yavuzer G : Kinetic and kinematic characteristics of gait in patients with medial knee arthrosis. Acta Orthop Scand, 73(6) : 647-652, 2002

16) Al-Zahrani KS, Bakheit AM : A study of the gait characteristics of patients with chronic osteoarthritis of the knee. Disabil Rehabil, 24(5) : 275-280, 2002

17) Robon MJ, Perell KL, Fang M, et al : The relationship between ankle plantar flexor muscle moments and knee compressive forces in subjects with and without pain. Clin Biomech, 15(7) : 522-527, 2000

18) Mündermann A, Dyrby CO, Hurwitz DE, et al : Potential strategies to reduce medial compartment loading in patients with knee osteoarthritis of varying severity : reduced walking speed. Arthritis Rheum, 50(4) : 1172-1178, 2004.

19) Jenkyn TR, Hunt MA, Jones IC, et al : Toe-out gait in patients with knee osteoarthritis partially transforms external knee adduction moment into flexion moment during early stance phase of gait : a tri-planar kinetic mechanism. J Biomech, 41(2) : 276-283, 2008

20) Astephen JL, Deluzio KJ, Caldwell GE, et al : Biomechanical changes at the hip, knee, and ankle joints during gait are associated with knee osteoarthritis severity. J Orthop Res, 26(3) : 332-341, 2008

21) Huang SC, Wei IP, Chien HL, et al : Effects of severity of degeneration on gait patterns in patients with medial knee osteoarthritis. Med Eng Phys, 30(8) : 997-1003, 2008

22) Lewek MD, Scholz J, Rudolph KS, et al : Stride-to-stride variability of knee motion in patients with knee osteoarthritis. Gait Posture, 23(4) : 505-511, 2006

23) Chang A, Hayes K, Dunlop D, et al : Thrust during ambulation and the progression of knee osteoarthritis. Arthritis Rheum, 50(12) : 3897-3903, 2004

24) Landry SC, McKean KA, Hubley-Kozey CL, et al : Knee biomechanics of moderate OA patients measured during gait at a self-selected and fast walking speed. J Biomech, 40(8) : 1754-1761, 2007

25) Baliunas AJ, Hurwitz DE, Ryals AB, et al : Increased knee joint loads during walking are present in subjects with knee osteoarthritis. Osteoarthritis Cartilage, 10(7) : 573-579, 2002

26) Mündermann A, Asay JL, Mündermann L, et al：Implications of increased medio-lateral trunk sway for ambulatory mechanics. J Biomech, 41(1)：165-170, 2008

27) Barker K, Lamb SE, Toye F, et al：Association between radiographic joint space narrowing, function, pain and muscle power in severe osteoarthritis of the knee. Clin Rehabil, 18(7)：793-800, 2004

28) McAlindon TE, Cooper C, Kirwan JR, et al：Determinants of disability in osteoarthritis of the knee. Ann Rheum Dis, 52(4)：258-262, 1993

29) Birmingham TB, Kramer JF, Kirkley A, et al：Association among neuromuscular and anatomic measures for patients with knee osteoarthritis. Arch Phys Med Rehabil, 82(8)：1115-1118, 2001

30) Christensen R, Bartels EM, Astrup A, et al：Effect of weight reduction in obese patients diagnosed with knee osteoarthritis：a systematic review and meta-analysis. Ann Rheum Dis, 66(4)：433-439, 2007

31) Focht BC, Rejeski WJ, Ambrosius WT, et al：Exercise, self-efficacy, and mobility performance in overweight and obese older adults with knee osteoarthritis. Arthritis Rheum, 53(3)：659-665, 2005

32) Messier SP, Loeser RF, Miller GD, et al：Exercise and dietary weight loss in overweight and obese older adults with knee osteoarthritis：the Arthritis, Diet, and Activity Promotion Trial. Arthritis Rheum, 50(5)：1501-1510, 2004

33) Mundermann A, Dyrby CO, Hurwitz DE, et al：Potential strategies to reduce medial compartment loading in patients with knee osteoarthritis of varying severity：reduced walking speed. Arthritis Rheum, 50(4)：1172-1178, 2004

34) 黒澤　尚：変形性膝関節症に対する下肢運動療法の治療効果．THE BONE, 23(1)：55-61, 2009

35) Lim BW, Kemp G, Metcalf B, et al：The association of quadriceps strength with the knee adduction moment in medial knee osteoarthritis. Arthritis Rheum, 61(4)：451-458, 2009

36) Hunt MA, Hinman RS, Lim BW, et al：Quadriceps strength is not related to gait impact loading in knee osteoarthritis. Knee, 17(4)：296-302, 2010

37) Lim BW, Hinman RS, Wrigley TV, et al：Does knee malalignment mediate the effects of quadriceps strengthening on knee adduction moment, pain, and function in medial knee osteoarthritis？ A randomized controlled trial. Arthritis Rheum, 59(7)：943-951, 2008

38) 木藤伸宏，石井慎一郎，三輪　恵：変形性膝関節症の理学療法の加速的アプローチ．理学療法, 20(4)：429-438, 2003

39) 田中浩介，宮下浩二，浦辺幸夫，他：変形性膝関節症患者の歩行における体幹傾斜運動と骨盤回旋運動の関係．理学療法科学, 23(1)：163-167, 2008

40) Hunt MA, Birmingham TB, Bryant D, et al：Lateral trunk lean explains variation in dynamic knee joint load in patients with medial compartment knee osteoarthritis. Osteoarthr Cartil, 16(5)：591-599, 2008

41) Mündermann A, Asay JL, Mündermann L, et al：Implications of increasedmedio-lateral trunk sway for ambulatory mechanics. J Biomech, 41(1)：165-170, 2008

42) 森本温子，鈴木重行：療法の考察―痛み系と運動系のつながりからみた運動療法の可能性．理学療法, 25(10)：1458-1465, 2008

43) Iles JF, Stokes M, Young A：Reflex actions of knee joint afferents during contraction of

the human quadriceps. Clin Physiol, 10(5) : 489-500, 1990
44) Chang A, Hayes K, Dunlop D, et al : Hip abduction moment and protection against medial tibiofemoral osteoarthritis progression. Arthritis Rheum, 52(11) : 3515-3519, 2005

MEMO

ミニレクチャー

歩行練習のコツ

榎　勇人

1. はじめに

　地球上で物体に作用する外力は「重力」と「床反力」の2つしか存在しない．それは身体にとっても同じであり，身体の姿勢変化は必ずこの2つの外力の平衡関係によって規定される．健常人の歩行（正常歩行）では，力学的に不安定な身体を高度な神経機構によってこれら2つの外力を巧みに制御し，力学的エネルギー（運動エネルギー，位置エネルギー）を効率よく使用することで，筋の活動量を最低限に抑えてエネルギー消費の少ない歩行をしているといえる．その一助を成しているのが，double knee actionなどの下肢隣接関節の協調動作である．一方，高齢者や症例では，脊柱や下肢関節のアライメントに変化が生じれば，それを補うために隣接関節が代償的な角度を成して適応し，力学的な平衡関係を作っている．よって，高齢者や症例の歩行は，効率を犠牲にして力学的安定性を確保する歩行戦略を行っているといえる．さらに歩行は交互動作のため，同側だけではなく対側の影響も受ける．

　そこで，今回変形性膝関節症（膝OA）の歩行練習として，隣接関節や対側との関係性を意識した捉え方や，運動学習の視点を取り入れたコツを解説する．

2. 隣接関節や対側との関係性を考慮した歩行練習のコツ

　同側の隣接関節との関係性として，健常人の歩行では，立脚初期（initial contact：IC〜loading respoase：LR）に内反した膝関節を，大殿筋下部線維と大内転筋による股関節内転モーメントと前脛骨筋と後脛骨筋による足関節内反モーメントにより，大腿骨と脛骨を直立化させ，立脚中期（midstance：MSt）に膝関節を中立位へ復元させる[1]．膝OA例では，膝関節の内反変形によりこのような歩行パターンの生成が困難となり，MStに膝関節が内反位に置かれ内反ストレスが増大する．また矢状面では，健常人では膝伸展位で踵接地をし，一度屈曲してから伸展してMStを迎えることで，床反力の鉛直成分の抜重効果を生み出し膝関節への負担を軽減している．このMStでの膝関節伸展は，足関節と股関節の協調運動によりもたらされるが，膝OA例では，膝関節自体に伸展制限があることが多く，この協調動作が起きないためにMStでの抜重効果が低下し，膝関節に負担がかかった歩行となる．また，反対側の影響としては，健常人では立脚後期（terminal stance：TSt〜pre-swing：PSw）の股関節外転モーメントにより，前方に振り出された対側の足に身体重心を移動させ，足部ではフォアフットロッカーにより足関節を底屈させて，振り出した下肢が接地のためのアライメントを作る時間を稼いでいる[1]が，反対側にも膝OAがあれば，やはりこのような正常な歩容にはならず，特にIC〜LRに影響を受ける．

MINI LECTURE

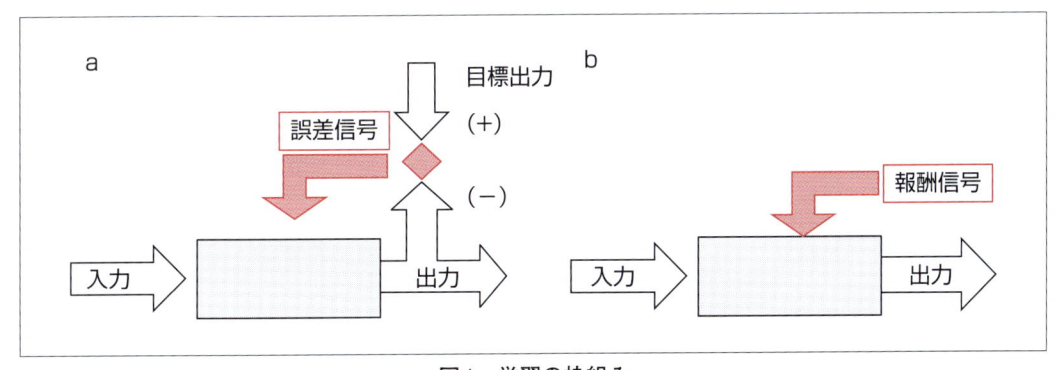

図1　学習の枠組み
a：教師あり学習，b：強化学習

　このような膝OA例の歩行は，言い換えれば先にも述べたように膝関節のアライメント変化に伴い，隣接関節が代償的な角度を成して力学的な平衡関係を作って適応した歩行ともいえる．しかし股関節や足関節にまで荷重応力がかかり，変形性股・足関節症や骨盤を介して脊椎にまで障害を及ぼしている症例も少なくない．つまり，特に術後症例にて，膝関節のアライメントや伸展角度が改善しても，隣接関節が，変形や筋活動不足による機能不全を起こしていれば，必ずしも歩容が改善するわけではない．さらには歩行を安定させるための適応した結果である場合も念頭において，獲得させる歩行（歩容）を選択し理学療法をしなければならない．

3. 運動学習理論に基づいた歩行練習のコツ

　膝OAにおける歩行練習の中で，特に術後症例の歩行練習は，膝のアライメントの改善などもあり，歩行運動の再学習と捉えられる．そこで，運動学習の視点を取り入れた歩行練習が必要である．学習の枠組みとしては，大きくは小脳の下オリーブ核から登上線維によって送られる誤差信号を基にした『教師あり学習』（図1a），大脳基底核の中脳黒質ドーパミン細胞から送られる報酬信号を基にした『強化学習』（図1b），大脳皮質の相互結合回路のダイナミクスによる『教師なし学習』の3つに分けられる[2]が，教師なし学習は信号を成分に分解したりクラス分けする役割を果たしていると考えられており，誌幅の都合上今回は教師学習と強化学習における歩行練習のコツを簡潔に述べる．教師あり学習における誤差信号は，体性感覚と視覚由来の2つの誤差信号があることがわかっている[3]．体性感覚由来の誤差信号は，平行線維からプルキンエ細胞へ入力される運動のプランニング情報と実際の運動との誤差が入力されている．よって歩行練習を行う際は，実際に学習してほしい動作（お手本となる動作）を，理学療法士が実際に模倣してみせたりして，患者に十分に理解してもらい，頭の中でイメージしてもらうことが望ましい．さらに，視覚的誤差情報を利用するために，姿勢矯正鏡などを使用する場合は，目安となる垂線や骨盤の高さに水平線などを引き，それからの誤差を意識させたり，実際の歩行をビデオ撮影し，目標とする歩行（イメージしてもらった歩行）と実際の歩行との違いを視覚的に認識しても

らうことが望ましい．また強化学習としては，線条体ニューロンは報酬予測に応じて活動するため，目標とする歩行が，患者にとってどのような利得をもたらすのかを十分に説明して理解してもらうことが必要である．さらに，歩容が改善するに従い，患者にもたらす利得の変化（例えば，酸素消費量や心拍数の減少などエネルギー消費の経済的側面，床反力鉛直成分の二峰性の改善，外部膝関節内反モーメントの改善など力学的側面，痛みの改善など）をフィードバックし，より歩容改善に対する報酬予測を意識させることが重要であると考える．

4. おわりに

ヒトにとって歩行とは，最も頻回に使用する移動手段である．よって筆者は，基本的にまずは安全に安定した歩行の獲得を目指し，その次に経済的（エネルギー消費）・効率的な歩行を目指すが，注意しなければならないのは，その目指す歩行が理学療法士のegoismになっていないかということである．目標とする歩行が症例にとってどのような利得をもたらすのかを，日々客観的に見直す冷静な視点と，症例の臨床決断（clinical decision making）を重要視する姿勢が必要である．

●─文献

1) 石井慎一郎：変形性膝関節症 歩行解析からみた理学療法の可能性．理学療法学，38(8)：639-641, 2011
2) 銅谷賢治：計算神経科学への招待 脳の学習機構の理解を目指して 第1回初めに：脳を見る座標軸．数理科学，505：1-9, 2005
3) Kitazawa S, Kimura T, Yin PB：Cerebellar complex spikes encode both destinations and errors in arm movements. Nature, 392：494-497, 1998

6 慢性疼痛疾患として捉えた評価と治療戦略

西上智彦

> 変形性膝関節症（knee osteoarthritis：膝OA）患者が感じている・訴える痛みは単にバイオメカニクス的な問題からだけでなく，知覚-認知系（大脳皮質），情動系（辺縁系），下行性疼痛抑制系といった中枢神経系の変調によって痛みが修飾されていることもある．初期評価時に解剖学的・運動学的観点からの評価に加えて，中枢神経系を考慮した評価・解釈を加えることで，その結果に応じた治療を選択することが重要である．

何が問題か？

　国際疼痛学会（IASP）は「痛みとは組織の実質的あるいは潜在的な傷害に結びつくか，このような傷害を表す言葉を使って述べられる不快な感覚・情動体験である」と定義している．言い換えると，末梢の組織器官に傷害があろうがなかろうが，痛いと訴えればそれを「痛み」とみなすということである．

　痛みは急性痛と慢性痛に分けられる．急性痛と慢性痛は痛みを感じてからの持続期間で判断するものではなく，患者が感じている・訴えている痛みが組織損傷の程度から想定できるものが急性痛で，想定できないほどの痛みを感じる・訴えるのが慢性痛である．

　これまでは，膝OAに対してバイオメカニクス的な観点から抽出された問題点にアプローチすることが多かった．しかし，膝OA患者が感じている・訴える痛みは単にバイオメカニクス的な問題からだけでなく，知覚-認知系（大脳皮質），情動系（辺縁系），下行性疼痛抑制系といった中枢神経系の変調によって修飾され，より強い痛みとなっていることもある．本項では膝OA患者を"慢性痛患者"にしている要因を概説し，評価・理学療法を紹介する．

ケース1　身体イメージの変質が痛みを修飾している患者

- 問題解決のための情報収集
- 身体イメージとは

　身体イメージは視覚，体性感覚，想像で得られた情報などを基にして"意識的"に感じる自己の身体のことである．身体イメージの評価法として，自己の身体をどのように感じ

ているかを描く身体描写法がある．また，身体イメージを構成する要素である2点識別覚や関節位置覚を評価する．

● **身体イメージの変質と慢性痛**

身体イメージの変質が，複合性局所疼痛症候群（complex regional pain syndrome：CRPS）患者や慢性腰痛患者などの難治性疼痛患者における慢性痛に関与していることが明らかになっている．CRPS患者では主観的に感じる身体の大きさの異常[1]，2点識別覚の低下[2]，関節位置覚の低下[3]が報告されており，さらに，一次・二次体性感覚野の受容野の減少が報告されている[2,4]．一方，Moseleyら[5]は直径2mmと11mmのプローブのどちらかを用いて患肢を刺激したときに，プローブのタイプと刺激位置を識別させる触覚識別課題を行うと，痛みや2点識別覚が改善することを報告している．また，CRPS患者において異なる振動刺激を識別する固有受容感覚識別課題の有効性が報告されている[6]．つまり，CRPS患者では体性感覚野の再構築によって身体イメージの変質が生じ，それが慢性痛に関与し，識別課題によって体性感覚野の再々構築が生じることによって慢性痛が減少すると考えられている．

膝OAにおいても2点識別覚の低下[7]，関節位置覚の低下[8]が報告されており，身体イメージの変質が慢性痛の一つの要因であることが指摘されている．つまり，膝OAにおいても身体イメージの変質の改善は痛みを改善させる可能性がある．

● **どのように理学療法を行うか？**

理学療法としては各種感覚識別課題が有効である．圧識別課題としては，異なる硬さのスポンジを膝関節内側部，外側部および膝窩部でそれぞれどの硬さか識別する（図1a）．関節位置覚の識別課題としては，膝関節軽度屈曲位から90°屈曲位までの距離を等間隔に分割し目印をつけ，患者には閉眼後，膝関節を他動的に動かし，どの目印からどの目印まで動かされたかという運動の距離を識別させる（図1b）．このとき，膝関節の位置覚に注意を向けるようにする．地面の水平性の識別課題としては，不安定板に足部をのせて，閉眼にて傾斜板を水平に保つようにする．この課題では関節位置覚（足関節，膝関節）や足底の圧情報が必要となる（図1c）．

> **POINT**
>
> 感覚識別課題時には，単に正答を求めるだけでは効果が乏しくなる．どの部位に注意を向けたのか，どのように感じたか，それらの結果どのように識別したのかを問い，修正していくことが重要である．

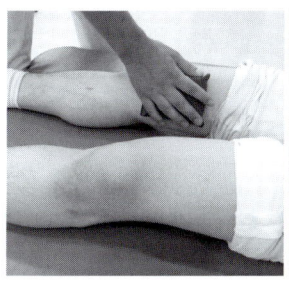

a-1：膝関節内側部の圧識別課題
a-2：膝関節外側部の圧識別課題
a-3：膝関節膝窩部の圧識別課題
b：膝関節伸展角度の識別課題
c：地面の水平性の識別課題

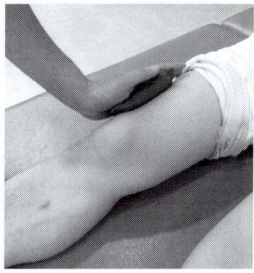

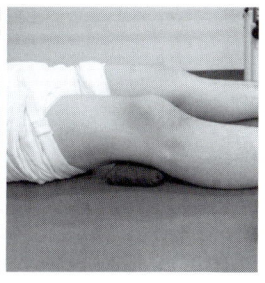

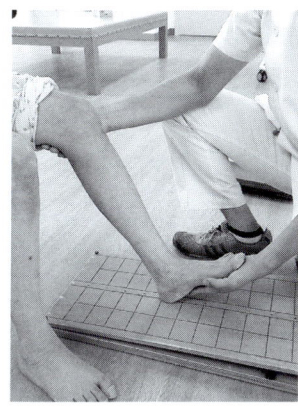

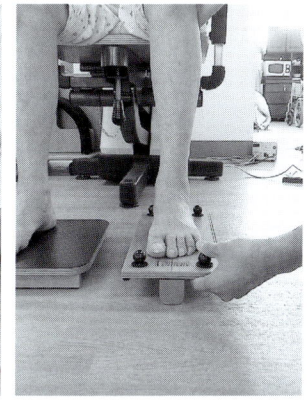

図1　体性感覚情報に基づいた治療課題の例

● 身体イメージの異常が影響していた患者
70歳代，女性．

1）初期評価時評価

- 主訴：荷重時痛と歩行時の不安感．
- 疼痛：立位・歩行時，座位股関節内旋時のNumeric Rating Scale（NRS）は，右膝関節内外側に安静時痛が2，運動時痛は8であった．
- 関節可動域（ROM）：右膝関節可動域は屈曲が110°，伸展が0°であった．
- 関節位置覚課題：
  ○膝関節伸展角度の識別課題；正答率は40％であり，関節位置覚の低下が推察された（図2a）．
  ○地面の水平性の認識課題；単軸不安定板（長軸）を水平にするよう求めると，板は外側へ傾き，股関節内旋・内転，足部内反位となり，この肢位が前額面における下肢の位置関係（股関節-膝関節-足関節）が正中であると認識しており，身体イメージが変質していた（図2b）．

6 慢性疼痛疾患として捉えた評価と治療戦略

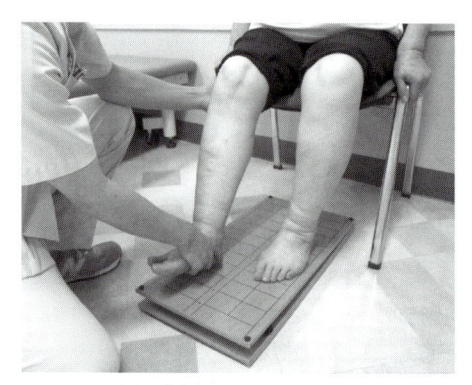

a：膝関節伸展角度の識別課題

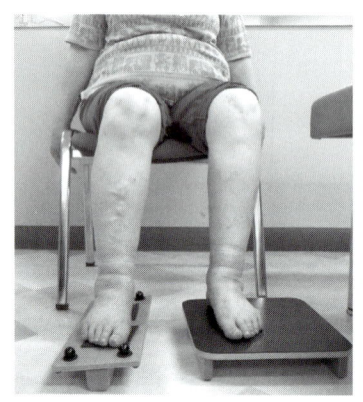

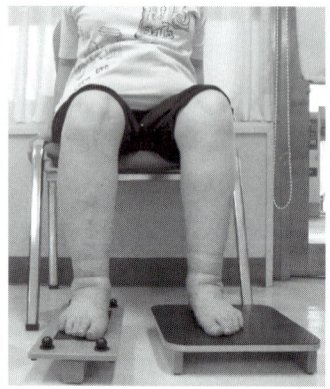

b：治療前の正中位のイメージ　　c：治療後の正中位のイメージ
図2　症例1の関節位置覚，身体イメージ
b：股関節内転・内旋，足関節内反位を正中と認識している．
c：治療前のイメージが改善している．

2）理学療法と経過

　この患者が訴える疼痛の出現に再現性のある運動は，股関節内旋時であった．また，股関節内転・内旋，足部内反位が前額面において下肢の位置関係（股関節-膝関節-足部）が正中であるという誤った認識をしていた．そこで，単軸不安定板を用いて水平性の認識課題を行った．単軸不安定板上に足を置くと，関節位置覚や運動覚，足底圧覚の認識の予測や分析を促し，感覚と運動を比較照合させることで前額面における下肢の位置関係を正中に保持し，足関節内外反が行えるようになった．しかし，歩行時の疼痛の軽減が不十分であったため，傾斜板を用いた体重移動の認識課題に移行した（図2c）．結果，1ヵ月半の理学療法で股関節内旋位での歩行は改善し，NRSは安静時0，運動時1〜2に改善した．

3）考察

　この患者は経年的な膝関節のアライメントの変化のみならず，身体イメージの変質が起こっていたことが推察され，身体の認識を評価・治療に取り入れたアプローチが奏効したと考える．治療にあたっては症例ごとにどの動作で痛みが再現できるかを確認し，さらにはプログラムを立案するうえで，身体の認識を評価することが必要である．

ケース2　破局的思考や不安回避思考が痛みを修飾している患者

● 問題解決のための情報収集

● 破局的思考，不安回避思考とは

　破局化とは，現在および将来の痛みに起因する障害を過大評価するとともに，そのような考えから離れられなくなっていく過程のことをいう．痛みに対する破局的思考は痛みのことが頭から離れない状態の反芻，痛みに対して自分では何もできないという状態の無力感および痛みそのものの強さやそれにより起こり得る問題を現実より大きく見積もる拡大視の3要素からなる．痛みに対する破局的思考はPain Catastrophizing Scale（PCS）によって評価する[9]．

　不安回避思考とは，痛みを感じたときに，何か深刻な状態であると捉えてしまい，より不安が惹起され，動作の回避や過剰な警戒心が生じ，廃用・抑うつ・身体障害が起こり，さらなる痛みへと悪循環となる思考のことをいう．不安回避思考の評価は腰痛に特化したFear-Avoidance Beliefs Questionnaire（FABQ）[10]と，腰痛だけではなく四肢の関節障害も評価可能であるTampa Scale for Kinesiophobia（TSK）[11]がある．

● 破局的思考，不安回避思考と慢性痛

　一般住民を対象にした研究では，PCSやTSKは6ヵ月後の腰痛の強度やそれによる障害の予測因子になることが報告されている[12]．また，健常者を対象に同じ痛み刺激を加えても，PCSやTSKのスコアが高い被験者ほど痛みをより強く感じることが報告されている[13]．このように破局的思考や不安回避思考は痛みに深く関与している．膝OAにおいても，PCSは痛みの強度，心理障害および歩行障害に影響し，TSKは心理障害および歩行障害に影響することが報告されており[14]，破局的思考や不安回避思考は慢性痛の一要因として考えられる．

● どのように理学療法を行うか？

　理学療法士が指導した運動と痛みの対処法トレーニングの複合プログラムは痛み，身体的要因および心理的要因を改善させることが報告されており[15]，日常臨床においても破局的思考や不安回避思考の程度を把握し，運動療法に加えて，対処法を指導する必要がある．具体的な方法の一つとして表1に示しているようにPCSの評価から対応を変えていく．

> **Advice**　心理的要因が強い患者では，理学療法士だけでは手に負えないことも少なくない．心理的因子が痛みに影響している可能性が高い患者については，医師，看護師，作業療法士などの多職種で情報を共有して，一貫した対応をとることが望ましい．

表1　PCSのタイプ別対応例

反芻：気になって仕方ない	
だめな対応	気にしないようにしてください
理由	気にしたらだめだとわかっているが気にしてしまう
良い対応	毎日，痛みとその日の状況を書き残す しっかり気にする中で痛みの増減を自ら確認
無力感：痛みに対して自分では何もできない	
だめな対応	がんばって運動しましょう
理由	がんばれと言われてもできない
良い対応	自己効力感をつける セルフマネジメントの習得 例：朝痛くとも，ストレッチしたら動ける
拡大視：痛みそのものの強さやそれにより起こる問題を現実より大きく見積もる	
だめな対応	そんなに痛みが強くなることはないですよ
理由	自分の症状を客観的に観察することを恐れ，合理的な予想よりも強い痛みを予期するため
良い対応	段階的曝露 ある活動を予期ではなく実際に挑戦させ，実際には痛みが思っていたほど脅威ではないという体験を積み重ね，それを認識させる

● 破局的思考，不安回避思考が痛み，運動障害を惹起させていた症例

70歳代，女性．

1) 初期評価時評価
- 主訴：荷重時痛と歩行時痛．
- 疼痛：右膝蓋骨直上がNRS5，右膝関節内側裂隙から鵞足部，膝窩部内側がNRS8．
- 関節可動域：右膝ROMは屈曲が90°，伸展が－15°．
- 心理状態：膝関節の運動および立位・歩行による疼痛増強に対して非常に恐怖心が強く，「膝から下を切り落としたいくらい」と訴えた．PCSは反芻20点，無力感10点，拡大視8点であった．

2) 理学療法と経過

まず，疼痛増強に配慮しながらROM運動を実施した．1ヵ月後，膝蓋骨直上および膝関節内側の痛みはNRS1と軽減し，右膝ROMは屈曲140°，伸展－10°と改善した．しかし，臥位・立位ともに大腿四頭筋，ハムストリングスの過緊張がみられ，内側ハムストリングスの伸張痛はNRS5と残存しており，右膝関節伸展位をとることに対して強い恐怖心を抱いていた．PCSは反芻18点，無力感11点，拡大視8点と改善が認められなかった．

3) 再解釈

膝を伸展することに対する恐怖心と痛み経験の残存が破局的思考に強く関与し，膝関節周囲筋の過緊張状態を引き起こすことで疼痛の遷延と運動制限の残存につながっていると

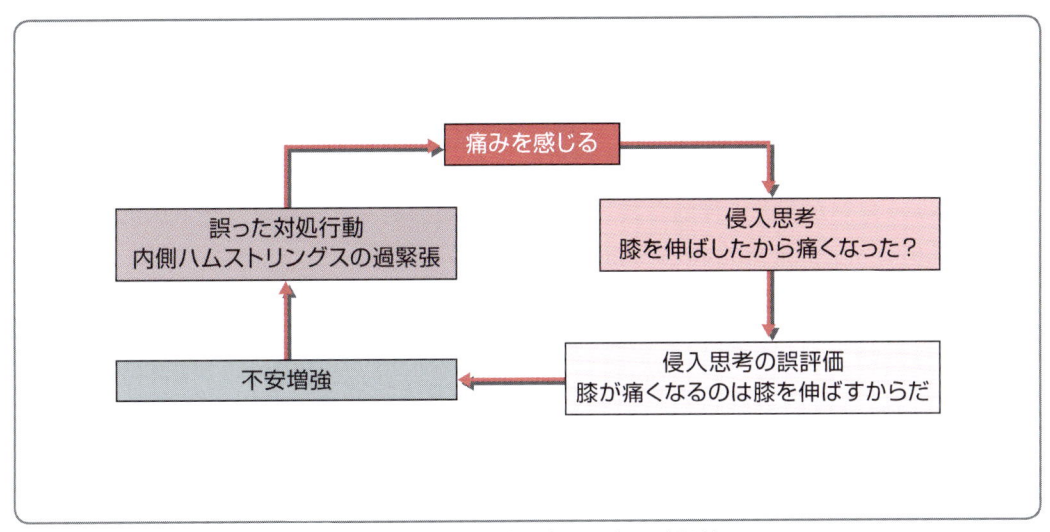

図3 症例2の破局化と不安回避思考

解釈した（図3）．

4）理学療法と経過

まず，患者自身に過緊張状態の内側ハムストリングスを触って確認させ，この状態の残存が痛みにつながっていることを説明した．そのうえで，背臥位にて膝窩部での異なる硬さのスポンジを用いた圧・位置覚識別課題を実施した．識別が可能となることで膝周囲筋の緊張が軽減し，伸展位での疼痛が軽減した．自宅においてもクッションなどを使用し，膝周囲筋の緊張状態と膝関節角度，疼痛の関係性を確認させ，「膝を伸ばしても痛くない」ということを認識させた．

その結果，理学療法開始3ヵ月後には，内側ハムストリングスの疼痛は消失，膝関節伸展0°と改善し，PCSも反芻5点，無力感6点，拡大視1点と改善した．立位歩行時においても痛みなく伸展位をとることが可能となり，歩容・安定性の改善を認めた．

5）考察

この患者は破局的思考および不安回避思考が痛みと運動障害を惹起させており，これらの思考を考慮したアプローチが奏効したといえる．患者によって破局的思考，不安回避思考は異なるため，テーラーメイドのアプローチが必要である．

ケース3　下行性疼痛調節系の減弱によって痛みが増強している患者

●問題解決のための情報収集

1）下行性疼痛抑制系とは

下行性疼痛抑制系とは，脊髄より上位中枢から下行性に痛みを制御する神経系のことをいう．下行性疼痛抑制系は中脳中心灰白質（periaqueductal grey：PAG）からの出力とし

て吻側延髄腹内側部（rostroventromedial medulla：RVM）に走行する神経線維と背外側橋中脳被蓋（dorsolateral pontomesencephalic tegmentum：DLPT）に走行する神経線維に大きく分けることができる．また，下行性疼痛抑制系には痛みを感じているときに，さらに他の部位に侵害刺激を加えることで脊髄後角にある広作動域（wide dynamicrange：WDR）ニューロンが広汎に抑制され，本来の痛みが抑制される現象である広汎性侵害抑制調節（diffuse noxious inhibitory controls：DNIC）も含まれる．

● 下行性疼痛抑制系の減弱と慢性痛

線維筋痛症候群ではDNICによる痛み軽減効果が少ないこと[16]や，開胸術前にDNICによる痛み軽減効果が少ない人が慢性痛になりやすいこと[17]が報告されており，DNICの減弱は慢性痛に関与することがわかっている．膝OA患者においてもDNICの減弱が認められており，慢性痛の一要因となっていると考えられる[18]．

● どのように理学療法を行うか？

下行性疼痛抑制系は運動や筋収縮によっても賦活されることが報告されている[19]．また，運動を継続することによる下行性疼痛抑制系の賦活も報告されている[20]．治療としては，エルゴメータやトレッドミルを用いた有酸素運動や筋力増強運動を行っていく．つまり，これまで実施されていた運動療法は末梢だけでなく，中枢神経系に作用している可能性もあり，運動をいかに継続してもらうかがポイントである．

> **Advice** 運動を継続してもらうことは難しいことが多い．「医療者」に"治してもらう"という患者の意識が大きいと運動を継続しなくなる傾向が強くなる．「自分自身」で"治す"と感じてもらうためには，運動によって痛みが軽減する達成体験や会話の中で運動の有効性を説く言語的説得などによる自己効力感の向上が必要である．会話のポイントとしては，運動が奏効したモデルケースを会話の中に入れることが有効である．

まとめ

理学療法士にとって，膝OAに対して解剖学的・運動学的観点から解釈することは当然であるが，慢性痛として捉えたときに中枢神経系が変調している可能性を考える必要がある．初期評価時に解剖学的・運動学的観点からの評価に加えて，図4にある評価・解釈を加えることで，その結果に応じた治療を選択する必要がある．

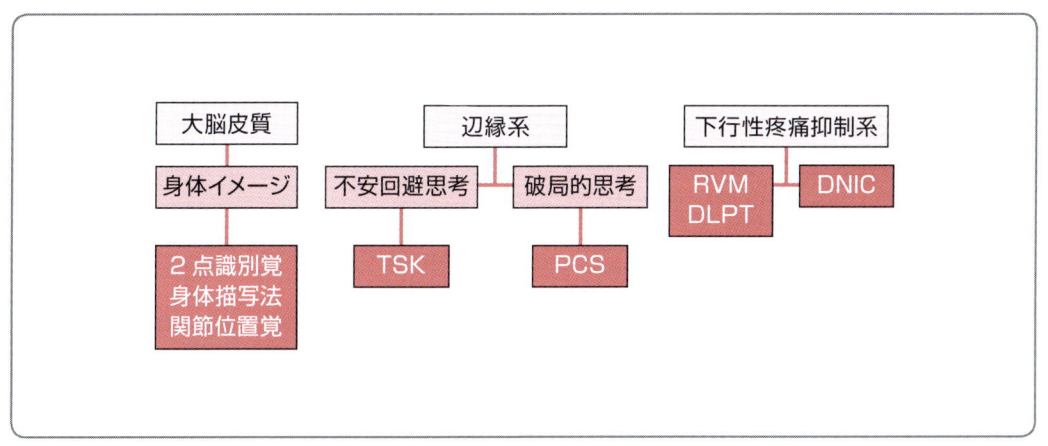

図4 痛みを修飾している部位，機能とそれに応じた評価

▶若手理学療法士へひとこと◀

これまでの方法でうまくいかないときには，違った視点が必要となる．膝OAにおいても視点を変えてアプローチを試みてほしい．

Further Reading

ペインリハビリテーション　松原 貴子，沖田　実，森岡　周 著，三輪書店，2011
▶ 痛みに関して網羅された内容であり，痛みのメカニズムを理解し，理学療法のヒントを得ることができる秀逸な一冊である．

●文献

1) Peltz E, Seifert F, Lanz S, et al：Impaired hand size estimation in CRPS. J Pain, 12(10)：1095-1101, 2011
2) Pleger B, Ragert P, Schwenkreis P, et al：Patterns of cortical reorganization parallel impaired tactile discrimination and pain intensity in complex regional pain syndrome. Neuroimage, 32(2)：503-510, 2006
3) Lewis JS, Kersten P, McPherson KM, et al：Wherever is my arm？ Impaired upper limb position accuracy in complex regional pain syndrome. Pain, 149(3)：463-469, 2010
4) Pleger B, Tegenthoff M, Schwenkreis P, et al：Mean sustained pain levels are linked to hemispherical side-to-side differences of primary somatosensory cortex in the complex regional pain syndrome I. Exp Brain Res, 155(1)：115-119, 2004
5) Moseley GL, Zalucki NM, Wiech K：Tactile discrimination, but not tactile stimulation alone, reduces chronic limb pain. Pain, 137(3)：600-608, 2007
6) Gay A, Parratte S, Salazard B, et al：Proprioceptive feedback enhancement induced by vibratory stimulation in complex regional pain syndrome type I：an open comparative pilot study in 11 patients. Joint Bone Spine, 74(5)：461-466, 2007

7) Stanton TR, Lin CW, Bray H, et al：Tactile acuity is disrupted in osteoarthritis but is unrelated to disruptions in motor imagery performance. Rheumatology (Oxford), 52(8)：1509-1519, 2013
8) Felson DT, Gross KD, Nevitt MC, et al：The effects of impaired joint position sense on the development and progression of pain and structural damage in knee osteoarthritis. Arthritis Rheum, 61(8)：1070-1076, 2009
9) 松岡紘史, 坂野雄二：痛みの認知面の評価：Pain Catastrophizing Scale日本語版の作成と信頼性および妥当性の検討. 心身医学, 47(2)：95-102, 2007
10) 松平　浩, 犬塚恭子, 菊池徳昌, 他：日本語版Fear-Avoidance Beliefs Quetionnaire(FABQ-J)の開発 言語的妥当性を担保した翻訳版の作成. 整形外科, 62(12)：1301-1306, 2011
11) 松平　浩, 犬塚恭子, 菊池徳昌, 他：日本語版Tampa Scale for Kinesiophobia (TSK-J)の開発 言語的妥当性を担保した翻訳版の作成. 臨床整形外科, 48(1)：13-19, 2013
12) Picavet HS, Vlaeyen JW, Schouten JS：Pain catastrophizing and kinesiophobia：predictors of chronic low back pain. Am J Epidemiol, 156(11)：1028-1034, 2002
13) Parr JJ, Borsa PA, Fillingim RB, et al：Pain-related fear and catastrophizing predict pain intensity and disability independently using an induced muscle injury model. J Pain, 13(4)：370-378, 2012
14) Somers TJ, Keefe FJ, Pells JJ, et al：Pain catastrophizing and pain-related fear in osteoarthritis patients：relationships to pain and disability. J Pain Symptom Manage, 37(5)：863-872, 2008
15) Hunt MA, Keefe FJ, Bryant C, et al：A physiotherapist-delivered, combined exercise and pain coping skills training intervention for individuals with knee osteoarthritis：a pilot study. Knee, 20(2)：106-112, 2012
16) Edwards RR：Individual differences in endogenous pain modulation as a risk factor for chronic pain. Neurology, 65(3)：437-443, 2005
17) Yarnitsky D, Crispel Y, Eisenberg E, et al：Prediction of chronic post-operative pain：pre-operative DNIC testing identifies patients at risk. Pain, 138(1)：22-28, 2008
18) Arendt-Nielsen L, Nie H, Laursen MB, et al：Sensitization in patients with painful knee osteoarthritis. Pain, 149(3)：573-581, 2010
19) Nijs J, Kosek E, Van Oosterwijck J, et al：Dysfunctional endogenous analgesia during exercise in patients with chronic pain：to exercise or not to exercise？ Pain Physician, 15(3 Suppl)：ES 205-213, 2012
20) Stagg NJ, Mata HP, Ibrahim MM, et al：Regular exercise reverses sensory hypersensitivity in a rat neuropathic pain model：role of endogenous opioids. Anesthesiology, 114(4)：940-948, 2011

変形性膝関節症に対する術後理学療法

PART Ⅲ

1 TKA後における体幹から捉えた評価と治療戦略

多々良大輔

変形性膝関節症（膝OA）を有する患者において，膝関節のみの症状ではなく，同時に体幹，特に腰部変性疾患を合併していることが多い．疫学的にも関連性は高く，knee-spine syndromeという概念に代表されるように，隣接関節でないにもかかわらず，膝関節と体幹機能には密接な補完作用があるといわれている．

人工膝関節全置換術（TKA）後の体幹機能に関する報告は，定量化が難しいために数は少ない．体幹の機能がTKAを境に変化する場合もあるが，多くは術前のストラテジーが持続し，TKAによって再建された膝関節機能を立位・歩行の中で効率的に発揮できない．

TKA後の治療戦略として，術前の体幹機能を把握したうえで，TKA後の立位・歩行能力を最大限に発揮させるかという視点が重要となる．

何が問題か？

1. 膝関節痛と腰痛の関連性．
2. 矢状面：立位・歩行時の膝関節伸展角度の低下．
3. 前額面：体幹の側方動揺の増大．
4. 全身的な回旋制御機構（胸郭・股関節の重要性）の破綻．
5. 将来の腰部変性疾患の発症リスク．

問題解決のための情報収集

●膝関節痛と腰痛の関連性

・アンケートを用いて，腰痛・下肢痛・膝痛に関する疫学調査を行い，14,590人のうち，有病率は36％，膝痛：14％，腰痛：26％，下肢痛：19％であったとし，このうち7.6％に腰痛・膝痛の合併を認めた[1]．

・膝OAと変形性脊椎症（脊椎OA）に対する調査にて，対象者の15.1％に合併しており，膝OA群の脊椎OA発生頻度（50.3％）は膝正常群の膝OA頻度（34.3％）よりも有意に高く，脊椎OA群の膝OA発生頻度（38.3％）は脊椎正常群の膝OA発生頻度24.2％より有意に高かった[2]．

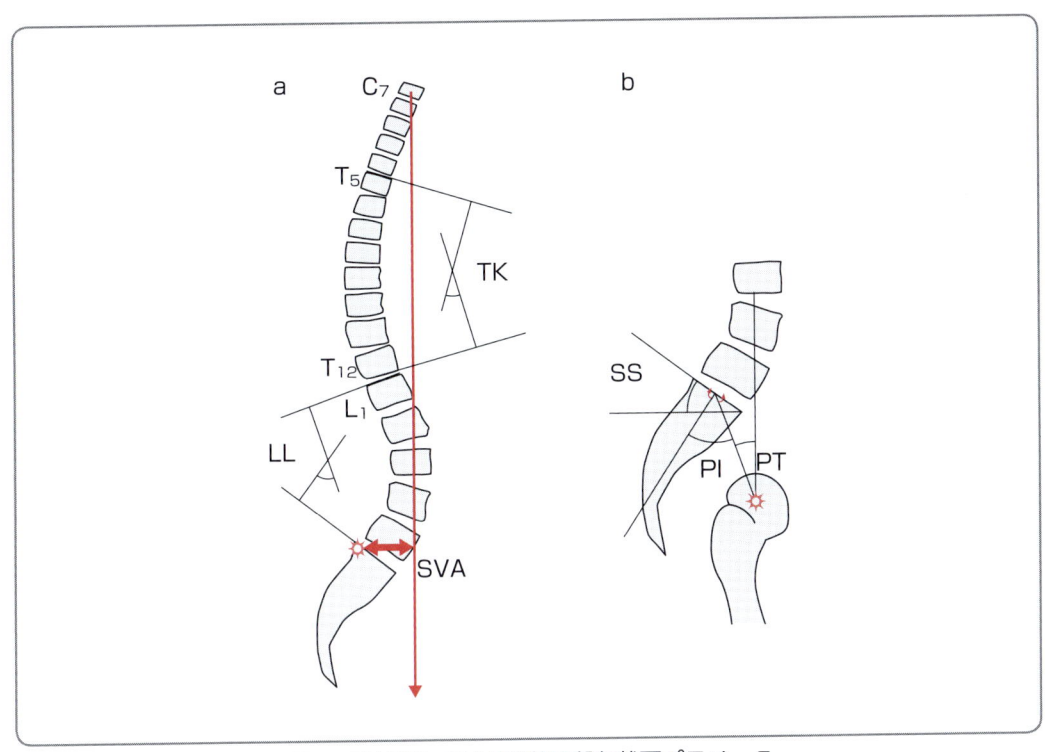

図1 X線像における脊柱骨盤矢状面パラメータ
SVA：saggital vertical axis, TK：thoracic kyphosis, LL：lumbar lordosis, PI：pelvic incidence, PT：pelvic tilt, SS：sacral slope
「大和　雄 他：成人脊柱変形の脊柱骨盤矢状面アライメントと矯正術．脊椎脊髄，26(6)：654，図1，2013」より引用

- 膝の伸展制限が腰椎後彎より若年でみられ，膝の障害が先行して発症する可能性がある[3]．

● 矢状面：立位・歩行時の膝関節伸展角度の低下

- TKA後歩行自立となるまでの期間と，術後1週の膝伸展角度に相関が認められた[4]．
- TKA後，術前と比較して立位での膝関節伸展角度，骨盤後傾角度の改善が得られるものの，骨盤後傾は残存していた[5]．
- TKA術前・術後6ヵ月で，立位全脊椎，全下肢単純X線側面像を比較し，腰椎骨盤帯パラメータに有意な変化はなく，thoracic kyphosis（第5胸椎上縁～第12胸椎下縁），pelvic incidence（股関節中心と仙骨上縁の後方角を結んだ線と垂線のなす角），pelvic tilt（股関節中心と仙骨上縁の中点のなす角）値は日本人平均より大きく，胸椎後彎の増大，骨盤後傾がみられた．術後の膝屈曲角度と術前のsaggital vertical axis（第7頚椎から下ろした垂線とS1上縁後方角の距離）に相関があった[6]（図1）．
- TKA後，日本変形性膝関節症評価（Japanese knee osteoarthritis measure：JKOM）総得点と円背に有意な正の相関を認めた[7]．
- TKA後，屈曲拘縮が存在しても，脊椎の脊柱骨盤矢状面パラメータが保たれている症

例が存在した[8].

● 前額面：体幹の側方動揺の増大

・膝OA患者ではGradeの進行につれ，股関節外転モーメントは低値を示した．前額面骨盤傾斜角度は，すべてのGradeで立脚側の骨盤挙上，遊脚側が下制していた．遊脚側への骨盤下制と股関節外転モーメントに正の相関が認められた[9].
・腰部変性後彎例では大腿直筋・内側および外側広筋，大腿二頭筋の活動が増加した．このパターンは健常者が腰椎を後彎させた場合にもほぼ同様の波形が認められた[10].
・健常者に対して骨盤後傾角度変化による下肢筋電図の測定を行い，骨盤後傾角度の増大に伴い，大腿筋膜張筋の活動が有意に上昇するとともに，膝関節内反角度も増大した[11].
・健常者に対し，30°の伸展制限を膝装具にて作製した結果，歩行時の骨盤後傾，体幹の前傾が著明となるとともに，対側への体幹回旋角度が減少していた[12].
・一側TKAを施行後，肩は術側へ下制，体幹は屈曲し，骨盤帯はより対側方向へ変位が認められた[13].
・TKA後，股関節外転筋の筋力はFigure-of-8 Walk Test, 5-Chair Rise Testにて，大腿四頭筋筋力よりも高い相関を認めた[14].

● 全身的な回旋制御機構（胸郭・股関節の重要性）の破綻

・膝OAの縦断的検討において，OAの進行と股関節内旋角度の低下が関連する[15].

情報を批判的に吟味する

● 膝関節痛と腰痛の関連性

　膝OAに脊柱管狭窄症や腰椎椎間板ヘルニアに代表される腰部変性疾患を有する症例は多い．長総，堀川らは膝OAと腰部変性疾患の合併例において，knee-spine syndromeという概念を提唱し，荷重関節としての膝関節・腰椎におけるアライメント変化が各々の病態に影響を及ぼす可能性について，疫学的な報告を交えて報告している[1,2]（図2）．この中で臨床的には膝OAより腰部変性疾患を先に発症しても，後に膝関節痛が主たる愁訴となる傾向にあると述べている．

　膝痛から腰痛が引き起こされるケース，腰痛から膝痛が引き起こされるケースが考えられるが，どちらが原因であるかを明確に区別することは困難である．

　TKA後，腰部疾患の増悪を認めることを経験するが，腰部変性疾患の発症率に関する報告は存在しないため，症例に合わせた対応が必要である．

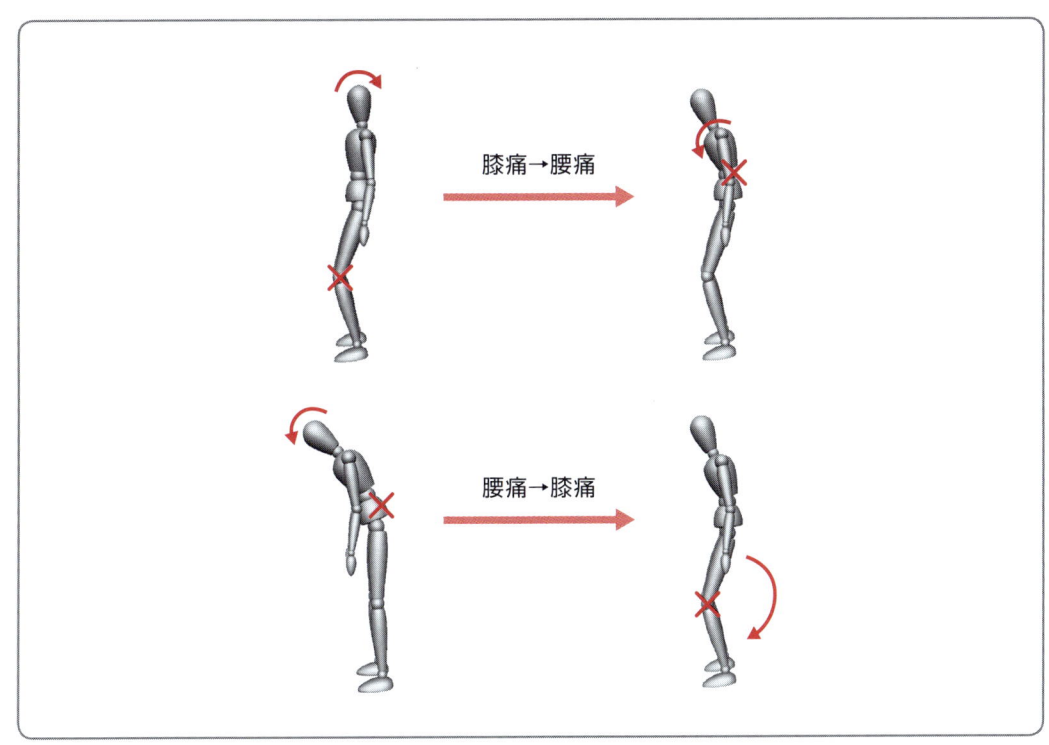

図2 knee-spine syndrome

> **POINT**
>
> 膝関節に加え，腰痛，背部痛を合併していることが多い．特にTKAに至る症例では，術前の問診にて体幹の違和感について，聴取しておくことは重要である．

● 矢状面：立位・歩行時の膝関節伸展角度の低下

　術後の膝関節屈曲可動域，伸展筋力に関する報告は多いが，より効率的な歩行を考えた場合，伸展可動域の確保は重要である[4]が，膝関節伸展可動域に関する報告は非常に少ない．

　骨盤後傾・腰椎後彎位を呈する例では，足圧中心（center of pressure：COP）が後方移動するため，関節伸展可動域・筋力ともに順調な回復が認められているにもかかわらず，代償的に膝関節を屈曲して対応する場合が多い．

　加齢とともに骨盤後傾角度が強くなるうえに，膝OAを有する例ではさらにその程度が増強する[5]．TKA後においても骨盤後傾，胸椎後彎は残存し，頭部が前方に位置する場合は，膝関節屈曲位での立位，歩行を強いられる可能性を考慮しておかなければならない[6,7]．

TKA後，膝関節伸展機構の回復の程度にもよるが，術前脊椎アライメントが持続して骨盤後傾位を強いられる場合，股〜膝関節をまたぐ大腿直筋，外側広筋，大腿二頭筋，大腿筋膜張筋の過剰な筋活動は二次的に膝関節の外部内反モーメントを増大させる[10,11]．

　TKA後の脊椎アライメントが徐々に明らかにはなっているものの[6,8]，脊椎saggital balanceに問題がない症例も存在することから[8]，立位・歩行時の膝関節伸展機能と体幹機能との明確な関連性は不明瞭であり，どのような治療戦略が有効であるか調査した報告は見当たらない．

> **メモ 膝関節伸展角度にギャップがある場合**
>
> 術側下肢筋力が一定以上保たれているにもかかわらず，他動での膝関節伸展可動域と立位での膝関節伸展角度にギャップがある場合は，骨盤の後傾に伴って膝関節を屈曲させて対応していることがある．立位にて上前腸骨棘，上後腸骨棘を触診し，骨盤後傾の程度を確認することは非常に有用である．

● 前額面：体幹の側方動揺の増大

　術前からの立脚側の骨盤挙上，遊脚側の下制を伴った体幹屈曲[9]は術後も継続する傾向にあり，膝関節伸展制限があればさらに顕著となる可能性が高い．さらに骨盤帯はより対側方向への偏位とともに，術側肩は術側へ下制，体幹を屈曲，同側に側屈，対側に回旋させ，上半身重心を術側へ移動させる[12,13]．また術前より存在する股関節外転筋出力の低下[14,15]が持続するため，Trendelenburg徴候に加え，Duchenne徴候も伴った形となりやすい．これらを補うための外転歩行が固定化し，大腿筋膜張筋〜腸脛靭帯，外側広筋，大腿二頭筋の緊張を強いられると，股関節内転可動域制限や膝関節屈曲拘縮を引き起こす可能性が高まり，歩行能力の改善を妨げる一要因となる（図3）．

● 全身的な回旋制御機構（胸郭・股関節の重要性）

　膝関節は構造上回旋可動域が少ない関節であるが，TKA後はさらに回旋制御が困難となる．全身の回旋制御機構は重要であるTKA後にかかわらず，回旋制御にかかわる複雑な制御に関する報告は少ない．

　構築学的に高い可動性を有する胸郭・股関節の可動性の低下，運動制御の未熟さは，回旋可動域を有さない腰椎，仙腸関節，膝関節に負荷分担を増大させる．特に股関節回旋可動域は，腰痛患者における検査指標としても重要であるが，TKA前から存在する可能性のある股関節内旋可動域制限[16]に加え，胸郭の制御機構の破綻を合併する場合，膝関節の内外反，回旋制御に悪影響を及ぼすと考えられる[17]．

どのように理学療法を行うか？

● 矢状面：立位・歩行時の膝関節伸展角度の低下

・側臥位での腰椎前彎角度，仙骨前傾・寛骨前傾角度の増大方向への刺激により，腸脛靭

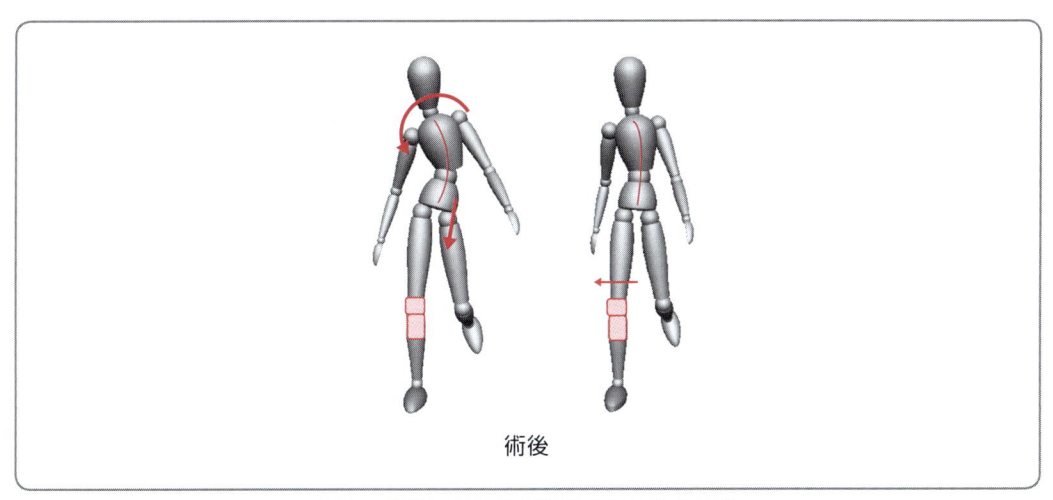

図3 術後における前額面上の体幹の対応
股関節外転筋の出力低下を代償するために，術側肩は下方へ位置し，体幹の同側への側屈と対側への回旋・対側骨盤の下制を用いる．

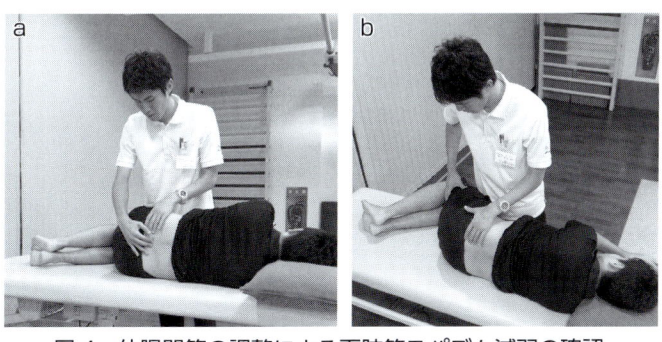

図4 仙腸関節の調整による下肢筋スパズム減弱の確認
a：仙骨・寛骨の前傾運動．左手で寛骨，右手で仙骨の前傾を加える（わずかに仙骨側の前傾を加える）．
b：腸脛靭帯，外側広筋，大腿二頭筋の筋スパズムの減弱を確認する．

帯・外側広筋，大腿二頭筋の圧痛点の減弱が得られるかを確認する（図4）．この徒手刺激による即時的な反応が高い症例では，膝関節伸展可動域制限がなければ立位時の膝関節伸展角度に変化が現れる可能性がある．
・座位にてスリングを用いた場合，サスペンションポイントを前方に設定すると骨盤の前傾が，やや後方では胸腰椎移行部の伸展が得られやすくなる（図5）．
・術側坐骨への体重移動時の大殿筋，ハムストリングスといった股関節伸展筋，腰椎固有伸筋の活性化は，矢状面上での立脚初期の股関節の伸展に伴う脛骨の鉛直方向への圧縮力を得ることにもつながる[18]（図6）．
・術側下肢を前方にステップした位置から，前脛骨筋の遠心性収縮に伴った脛骨の前方傾斜，大腿骨上での骨盤前傾と胸郭の前方化のタイミングを同期させることで，heel rocker を伴った膝関節伸展機構の再学習を図ることが有効である（図7a）．

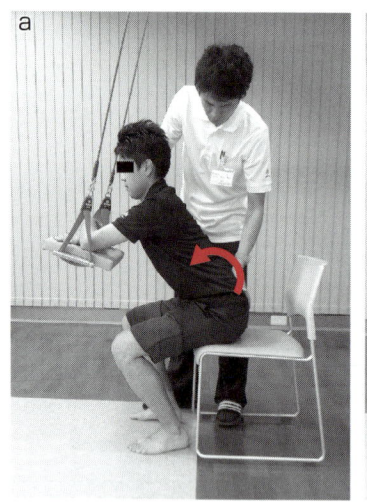

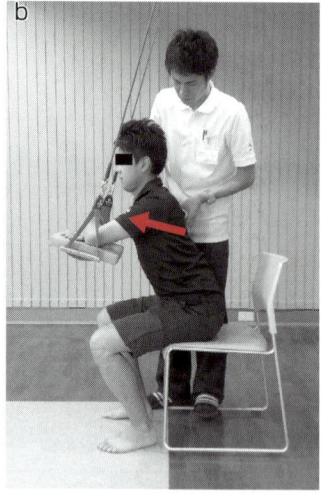

図5 スリングを用いた体幹の分節運動の促通
a：腰椎骨盤帯の伸展＋前傾運動，b：胸椎の伸展

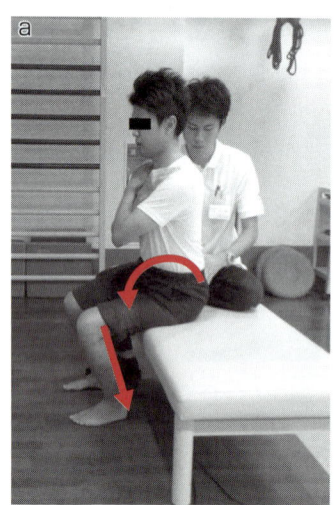

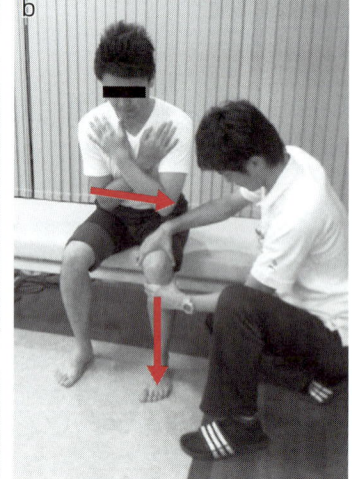

図6 骨盤帯から大腿骨・脛骨の荷重伝達
a：左股関節伸展と寛骨前傾運動の同期化
b：左股関節伸展に伴う大腿骨を介した脛骨の床方向への圧縮

Advice 臥位にて骨盤後傾から前傾位へのアライメント変化を促すと，即時的に下肢筋の圧痛の減弱が得られる場合が多い．これは骨盤に限ったことではなく，頸・胸椎，股関節においても同様であり，徒手的な理学療法を行った際に膝関節伸展可動域，周囲の圧痛点に変化が生じているかどうか確認することが重要である．その後，改めて立位・歩行時に反応のあった器官にどのようなストレスがかかっているか再度分析・考察することで，主要な問題点を絞り込むことができる．

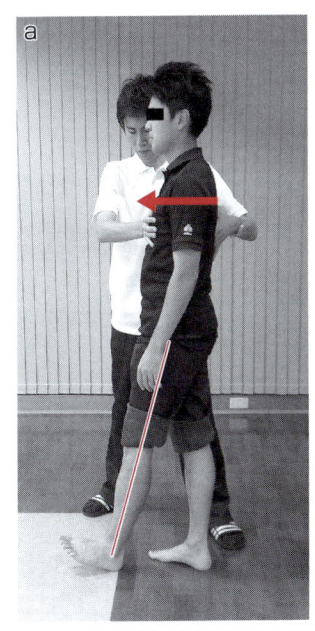

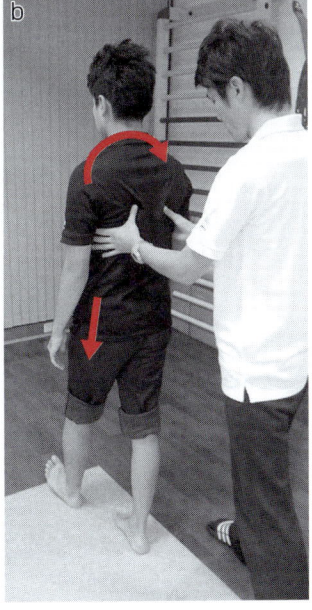

図7　立脚初期の胸郭への用手接触・誘導
a：上半身重心の前方移動
b：両側肋骨を保持・胸郭の誘導を行いながら，左股関節外転筋活動を促す．

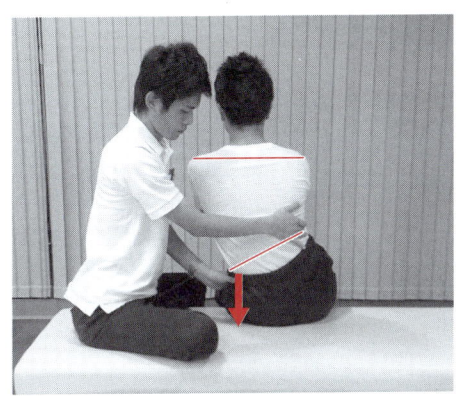

図8　坐骨へのウェイトシフト
左坐骨への荷重に伴う左股関節伸展筋活動と右外・内腹斜筋，腰方形筋活動の同期を促す．

● 前額面：体幹の側方動揺の増大

・胸椎の側屈・回旋に伴う胸郭の偏位を細かく分析したうえで，肋骨の動きを制限する筋の緊張を除去し，同筋の緊張が上がらないように側方への誘導を行う（図8）．
・スリングを両側手掌で保持し，鉛直方向へ圧迫刺激を加えながら片脚立位を保持する．やや前方に位置させると腹斜筋群と支持脚股関節内転筋群の促通，後方では胸背筋膜の作用を強調することができる．必要に応じてバランスディスクを使用しても，全身的な動的制御のエクササイズとなる（図9）．

[1] TKA後における体幹から捉えた評価と治療戦略

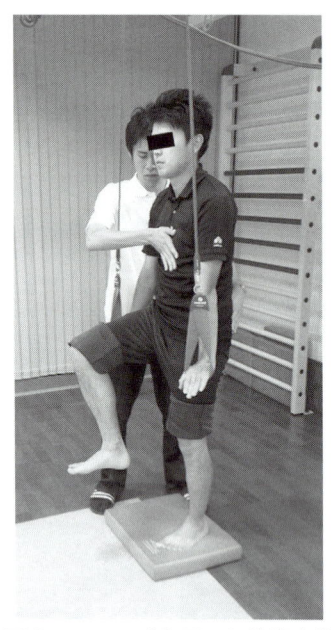

図9 スリングを用いた片脚立位
両上肢前方で保持：腹斜筋群の促通
両上肢後方で保持：広背筋・脊柱起立筋の促通

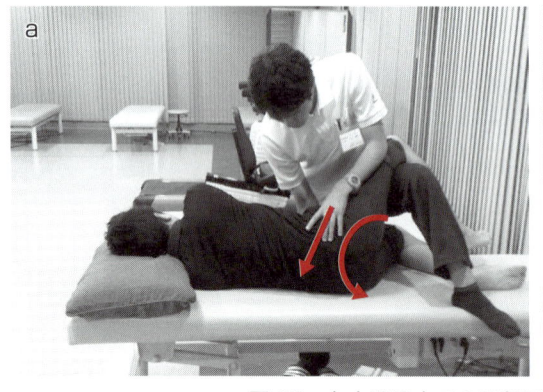

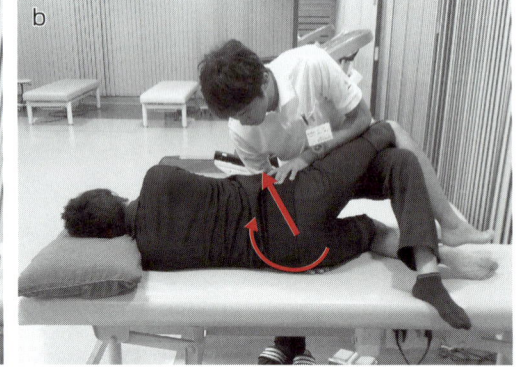

図10 左大腿骨上での骨盤回旋運動（他動⇒自動介助）
a：骨盤帯の右回旋に伴う左股関節外旋運動
b：骨盤帯の左回旋に伴う左股関節内旋運動
大転子を理学療法士の右手で把持，左手で右寛骨を把持

・術側下肢を前方にステップした位置から，胸郭の配列を調整しつつ，上半身重心の適切なコントロールを促すことで，術側股関節外転筋の適切な筋収縮が得られるアライメントを学習させる（図7b）．上半身重心と外部膝内反モーメントには密接な関係があることから[19]，TKA後における胸郭の制御は膝関節伸展機構の再建に非常に重要であるといえる．

Ⅲ．変形性膝関節症に対する術後理学療法

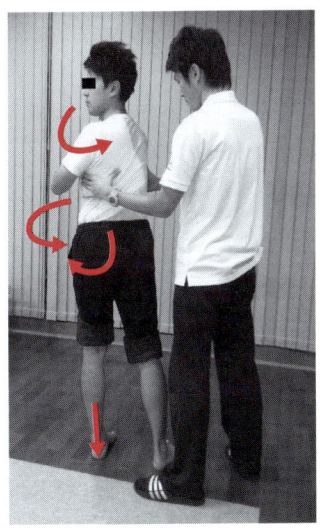

図 11　立位における回旋運動
変位した肋骨を調整しながら，胸郭の左回旋を促すとともに，左足底への荷重を意識させながら骨盤帯の左回旋に伴う左股関節の内旋運動を促す．

> **メモ　外腹斜筋の意義**
> 術前より存在する股関節外転筋の弱化により，Trendelenburg徴候に伴って対側骨盤の下制を生じることが多い．対側腹斜筋群・腰方形筋の賦活によって，胸郭～骨盤帯の剛性を高めることは，患側立脚期の安定化につながる．

● 全身的な回旋制御機構（胸郭・股関節の重要性）

・術側への体幹回旋は困難な場合が多いことから，座位，立位にて胸郭・股関節の回旋を制限する筋をリリースした後，術側を下方にした側臥位にて，セラピストの右手で大転子を固定した状態にて，左手で骨盤の回旋運動を誘導する．すなわち過剰な股関節回旋筋の収縮を伴わせないように，大腿骨上での骨盤回旋運動を促す（図10）．

・振り向き動作にて仙腸関節における寛骨の後傾，股関節内旋角度の増大，体幹の回旋について，徒手にて確認・誘導しつつ，脛骨の内反を出現させないように術側への荷重を促すと，荷重下での全身的な回旋制御の習得につながる（図11）．

理学療法の効果と限界

　TKA後，膝関節機能と回復とあわせて，適切な体幹機能への介入を行うことで，立位・歩行能力の改善は円滑な回復を示すことが多い．

　本項ではTKA後の体幹機能が膝関節に及ぼす影響について述べてきた．しかし，腰椎骨盤帯に構築学的な破綻をきたしている場合には，徐々に腰部変性疾患の進行を示す症例が少なからず存在する．

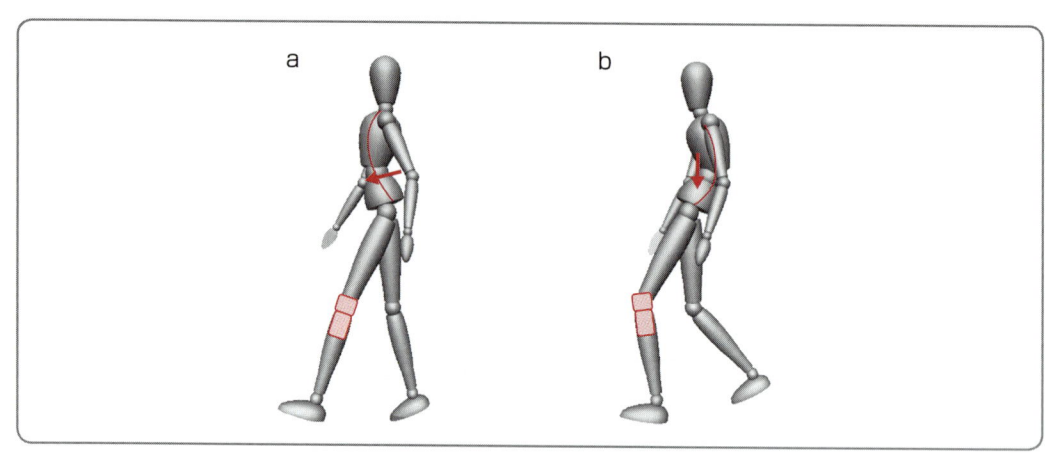

図12　膝関節伸展を補うための体幹における代償的戦略
a：骨盤帯の前方変位，下位腰椎の伸展を過剰に用いる．
b：腰椎後彎位により左膝関節伸展が困難なため，さらに胸椎の屈曲を強調してしまう．

　例えば，COPの前方移動を骨盤の前方変位・下位腰椎伸展にて補うストラテジーを多用してしまう[20]症例の場合には，TKA後に腰部脊柱管狭窄症を助長させる可能性を把握しておかなければならない（図12a）．

　また後彎変形を有する症例では，立位・歩行時の膝関節伸展位を保つことができず，COGの前方移動に胸椎の屈曲を用い，さらなる腰椎後彎に付随する腰痛を増強させる場合もある（図12b）．このような場合は，手術時に脛骨後傾のセッティングを留意する，術後の補助具をシルバーカーにするなどの配慮が必要となることもある．

おわりに～腰部変性疾患発症リスクの予測～

　当院では，腰痛を呈する場合，腰部骨盤帯に症状を有する症例に関して，同意を得たうえでTKA前後にて，立位での矢状面での腰部骨盤帯のX線撮影を実施し，脊椎骨盤矢状面パラメータを算出している（図1）．またスパイナルマウスを用いて胸椎アライメントについて把握し，術前後における立位時の膝関節伸展角度との相関について把握するように努め，全身的なバランスを重要視した診療を行っている．

　TKA術部の機能回復とともに，術前から体幹機能を分析し，腰部変性疾患のリスクを把握しつつ術後理学療法を実践することで，より膝関節機能の効果的な回復を図ることが可能となる．また術後の腰椎骨盤帯アライメントの継時的変化について，整形外科医と綿密な連携をとることにより，患者が他部位に新たな疼痛を感じることなく，長期にわたってより快適な生活を提供することにつながることを考慮しつつ術後理学療法にかかわることは，われわれ理学療法士にとっての責務である．

▶若手理学療法士へひとこと◀

　膝関節と体幹はknee spine syndromeという概念に代表されるように，隣接関節でないにもかかわらず非常に密接な補完作用があると考えられているが，発生機序に関してはまだ不明な点が多い．

　近年，脊椎外科領域においてspinopelvic balanceというパラメータが定着してきており，全身的なバランスから脊椎を捉えることが一般化してきていることから，今夜は膝OA，TKA患者の脊椎アライメントについての分析は必須となるであろう．

　TKA後の膝関節機能の再建をていねいに進めることと並行し，体幹への理学療法を適切に行うことで，より効率的な歩行能力の獲得につなげるとともに，将来の腰部変性疾患の発生，増悪を予防するという観点がより求められてくるであろう．

●文献

1) 長総義弘，他：変形性膝関節症と退行性腰椎疾患合併例．臨整外，33(11)：1271-1275，1998
2) 堀川一浩，他：変形性膝関節症，変形性脊椎症の疫学調査．中部日本整形外科災害外科学会雑誌，42(4)：871-872，1999
3) Murata Y, et al：The knee-spine syndrome. Association between lumbar lordosis and extension of the knee. J Bone Joint Surg Br, 85(1)：95-99, 2003
4) 坂本和寛，他：人工膝関節全置換術(TKA)施行患者の予後予測因子の検討．秋田大学大学院医学系研究科保健学専攻紀要，19(2)：135-142，2011
5) 伊藤直之，他：人工膝関節置換術後の骨盤アライメントの変化―立位骨盤正面X線像を用いた検討―．第47回日本理学療法学術大会，2012
6) 小山博史，他：TKAと脊椎・下肢sagittal balance. JOSKAS 38(2)：286-287, 2013
7) 松本浩実，他：TKA後高齢者のQOLに影響を与える身体，運動機能について．第47回日本理学療法学術大会，2011
8) 小山博史，他：膝屈曲拘縮と脊椎sagittal balance. 中部日本整形外科災害外科学会雑誌，56(1)：55-56, 2013
9) 品田充美，他：変形性膝関節症の運動力学的解析―下肢関節モーメントとX線像による下肢アライメントの変化について―．昭和医学会雑誌，63(5)：477-485，2003
10) 岩原敏人，他：腰部変性後彎の力学的考察．臨整外，23(7)：811-819, 1988
11) 中道哲朗，他：立位における骨盤後傾角度変化が大腿筋膜張筋，大腿二頭筋および内側広筋の筋電図積分値に及ぼす影響．関理学療法，6：77-83, 2006
12) Harato K, et al：A gait analysis of simulated knee flexion contracture to elucidate knee-spine syndrome. Gait Posture, 28(4)：687-692. 2008
13) Harato K, et al：Asymmetry of the leg alignment affects trunk bending in the coronal plane after unilateral total knee arthroplasty. J Arthroplasty, 28(7)：1089-1093, 2013
14) Piva SR：Contribution of hip abductor strength to physical function in patients with total knee arthroplasty. Phys Ther, 91(2)：225-233, 2011
15) 稲員拓海，他：変形性膝関節症患者の股関節周囲筋群の筋力について．石川県理学療法学雑誌，3(1)：8-10, 2003

16) 渡辺博史, 他：変形性膝関節症に対する悪化因子の縦断的検討. 理学療法学, 30(2), 2003
17) Lee LJ：The Thoracic Ring Approach. http://ljlee.ca/thoracic-ring-approach. ［accessed 2013-08-22］
18) 石井慎一郎：膝のゆるみと回旋. Sportsmedicine, 24(6)：6-14, 2012
19) 斉藤　嵩, 他：片脚立位動作の運動学, 運動力学的分析. 臨床バイオメカニクス, 33：411-415, 2012
20) 石井美和子, 他：腰部疾患に対する姿勢・動作の臨床的視点と理学療法. 理学療法ジャーナル, 40(3)：171-177, 2006

MEMO

ミニレクチャー

術後のstiff-knee gaitについて

刈谷友洋

1. はじめに

　stiff-knee gaitとは，歩行において遊脚期の最大膝屈曲角の減少と遅延が起こることであり，いわゆる足を棒のように固めて歩くことを意味する．基本的には脳性麻痺患者や後天性脳損傷患者などの中枢神経疾患で用いられる用語である．しかし，この異常な歩行パターンは変形性膝関節症（膝OA）患者でもよく認められる．臨床では膝OAの患者から「足が棒のようになる」「自分の足じゃないみたい」という言葉を耳にすることは多い．本項では，まず膝OA患者と人工膝関節全置換術（TKA）後におけるstiff-knee gaitについて説明する．そして，stiff-knee gaitが招くエネルギー効率の悪化について述べ，まとめと臨床提言を行う．

2. 膝OA患者と人工膝関節術後のstiff-knee gait

　膝OA患者のstiff-knee gaitを調査することを目的とし，三次元動作解析装置を用いて健常者と膝OA患者の歩行分析を行った．計測には赤外線カメラ6台を用いた三次元動作解析装置Vicon MX（Vicon Motion Systems社，Oxford）を使用した．得られた情報から演算ソフトBodybuilder（Vicon Motion Systems社，Oxford）を用いて1歩行周期の膝関節角度をグラフ化した（図1）．結果，膝OA患者は健常者と比較して遊脚期の膝関節屈曲角度の減少がみられた．倉林[1]は，膝OAの重症度が高くなるに従って，遊脚期の膝関節屈曲角度は少なくなると報告している．つまり，手術の対象となる重症度の高い膝OA患者は，術前の時点でstiff-knee gaitが起きているといえる．

　次に，人工膝関節術後のstiff-knee gaitを調査することを目的として，当院で膝OAと診断され，人工膝関節単顆置換術（UKA）を施行された女性10名を対象に歩行分析を行った．計測は三次元動作解析装置と演算ソフトを用いて行い，遊脚期の膝関節最大屈曲角度を算出し，術前，術後1週，術後2週で比較した．この結果，遊脚期の膝関節最大屈曲角度は術前と比較し，術後1週では有意に低下し，術後2週ではわずかに改善したが，有意な変化ではなかった（図2）．これより，手術対象となる膝OA患者は術前にstiff-knee gaitが起きている状態であり，術後早期にこれが改善するわけではないことが明らかとなった．Benedettiら[2]はTKA後6ヵ月～2年では健常者と比較して遊脚期の膝関節最大屈曲角度が低下していると報告した．また，Cataniら[3]はUKA後1～4年では健常者と比較して遊脚期の膝関節最大屈曲角度が低下していると報告している．以上より術前から起こっているstiff-knee gaitは，術後も長期的に残存することが示唆された．

MINI LECTURE

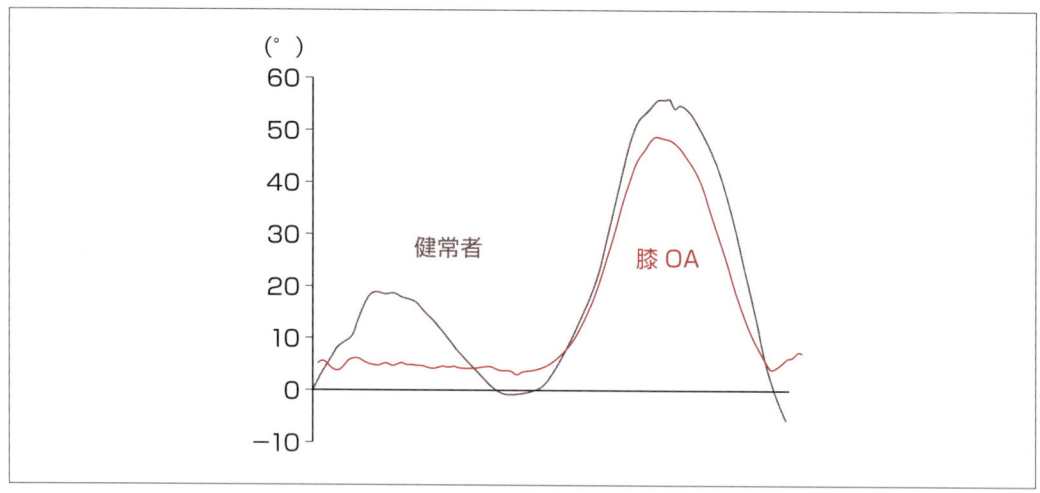

図1 歩行時の膝関節角度
屈曲がプラス，伸展がマイナス

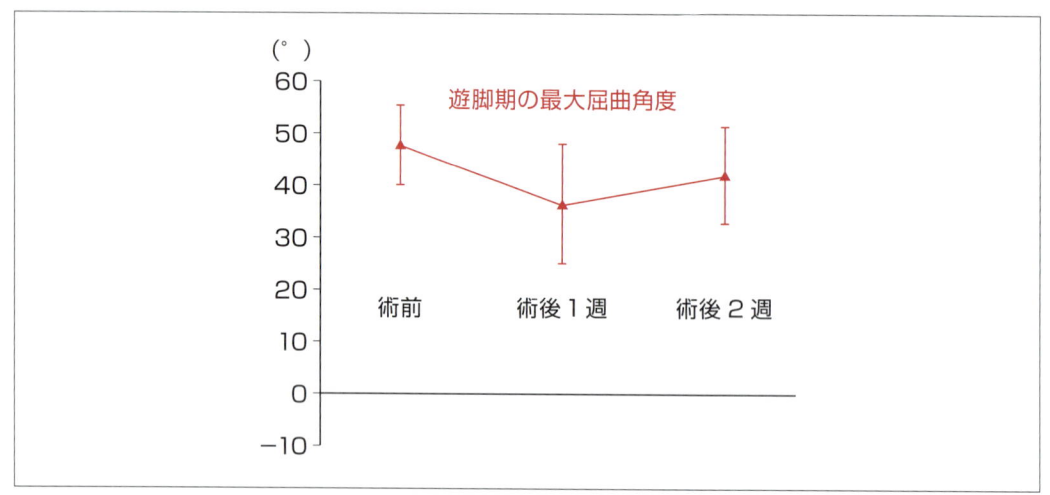

図2 遊脚期における膝関節最大屈曲角度
屈曲がプラス，伸展がマイナス

3. stiff-knee gaitが招くエネルギー効率の悪化

　stiff-knee gaitが身体に与える影響として最も問題となるのが歩行におけるエネルギー効率の悪化である．これは，力学的要因（機械的要因）と生理学的要因（異常な筋活動）によって起こる[4]．力学的要因として，下肢が伸展した状態で振り出すことにより，下肢にはより大きな慣性が働く．これにより，大きな股関節モーメントが必要になる．それに加えて，つまずきを防ぐために股関節の分回し運動や体幹傾斜などの代償戦略を用いることが多くなり，これもエネルギー効率を悪くする要因となる．また，生理学的要因として，スイング中の膝関節屈曲に遅延が起こるということは，この時期において大腿四頭筋の「力が抜けていない」ことを意味し，これもエネルギー効率に悪影響を与える要因となる．以上より，stiff-knee gait は歩行におけるエネルギー効率を悪化させるといえる．

<u>M</u>INI LECTURE

4. まとめと臨床提言

　UKA後のstiff-knee gaitを調査した．膝OA患者は術前からstiff-knee gaitを認め，術後もこの歩行パターンが残存していた．この術後のstiff-knee gaitは歩行時のエネルギー効率に悪影響を与える．これより術後理学療法においてstiff-knee gaitを改善させることは重要であるといえる．

　術前のstiff-knee gaitが疼痛を回避するために行われた代償戦略であるとすれば，術後は手術により疼痛が取り除かれるため，理学療法によってstiff-knee gaitを治療することができると推察される．

　stiff-knee gaitは一般的に大腿直筋の過剰活動に起因している．そして，それは遊脚中の過剰な膝関節伸展モーメントを生じることによって膝関節屈曲を制限する．UKA後における大腿四頭筋筋力には，末梢レベルでは神経因子，特に同期化が関与し[5]，このとき脳活動に変化が起きていることが報告されている[6]．よって，術後早期にStiff-knee gaitを改善させるには，中枢レベルに働きかける必要があると推察することができ，この分野におけるさらなる研究が期待される．

●—文献

1) 倉林　準：変形性膝関節症患者における歩行の特徴-Kineticsによる解析-．臨床バイオメカニクス，32：413-419, 2011

2) Benedetti MG, Catani F, Bilotta TW, et al：Muscle activation pattern and gait biomechanics after total knee replacement. Clin Biomech, 18(9)：871-876, 2003

3) Catani F, Benedetti MG, Bianchi L, et al：Muscle activity around the knee and gait performance in unicompartmental knee arthroplasty patients：a comparative study on fixed- and mobile-bearing designs. Knee Surg Sports Traumatol Arthrosc, 20(6)：1042-1048, 2012

4) Lewek MD, Osborn AJ, Wutzke CJ：The influence of mechanically and physiologically imposed stiff-knee gait patterns on the energy cost of walking. Arch Phys Med Rehabil, 93(1)：123-128, 2012

5) 山田英司，森田　伸，他：膝関節術後早期の筋力回復に伴う運動単位の活動様式の変化．理学療法科学，25(3)：317-321, 2010

6) Morita S, Kusaka T, Tanaka S, et al：The relationship between muscle weakness and activation of the cerebral cortex early after unicompartmental knee arthroplasty. J Phys Ther Sci, 25(3)：301-307, 2013

ミニレクチャー

スタビリティー向上のための体幹トレーニングのコツ

長田　優

　日常における何気ない身体運動は，無意識にその人にとって最も遂行しやすい運動パターンが選択される．しかし，その遂行された運動パターンは常に"最良"とは言い難い．臨床上よく経験する機能障害には，現在または過去に疼痛を有した組織は運動回避，固い組織は運動制限，緩い組織は運動過多があり，局所のみならず全身に代償性の影響を及ぼす．こうした機能障害が，不安定性を招き，特に身体の正中を担う体幹に影響が出やすいと考えられる．

　体幹機能の視点からスタビリティーを考えると，椎体・椎間板・靱帯支持などによる静的安定性，体幹・骨盤帯筋群の収縮による動的安定性，不安定性を感知し安定化させ，それを維持するための中枢神経系機能が必要とされる．本項では，スタビリティー向上のための体幹トレーニングのコツについて述べる．

1. 体幹トレーニングの前に

　体幹がどの程度の機能を有しているかを確認しなければならない．

　アライメント（脊柱彎曲異常，椎間板腔減少），椎体形状（先天性病変，圧潰，骨棘形成），関節面の形状と適合性，靱帯（骨化，肥厚）を確認できる環境であれば評価しておく必要がある．なぜなら，脊柱構成体の器質的変化は運動機能と直結しており，予測されるトレーニング効果に影響を及ぼすためである．スタビリティーの獲得には最低限の筋力と，それを維持するための筋持久力が必要である．スタビリティーの獲得に必要な筋力が，努力性の筋出力であるほど持続が困難となり実用的ではないと考えられる．最後に，対象者の状態を把握しなければならない．口頭指示の理解力，モチベーション，体性感覚，身体イメージ想起などに問題がある場合は，トレーニング実施にあたり注意と工夫が必要とされる．

2. 体幹トレーニングの実際

　初めに，過緊張の筋と関節運動制限の改善を図り，筋出力が発揮しやすい状態にする．体幹は，四肢運動に対し安定した軸になることが望ましい．したがって，トレーニングは下肢自動運動に対する体幹のスタビリティーに着目する．その際，体幹の"崩れ"をスタビリティー低下とみなす．体幹の"崩れ"は，自覚がない場合が少なくないため，本人が"崩れ"に"気づく"トレーニング方法が求められる．"崩れ"が自覚，または視覚的にわかりやすい場面は，下肢運動開始直前と終了直後に見受けられる．トレーニングの一例として，仰臥位での自動下肢伸展挙上運動（active straight leg raising：ASLR）を述べる．ASLR時，挙上された下肢の重量で骨盤が同側回旋し，腰椎は対側の椎間関節に伸展・回旋のス

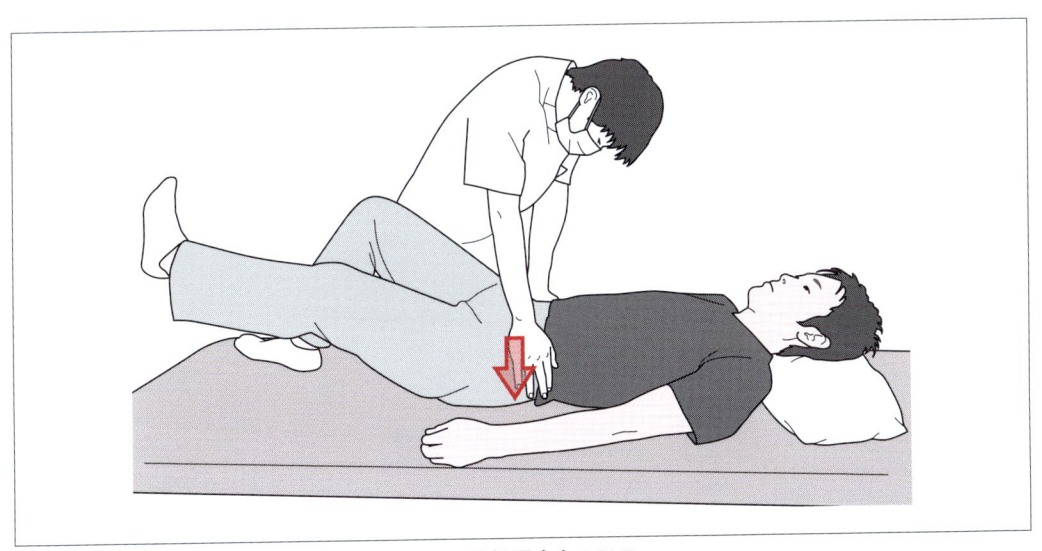

図1 骨盤固定とASLR
ASLR前に両上前腸骨棘を前方から固定する（矢印）.

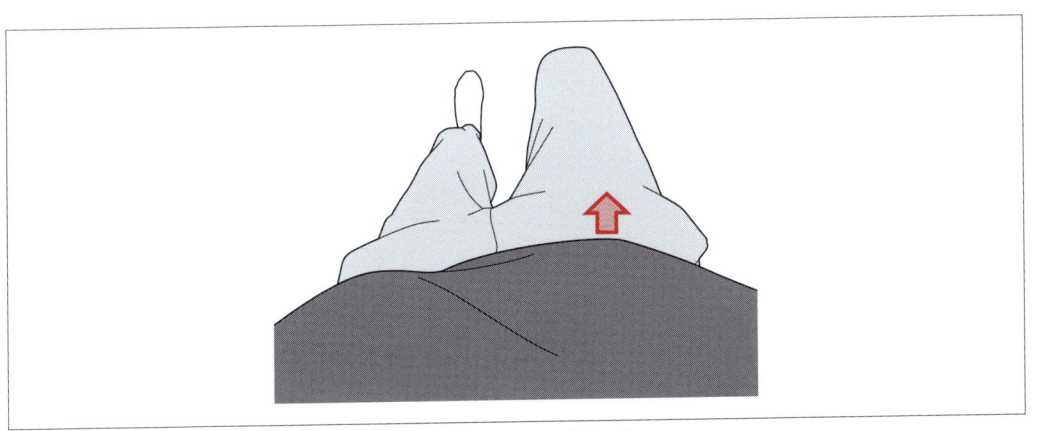

図2 ASLR時の"崩れ"
左ASLRで骨盤左回旋と腰椎の伸展・回旋が誘発される（矢印）.

トレスを受ける．理学療法士は，ASLR前に両上前腸骨棘を前方から固定し，腰椎への回旋ストレスを極力低減させる（図1）．次に，固定した骨盤をゆっくりと緩めていくと"崩れ"が出現し（図2），自覚的にも理学療法士の目視にも"気づき"を認知しやすい．このとき，体幹は外力を感知し，それに拮抗して体幹固定し得る最小限の筋出力を発揮する必要がある．外力に対して過剰な筋出力発揮では，体幹の協調された分節運動が制限される．その場合，荷重位での下肢から伝達される床反力を吸収できるための体幹の緩衝機能が低下してしまう．体幹への外力が刻々と変化する日常動作の中では，適切なタイミングの筋収縮と筋出力発揮が求められる．

ASLR時，本人の予測以上に体幹筋出力が必要と感じられた場合や，"崩れ"を認める場合は普段から体幹のスタビリティーが低下しているものと思われる．

MINI LECTURE

スタビリティー獲得は，理学療法士のアドバイスを受けることなく正確かつ反復して自主運動を行うことができている場合に判断する．

　一つの理学療法手技を習得すれば良いわけではない．本項では割愛するが，四つ這い位，立ち上がり動作時，中腰動作時など，日常動作における体幹スタビリティーの必要性を想定してアプローチしていかなければならない．

MINI LECTURE

III. 変形性膝関節症に対する術後理学療法

2 TKA後における膝から捉えた評価と治療戦略

井野拓実, 吉田俊教

> 人工膝関節全置換術(TKA)後の理学療法においては, 人工膝関節の機械特性を理解すること, また術後経過における治療段階を理解することが必須である. これらは変形性膝関節症(膝OA)の保存的理学療法とは明らかに異なる点である. 本項では特にTKA後において特異的かつ重要な点について整理する.

TKAに求められる原則は, 膝関節機能の再建と長期の耐久性である. これを達成するため術後理学療法においては, 以下の2点について理解することが重要である. 一つは**人工膝関節の機械特性を理解すること**である. 生体膝関節の理学療法においてその解剖や機能について十分に理解しておくことは必須であるが, 人工膝関節においても同様であり, その解剖や機能, すなわち機械特性を理解しておく必要がある. もう一つは, **術後経過における治療段階を理解すること**である. TKA後には明確な治療段階が存在する. 術後可及的早期に離床させ, 合併症を予防し, 膝関節機能を回復させる. これを最短かつ十分に達成するための治療段階と具体的な機能評価のポイントおよび治療方法を以下に示す.

人工膝関節の機械特性を理解する

生体膝関節においては骨, 関節軟骨形態, 半月板, 靱帯, そして筋-腱複合体などの関節構成体が複雑に協調することにより大きな可動性と安定性が確保されている. 一方, 人工膝関節においては通常前十字靱帯(ACL)は切除されている. 後十字靱帯(PCL)についても切除され代償機構により置換されているか, あるいは温存されたとしてもその機能が変化していることが多い[1~3]. また術前の長期にわたる罹患期間において内側・外側側副靱帯を中心とする内外側支持機構に拘縮またはゆるみが生じており, 術後においてもこのバランスが失われていることが少なくない. したがって, TKA後の関節安定性は人工膝関節の形態による適合性に頼らざるを得ない. 人工膝関節はそのデザインコンセプトによりさまざまな機種が存在するが, ここではわが国で比較的多く用いられている後十字靱帯温存型(posterior cruciate retention design：CR型), 後十字靱帯代償型(posterior stabilizer design：PS型), mobile型(mobile bearing design), constrained型の4つのタイプについてその概要を解説する.

●機種による機械特性の違い

1) CR型

人工膝関節においてPCLを温存する利点は以下の理由が考えられる[4]．①骨・インプラント間の応力低減，②脛骨の後方安定性の向上，③rollback motionの誘発，④膝伸展時における大腿四頭筋のレバーアームの延長，⑤関節の固有位置覚の向上．これに加えて階段昇降時にはCR型が有利であるという動作分析の報告[5]も本機種が普及する一因となった．CR型は脛骨後方安定性に優れていることが期待される．またPS型と比べ非荷重位での安定性に優れている可能性がある[6]．しかしPCLを温存する場合は「PCLが生理的機能を果たす」ことが機種デザインの前提であり，これは手術手技に依存する部分が多いとされている[4]．また近年の動態解析研究では，PCLを温存しても必ずしも正常なrollbackが誘発されていないとする報告も散見される[1〜3,7]．

2) PS型

後十字靱帯を切除し脛骨上の突起（post）が大腿骨側のcamに入ることにより関節の安定性と人工的なrollbackを誘発する機種デザインである．これをpost-cam機構という．本機種の長期成績は良好であるとされている[8]．またPS型は関節形態により人工的に関節運動を誘導するため手術手技への依存が少なく，可動域も良好である．一方，大腿骨からの荷重はpost-cam機構を通じてそのまま脛骨へ伝導されるため，骨・インプラント間の剪断応力は増大する傾向にある．またpost-cam機構が作動するのは膝屈曲約60°以上のため，それ以下の屈曲角度域ではPCL代償機能が発現されない特徴がある．またPS型は非荷重下において脛骨の前後移動量がCR型よりも大きいことが示されている[6]．

メモ post-cam機構

膝関節の屈曲に伴い脛骨上のpostが大腿骨側のcamに組み込まれる．この機構によって人工的なrollbackが誘発される．

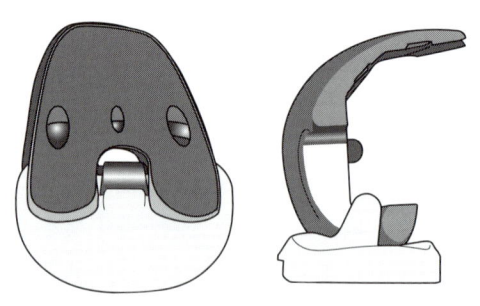

3) mobile型

mobile bearingとは，インサートが脛骨コンポーネント上で可動する機種デザインである．大腿骨コンポーネントとインサート間では高い適合性を持ち主にslidingのみを許容し，インサートと脛骨コンポーネント間では前後運動と回旋運動または回旋運動のみを許容する．大腿骨コンポーネントとインサート間での適合性を高くすることで接触面積を広

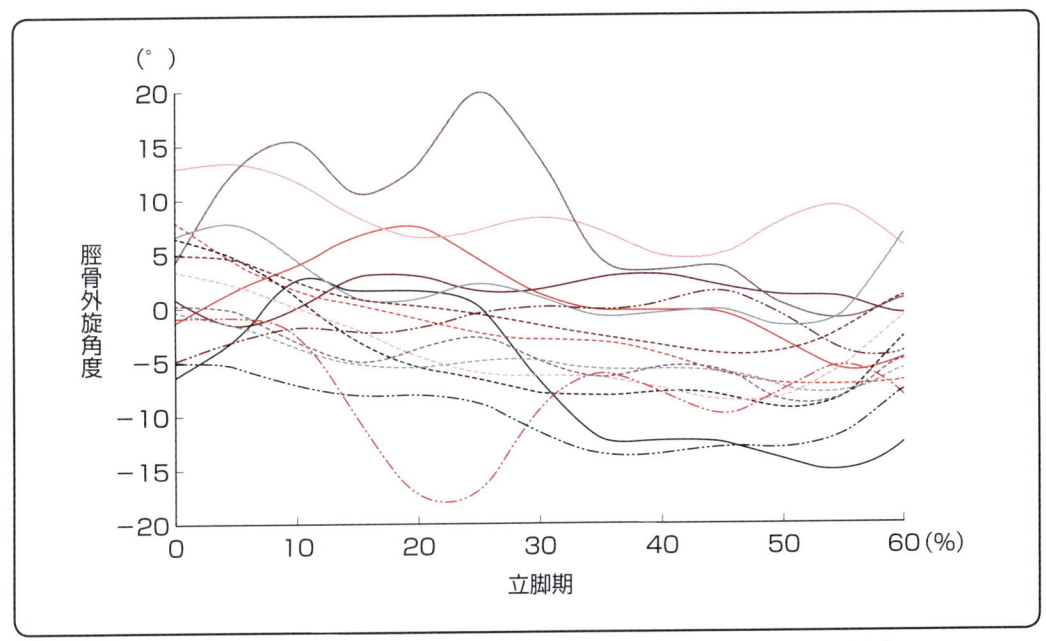

図1 歩行立脚期における mobile 型人工膝関節の脛骨回旋角度（各症例）
mobile 型人工膝関節は歩行立脚期において不規則な脛骨の回旋運動パターンを呈した（16例）．
「井野拓実，大越康充，前田龍智 他：人工膝関節置換術後の歩行分析―機種によるキネマティクスの違い―，日本人工関節学会誌43巻，p56，2013」より改変して引用

くし摩擦の低減を図る目的がある．またそのために不足する運動の自由度はインサートと脛骨コンポーネント間で補おうとするものである．現在まで本機種の利点や問題点は散見されるが，現時点においてmobile型が他の機種より優れているとする臨床成績は実証されていない．またmobile型の適合性の高さおよび回旋運動許容性は，必ずしも正常な関節運動を再現していない可能性がある．筆者らの研究ではmobile型は歩行時，正常よりも少ない脛骨前後移動量と不規則な回旋運動のパターンを呈していた[7]（図1）．

4）constrained型

人工膝関節自体にどのような方法でどの程度の安定機構を持たせるかによってnon-constrained型とconstrained型の2型に大別される．一般にconstrained型は関節の安定性と運動を完全に人工膝関節により制御し，それ自体にきわめて高い拘束性を有している．反面，人工膝関節と骨との境界に生じる力学的ストレスは大きく，人工膝関節の緩みをきたしやすい特徴がある．本機種は関節破壊の著しいごく限られた症例にのみ適応される．

● 人工膝関節の機械特性まとめ

人工膝関節は総じてACL不全膝である．PCLは温存またはpost-cam機構により代償されているものの正常なPCLとは異なる．人工膝関節はその形態により安定性を得ているため，荷重して初めて安定性が得られる特徴がある．関節の適合性は機種により異なるものの，constrained型を除くすべての人工膝関節は生体膝関節よりも不安定な関節であるといえる．これはTKA後患者が膝関節をあまり屈伸させずに固定制御を用いやすい一因

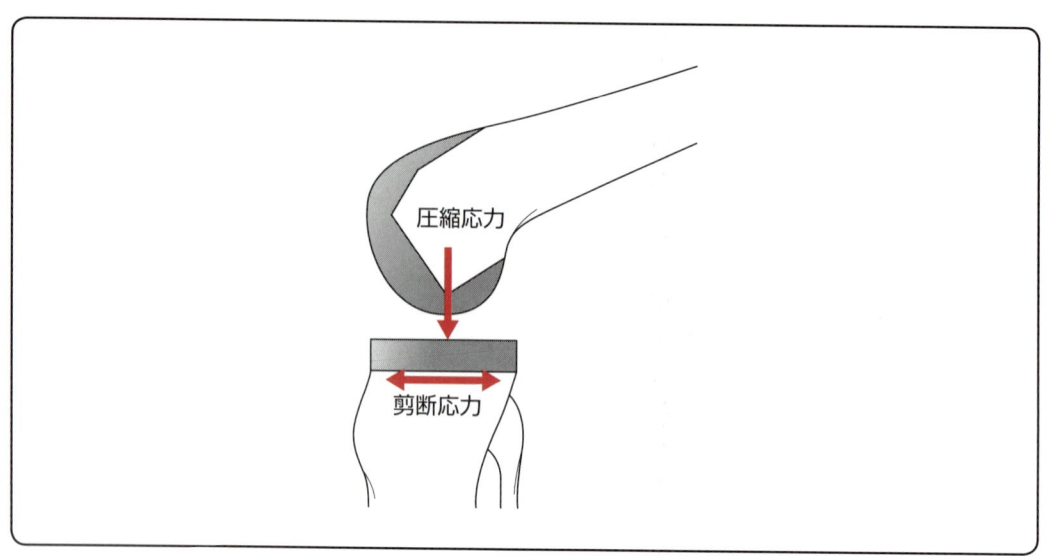

図2　圧縮応力と剪断応力
人工膝関節（ここでは脛骨コンポーネントに対して）生じる力学的な負荷を示す．関節面に対し垂直に作用する力が圧縮応力であり，平行に作用する力すなわちずれの力が剪断応力である．

であると考えられる．このような生体膝関節とは異なる機械特性を踏まえたうえで，理学療法士は関節をコーディネートしていく必要がある．

また人工物であるために，長期の耐久性についても考慮されなければならない．例えば，いかに安定していようと筋による制御が不十分であったり，膝関節を完全に固定制御していたりすれば荷重時における衝撃吸収能の低下は明らかであり，早期のポリエチレン摩耗や力学的looseningが懸念される．

● 人工膝関節に生じる負荷を理解する

人工膝関節に生じる力学的な負荷は，圧縮応力と剪断応力である．前者は関節面に対し垂直に作用する力，後者は関節面に対し平行に作用する力，すなわちずれの力である（図2）．両者はともに人工膝関節の長期の耐久性に影響する．また人工膝関節の形態によりどちらの応力が生じやすいかが異なる．関節面の適合性が高い機種は接触面積が増大し圧縮応力は分散されるが高い剪断応力を受けやすく，一方関節面の適合性が低ければ接触面積が少ないため圧縮応力は集中されるが剪断応力は低くなる[9]（図3）．近年のデザインは圧縮応力を低下させるために以前より適合性を高くさせる傾向がある．

TKA後の関節運動や動作パターンをコーディネートする理学療法において，**関節に生じる過大な圧縮応力や剪断応力を低減することは人工膝関節の成績向上において重要**であると考えられる．例えば，歩行立脚期の膝関節屈曲運動の減少は衝撃吸収作用の低下を示し，人工膝関節に繰り返し大きな応力が加わる可能性があり，また過大な外部膝関節内反モーメントは内側関節面の過大な圧縮応力を示す代表的な指標である[10]．このような運動は術後理学療法において可能な限り是正されるべきである．

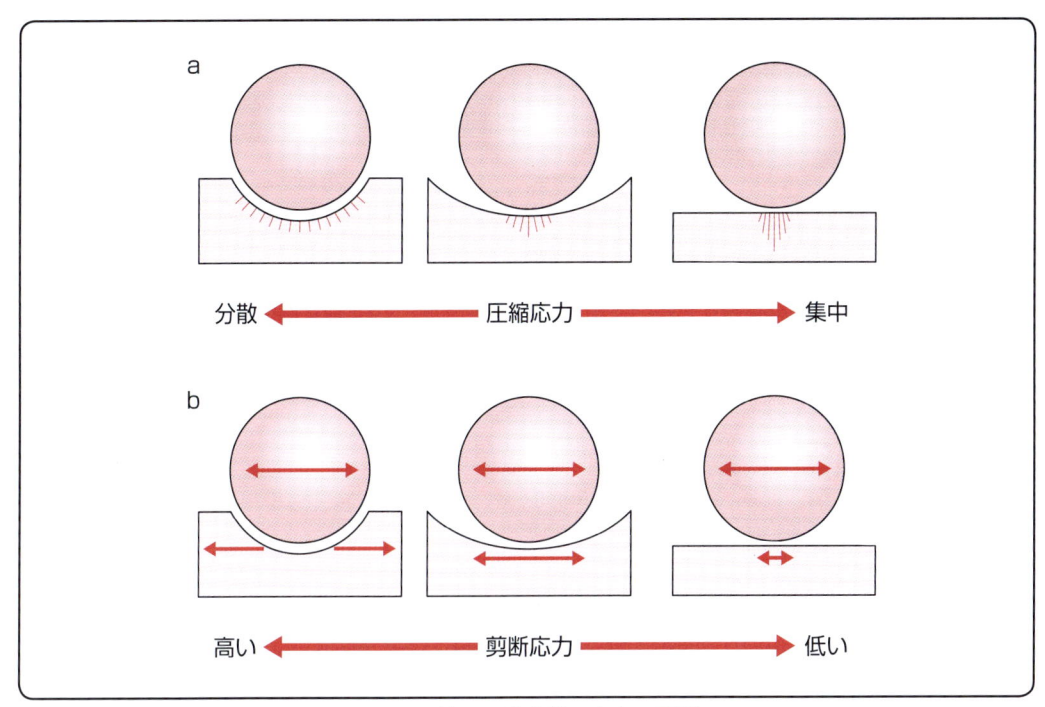

図3 関節面の適合性と応力の関係
a：関節面の適合性と圧縮応力，b：関節面の適合性と剪断応力
関節面の適合性が高ければ接触面積が増大し圧縮応力は分散されるが高い剪断応力を受けやすく，一方関節面の適合性が低ければ接触面積が少ないため圧縮応力は集中するが剪断応力は低くなる．
「星野明穂：人工膝関節のデザインの基礎，人工膝関節置換術，松野誠夫（編），p73，2005，文光堂」より改変して引用

メモ ポリエチレン摩耗と力学的loosening

人工膝関節の成績向上という観点から，それを阻害する要因としてポリエチレン摩耗と力学的looseningの問題が挙げられる．ポリエチレン摩耗は関節摺動面において圧縮応力が集中するところを中心とし，表面が削り取られていき摩耗粉が生じる現象である．力学的looseningは人工関節固定面がゆるみ力学的破綻が生じることであり，主に剪断応力と関連が強い．また両者は無縁ではなく，ポリエチレンの摩耗粉がマクロファージに取り込まれ，炎症性メディエータやサイトカインが産生され，骨溶解を引き起こし力学的looseningと関連するとされている[9]．

術後経過における治療段階

TKA後には明確な治療段階が存在する．**各段階における治療目標は達成時期よりも達成順序が重要**である（表1）．すなわち疼痛や腫脹の改善および関節可動域（ROM）の獲得は，筋力強化よりも治療の優先順位は先である．また個々の筋の十分な単独収縮の獲得は多数の筋の協調練習よりも優先されるべきである．以下に各段階における治療目標，機能評価のポイント，治療方法について概要を示す．

表1　TKA後の治療段階：治療目標，機能評価のポイント，治療方法

第1期	治療目標：離床と術後疼痛・腫脹による悪循環からの脱却 離床，合併症の予防，創治癒，疼痛および腫脹のコントロール，膝関節完全伸展の獲得，筋のリラクセーション，大腿四頭筋の単独収縮の獲得，ROMの拡大 機能評価のポイント 創部の状態，疼痛，腫脹，感覚障害，大腿部および下腿部の筋緊張，足関節自動底背屈運動，端座位での膝屈曲角度，膝関節伸展角度，大腿四頭筋setting（図5）
術直後〜1週	治療方法 RICE，端座位保持，基本動作練習，足ポンプ運動（図6），股関節内外旋運動（図7） 端座位下腿振り子運動（図8），膝完全伸展訓練，大腿四頭筋setting（図5），CPM 理学療法士の徒手によるROM運動
第2期	治療目標：膝関節の基本的な機能の回復 大腿四頭筋不全の改善，膝の自動屈伸運動，個々の筋の十分な単独収縮の獲得 股・膝・足関節のROMの回復，安全な歩行 機能評価のポイント 疼痛，腫脹，大腿四頭筋setting（図5），extension lag，leg extension，膝関節可動域 股関節内旋可動域，足関節背屈可動域，股・足関節周囲筋の単独収縮， 歩行時のdouble knee action
術後1〜2週	治療方法 大腿四頭筋および内転筋setting，理学療法士の介助によるleg extension ヒールスライド（図9），大殿筋setting，ブリッジ，下肢伸展挙上（股屈曲，外転） 股回旋筋群・ハムストリングス・下腿三頭筋のストレッチ
第3期	治療目標：機能的な下肢関節運動の獲得，歩行パターンの改善 遠心性収縮訓練，多関節運動，協調性訓練，歩行パターンの再教育 機能評価のポイント 大腿四頭筋とハムストリングスの協調的な活動，スクワット動作，半歩前荷重 歩行時のdouble knee action，膝関節正中位保持，歩行時の骨盤の水平保持と体幹の直立
術後2週〜1ヵ月	治療方法 大腿四頭筋の遠心性収縮訓練，pelvic tilt（前後左右），スクワット動作，半歩前荷重位による荷重の受け継ぎ練習，片脚立位練習，立位下肢屈伸外転保持練習，バランスボード，歩行パターンの再教育

※術後期間はおおよその目安である．達成時期よりも達成順序が重要である．

メモ　extension lagとleg extension

端座位にて膝関節を自動伸展（leg extension）させる．その際，視診および触診によりextension lag，大腿四頭筋特に内側広筋の収縮，膝関節終末回旋の変化，大腿四頭筋の収縮に伴う膝蓋骨の上方移動，側方変位および傾斜の有無を確認する．extension lagとは，膝関節において他動的な伸展可動域の制限がないにもかかわらず完全な自動伸展が困難な現象である．この背景には大腿四頭筋不全が存在していることが多い．

● 第1期：離床と術後疼痛・腫脹による悪循環からの脱却（術直後〜1週）

　第1期において，まず可及的早期の離床（術後1〜2日）が肝要である．これは廃用性症候群の進行を防ぐことのみならず，腓骨神経麻痺，下腿コンパートメント症候群，そして静脈血栓症などの合併症予防にとっても重要である．また術後疼痛や腫脹を起因とする屈曲拘縮，異常筋緊張，そして大腿四頭筋不全の悪循環から速やかに脱却することが治療目

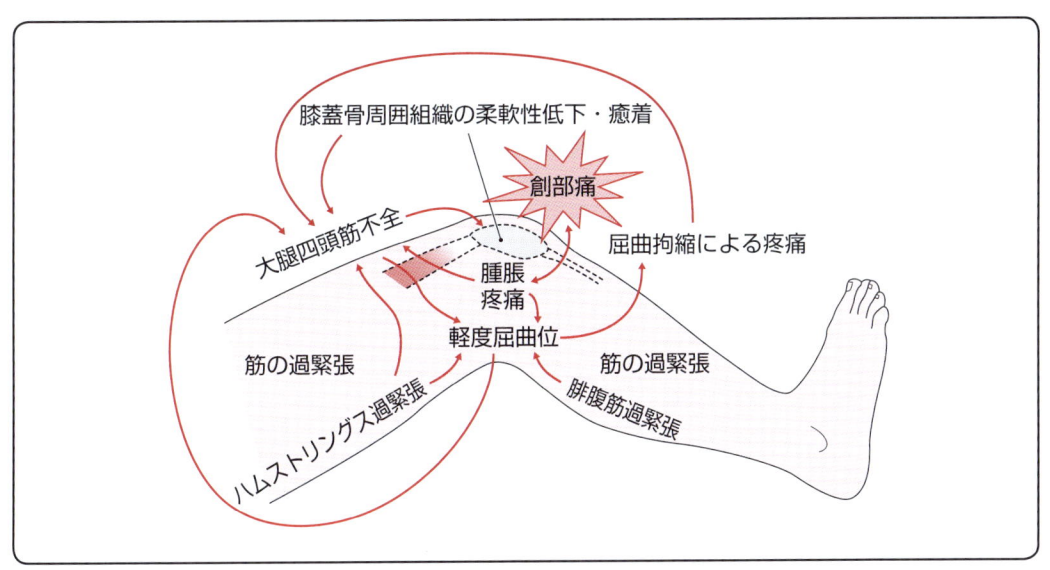

図4 術後疼痛・腫脹を起因とする悪循環
術後の疼痛や腫脹，屈曲拘縮，筋の過緊張はすべて大腿四頭筋不全を招来する．大腿四頭筋不全は膝蓋骨周囲組織の柔軟性低下や癒着を引き起こし，さらなる大腿四頭筋の収縮不全や屈曲拘縮へとつながる悪循環を形成する．

標である．患者は術後疼痛や腫脹のため膝関節が最もゆるむ肢位である軽度屈曲位[11]を保持する傾向にあり，これは屈曲拘縮を助長する一因となる．また防御収縮による筋の過緊張は，手術侵襲が加わった大腿四頭筋よりもハムストリングスや腓腹筋などが優位となりやすく，これも膝関節の伸展を制限する要因となる．これら疼痛，腫脹，屈曲拘縮，筋の過緊張はすべて大腿四頭筋不全を招来する．大腿四頭筋収縮は特に伸展位付近で障害されやすく，これは術創部および膝蓋骨周囲組織の柔軟性低下や癒着を引き起こし，さらなる大腿四頭筋の収縮不全や屈曲拘縮へとつながる悪循環となる（図4）．この時期は創治癒および疼痛や腫脹のコントロールが最優先されるべきであり，それらの改善に伴い筋のリラクセーションおよび膝関節の完全伸展獲得へと治療を進める．これらの状態が整わない限り完全な大腿四頭筋setting（図5）は困難である．大腿四頭筋settingが適切に実施できるようになると，術後の屈曲拘縮続発のリスクは大幅に軽減される．セラピストは創部，疼痛，腫脹などを常に評価する必要がある．また大腿部および下腿部の筋緊張評価も必須である．足部の自動底背屈運動が全可動域にわたって可能か否か，端座位においてどの程度の膝屈曲が可能かなども筋緊張を推察する一助となる．患者は手術直後からRICE処置（Rest：安静，Icing：アイシング，Compression：圧迫，Elevation：挙上）を徹底する．また静脈血栓症予防および足関節周囲の筋緊張を適正化させる目的で術直後から足関節の自動底背屈運動（足ポンプ運動，図6）を実施する．同様に股関節周囲と大腿部の筋のリラクセーションを得る目的で自動・他動による股関節内外旋運動（図7）および端座位での下腿振り子運動（図8）を実施する．疼痛や腫脹に最大限配慮しつつ，筋のリラクセーションを得ながらROM練習を進める．疼痛軽減の目的で術直後は大腿神経ブロックや硬

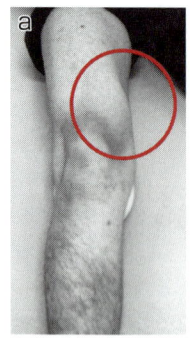

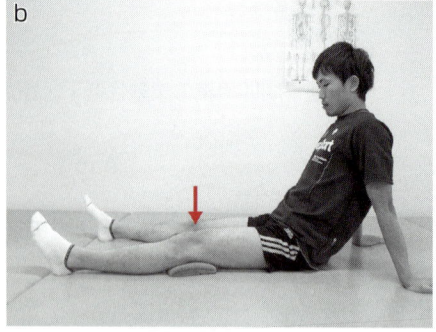

図5　大腿四頭筋 setting
a：内側広筋の収縮，b：大腿四頭筋 setting 基本姿勢
膝の完全伸展が確保されている状態で実施する．膝関節を中間位に保ち，内側広筋の収縮を強調する．また膝蓋骨が筋収縮に伴い近位へ滑走することを確認する．最大等尺性収縮を6〜10秒行う．

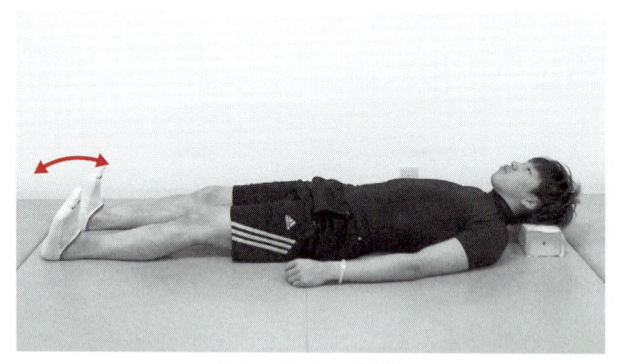

図6　足ポンプ運動
静脈血栓症予防および足関節周囲筋の筋緊張を適正化させる目的で，術直後から足関節の自動底背屈運動を実施する．

図7　股関節内外旋運動
a：股関節外旋，b：股関節内旋
股関節周囲筋および大腿部の筋のリラクセーションを得る目的で自動・他動による股関節内外旋運動を実施する．

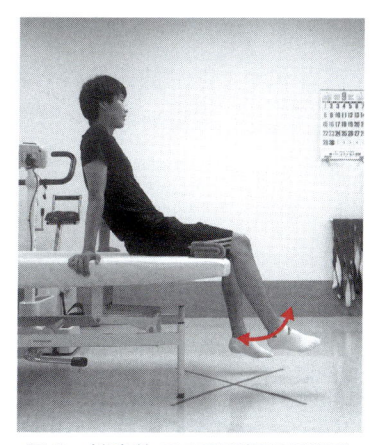

図8 端座位での下腿振り子運動
大腿部の筋のリラクセーションを得る目的で下腿の振り子運動を実施する．60°程度の膝屈曲角度が獲得されてから行う．大腿部の筋は可能な限り脱力し，疼痛を伴わない範囲で少ない振幅から開始する．

膜外ブロックも解決策の一つとして考慮する．ROM運動は人工膝関節の機械特性を踏まえて実施されるべきである．すなわちCR型では個々の症例のPCLの状態を評価しつつ適切なrollbackを誘導する．PS型では膝屈曲約60°以降において人工的にrollbackが誘導されるためこれに従った関節運動の誘導が必要である．constrained型では関節運動は完全に人工膝関節自体に制御される．生体膝関節で認められるrollbackや脛骨回旋運動のパターンを不用意に人工膝関節へ適用すべきではないと筆者らは考えている．

メモ 術後早期の管理は多岐にわたる

理学療法士は運動面だけを見ていればよいというわけではない．術直後は特に医師，看護師と連携し，血液データ，創部の状態，良肢位保持，ソフトドレッシングおよびアイシングの実施状況，投薬，食事，睡眠，日常生活活動（ADL）の自立状況，病棟での様子なども十分に把握しておく必要がある．例えば，理学療法室において術直後の疼痛が軽度であるように見えても鎮痛剤を多用していることがある．また術後の膝屈曲角度の改善が良好であっても創治癒が遷延している場合は創部の安静度を高めなければならない．

メモ 膝完全伸展の獲得について

術中伸展角度および麻酔下でのX線写真などがあれば，それらを必ず確認する．術前に膝の屈曲拘縮を有する症例をしばしば経験する．手術により膝関節が完全伸展できる状態になったか否かが重要である．もしも術中麻酔下において完全伸展しない膝関節であれば術後早期に完全伸展することはきわめて難しい．そのような場合は膝の伸展可動域訓練を長期間にわたり継続し，関節周囲組織のリモデリングにより完全伸展が可能となることでのみ伸展可動域が回復する．これには数ヵ月〜1年程度の期間が必要となることが多く，実際には軽度の屈曲拘縮が残存することが多い．

●第2期：膝関節の基本的な機能の回復（術後1〜2週）

　第2期では大腿四頭筋不全を改善すること，膝関節の自動屈伸運動を可能とすること，下肢の個々の筋における十分な単独収縮を獲得することがポイントとなる．この治療段階へ進むためには，第1期の治療目標が達成されていることが重要である．具体的には疼痛や腫脹のコントロールがついており，筋の過緊張が改善され，膝屈曲角度も100°程度は獲得されていることが望ましい．これらの状態が整わないまま積極的な筋力トレーニングへと移行すべきではなく，また**疼痛，腫脹，筋緊張，ROMなどに悪影響を与えない範囲において運動量や運動強度を漸増すべき**である．大腿四頭筋settingにおいては内側広筋の収縮を促すため股関節内転筋群も同時に収縮させる．また大腿四頭筋以外の股関節周囲筋群を中心とした個々の下肢筋の十分な単独収縮も獲得させる．また前述のごとく人工膝関節はACL不全膝である．ACL不全膝においてはハムストリングスの筋収縮が関節を安定させる重要な要素であるため[12]，TKA後においてもこの時期にヒールスライド（図9）などの低強度の運動を用いてハムストリングスを作動させておく．歩行時のdouble knee actionがこの時期に完全に獲得されることは少ないが，遊脚期の膝屈曲角度は確保されるべきである．これには大腿四頭筋およびハムストリングスの過緊張が改善されている必要がある．

POINT

歩行器歩行許可の判断基準とコツ？

TKA後，一般に車椅子，歩行器歩行，T字杖歩行へと段階的に訓練を進めることが多いが，術後早期において車椅子から歩行器歩行へと許可を出す際の判断に迷うことはないだろうか．少なくとも立ち上がり動作と着座動作が安全に遂行可能であり，歩行時に膝折れを起さないことが最低条件であると考えられる．以下にこの判断の参考材料と歩行器歩行開始のコツを示す．まず下肢伸展自力挙上（SLR）が可能か否かを確認する．もし可能であればこのときの膝伸展筋力は比較的遅い速度（60m/分以下）での歩行において必要とされる膝伸展筋力をおおむね満たしていると推計することができる[13]．次に歩行器歩行開始のコツであるが，初めはあえて体幹が軽度前傾位となるように歩行器の高さを調整する．これにより重心線（床反力ベクトルの作用線）が膝関節の回転中心の前方を通過し，歩行時には外部膝関節伸展モーメントが作用する機会が多くなる（図10）．すなわち膝折れを起しにくい設定を用い歩行器歩行を開始することができる．1〜2日の練習後に体幹を直立させる．

●第3期：機能的な下肢関節運動の獲得，歩行パターンの改善（術後2週〜1ヵ月）

　第3期では下肢全体の協調的な運動および歩行パターンの改善を目指す．筆者らの研究では，どのような人工膝関節においても歩行立脚期の膝屈曲運動が低下していることが明らかとなっている[7]（図11）．この所見は歩行立脚期における膝関節の衝撃吸収能力の低下を示し，人工膝関節の耐用年数を減少させる可能性が考えられる．この改善には大腿四頭筋の筋力を向上させるだけではなく，遠心性収縮を獲得させる必要がある．また下肢全体の協調的な運動も重要である．これを達成するためにスクワット動作や半歩前荷重位に

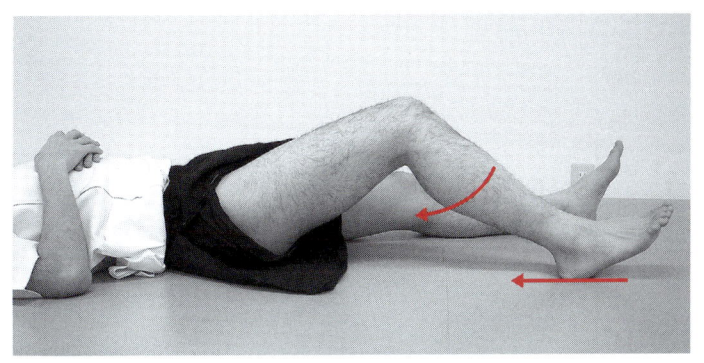

図9 ヒールスライド
膝関節の自動屈曲可動域訓練として実施する．またこのような低強度の運動を用いて術後早期にハムストリングスを作動させる目的もある．

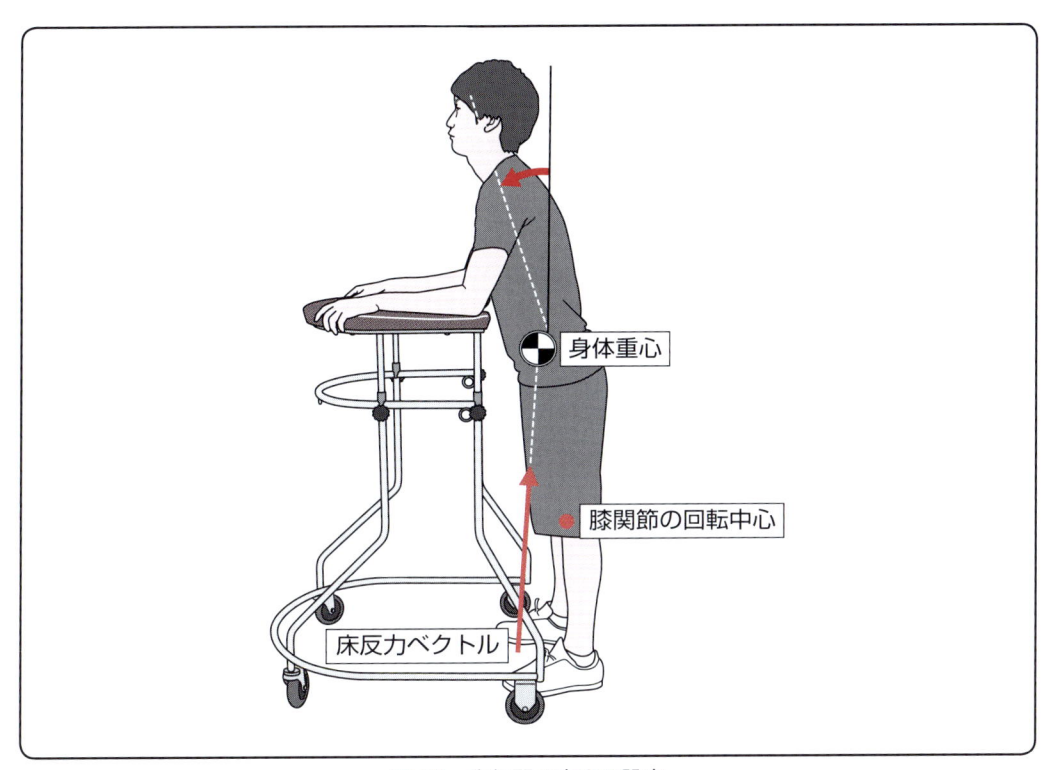

図10 歩行器の高さの設定
術後早期に歩行器歩行を開始する場合は，体幹が軽度前傾位となるように歩行器の高さを調整する．これにより身体重心線（床反力ベクトルの作用線）は膝関節の回転中心の前方を通過し，膝関節には外部膝伸展モーメントが作用する機会が多くなる．すなわち膝折れを起こしにくい設定となる．なお図中の身体重心位置や床反力ベクトルはイメージであり正確な実測値ではない．

よる荷重の受け継ぎ練習を実施する．また歩行パターンを改善するために，片脚立位などのバランス訓練も実施する．生体膝関節と比べ構造的に不安定な人工膝関節を安定させるため，大腿四頭筋とハムストリングスの協調的な活動が重要である．ハムストリングスが適切に活動するためにはその近位付着部を有する骨盤の前後傾アライメントを整える必要

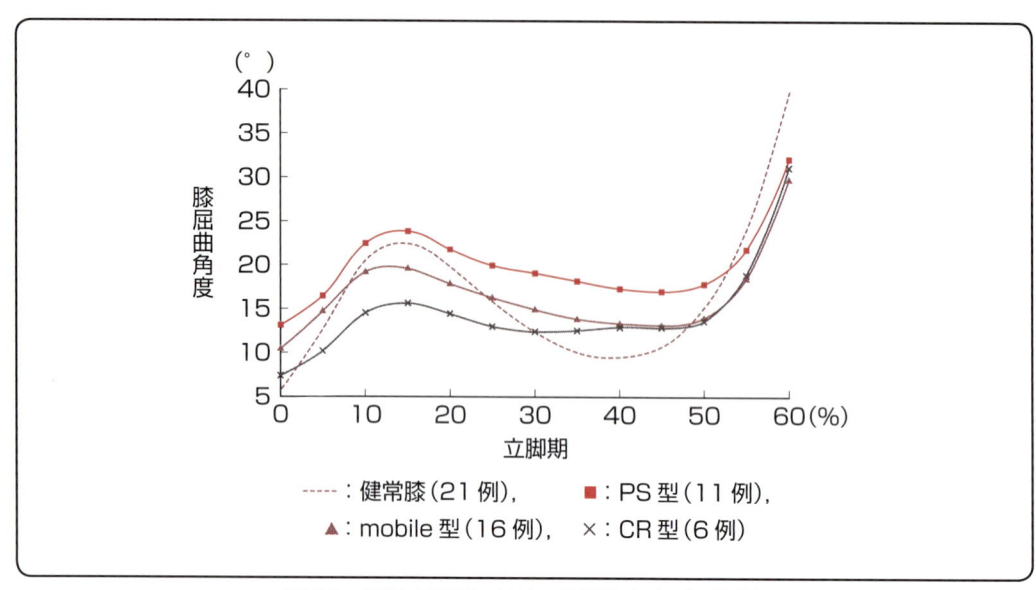

図11 歩行立脚期における膝屈曲角度（平均値）
歩行立脚期においてすべての機種で膝屈曲運動（屈曲角度の変化量）が低下していた.
「井野拓実, 大越康充, 前田龍智 他：人工膝関節置換術後の歩行分析―機種によるキネマティクスの違い―, 日本人工関節学会誌43巻, p55, 2013」より改変して引用

がある. 膝OA症例においては骨盤が前傾または後傾へ偏位していることがしばしば観察され, これは術後も残存していることが多い. この改善のためまずは端座位から骨盤の前後傾練習（pelvic tilt）を開始し, 動作中も骨盤中間位を保持できるようにすることがポイントである.

おわりに

本項では運動機能面に焦点を当て解説した. しかし実際の臨床場面では運動機能のみならず, 心理面や社会環境面, 患者の価値観などさまざまな情報を吟味し, その患者にとって何が最も必要なのかを繰り返し考えていく必要がある. またTKA後の理学療法においては膝OAの理学療法と重複する部分が多く存在する. TKAに特異的な側面について整理したが, 膝OAの理学療法の項も十分に参照してほしい.

▶若手理学療法士へひとこと◀

TKAの目的は膝機能の再建と長期の耐久性である. 患者が快適に生き生きと末永く生活できることが最終目標である. ROMの獲得や筋力増強といった医療サイドのごく限られた視点に偏ることなく, 個々の患者にとって何が最も有益かを真摯に考える姿勢を大切にしたい.

Further Reading

人工膝関節置換術―基礎と臨床―　松野　誠夫　他, 文光堂, 2005
▶ TKAの基礎と臨床について系統的, 客観的にまとまっている. TKAそのものについて理解を深めるには十分な一冊である.

● 文献

1) Stiehl JB, Komistek RD, Dennis DA, et al：Fluoroscopic analysis of kinematics after posterior-cruciate-retaining knee arthroplasty. J Bone Joint Surg Br, 77(6)：884-889, 1995

2) Dennis DA, Komistek RD, Colwell CE Jr, et al：In vivo anteroposterior femorotibial translation of total knee arthroplasty：a multicenter analysis. Clin Orthop Relat Res, 356：47-57, 1998

3) Conditt MA, Noble PC, Bertolusso R, et al：The PCL significantly affects the functional outcome of total knee arthroplasty. J Arthroplasty, 19(7 Suppl 2)：107-112, 2004

4) 星野明穂：後十字靱帯温存型(CR型：posterior cruciate retention design). 人工膝関節置換術：基礎と臨床(松野誠夫編), p78-79, 2005, 文光堂

5) Andriacchi TP, Galante JO, Fermier RW：The influence of total knee-replacement design on walking and stair-climbing. J Bone Joint Surg Am, 64(9)：1328-1335, 1982

6) Andriacchi TP, Dyrby CO, Johnson TS：The use of functional analysis in evaluating knee kinematics. Clin Orthop Relat Res, 410：44-53, 2003

7) 井野拓実, 大越康充, 前田龍智, 他：人工膝関節置換術後の歩行分析―機種によるキネマティクスの違い―. 日本人工関節学会誌第43巻, pp55-56, 2013

8) Font-Rodrigues DE, et al：Survivorship of cemented total knee arthroplasty. Clin Orthop Relat Res, 345：79-86, 1997

9) 星野明穂：人工膝関節のデザインの基礎. 人工膝関節置換術：基礎と臨床(松野誠夫編), pp72-77, 2005, 文光堂

10) Birmingham TB, Hunt MA, Jones IC, et al：Test-retest reliability of the peak knee adduction moment during walking in patients with medial compartment knee osteoarthritis. Arthritis Rheum, 57(6)：1012-1017, 2007

11) Magee DJ：Orthopedic Physical Assessment 4th ed. WB Saunders, Philadelphia, 2002

12) Boerboom AL, Hof AL, Halbertsma JP, et al：Atypical hamstrings electromyographic activity as a compensatory mechanism in anterior cruciate ligament deficiency. Knee Surg Sports Traumatol Arthrosc, 9(4)：211-216, 2001

13) Oatis CA：Kinesiology：The Mechanics and Pathomechanics of Human Movement 1st ed. Lippincott Williams & Wilkins, Philadelphia, 2003

ミニレクチャー

TKAにおいて術前から予後予測をするためには？

内田茂博

1. 予後予測を行う必要性

　変形性膝関節症（膝OA）に対する手術は年間5万件以上も施行されており，人工膝関節全置換術（TKA）が多くの割合を占めている．術後においても理学療法の適用となることが多く，ほとんどの病院で退院時にある一定の運動機能を獲得させるためのプログラムやクリティカルパスの作成を試みている．しかしながら，クリティカルパスから逸脱する患者を経験することもあり，そのような患者を早期発見，早期治療することによって，退院時やその後の在宅生活における運動機能を保証していく必要がある．

　TKA後患者を担当し術前評価を行った際に「この患者は良くなるだろう」「この患者は歩行獲得に時間がかかるだろう」という経験知を基に術後の理学療法を遂行していくことも少なくない．しかしながら，この経験知は，20年目の理学療法士，10年目…，新人…とそれぞれ異なることはいうまでもない．このような臨床の経験知より術後の運動機能障害を予測するだけではなく，予測する因子を術前より明確にし，数量化するという点も重要であると考える．すなわち術前の評価結果より術後の運動機能に関連する予測因子を明確にし，その基準値や診断特性を明らかにしていくことが重要であろう．

2. 術後の運動機能障害を同定するための術前因子

　術後の運動機能障害を予測する術前因子はさまざまな要因が考えられる．術後の運動機能障害をどの時期に測定するかによっても異なり，アウトカム（帰結）を明確にした予測モデルを立案する必要がある．例えば，短期的予測では退院時の運動機能をアウトカムとして予測するモデル，運動器リハビリテーション料算定日数を参考にした術後5ヵ月の運動機能を予測するモデル，術後1年の運動機能を予測する長期的モデルなどである．術後の運動機能障害に関連する術前因子の模式図例を図1に示す．術後の運動機能障害に影響を及ぼす術前因子には，患者の属性因子，術側下肢機能，非術側下肢機能，術前の日常生活活動（ADL）能力，心理的な要因，社会的要因などさまざまな因子が想定される．

　われわれは，術後2週（退院時）の運動機能を術前より予測したモデルを立て，術後2週の運動機能には，術前の安静時痛，心理的要因である自己効力感，非術側の膝伸展可動域が関与している要因であると報告した[1]．術側の膝関節機能のみではなく，反対側の下肢機能や心理的要因が術後2週の運動機能に関与することが示唆されたが，長期的な運動機能を予測する因子としては，術側の大腿四頭筋筋力，疼痛，不安・うつ状態などの心理的要因が関与しているという報告もある[2,3]．

　TKA後において，術前の身体機能や運動機能が術後の運動機能の予測因子として重要

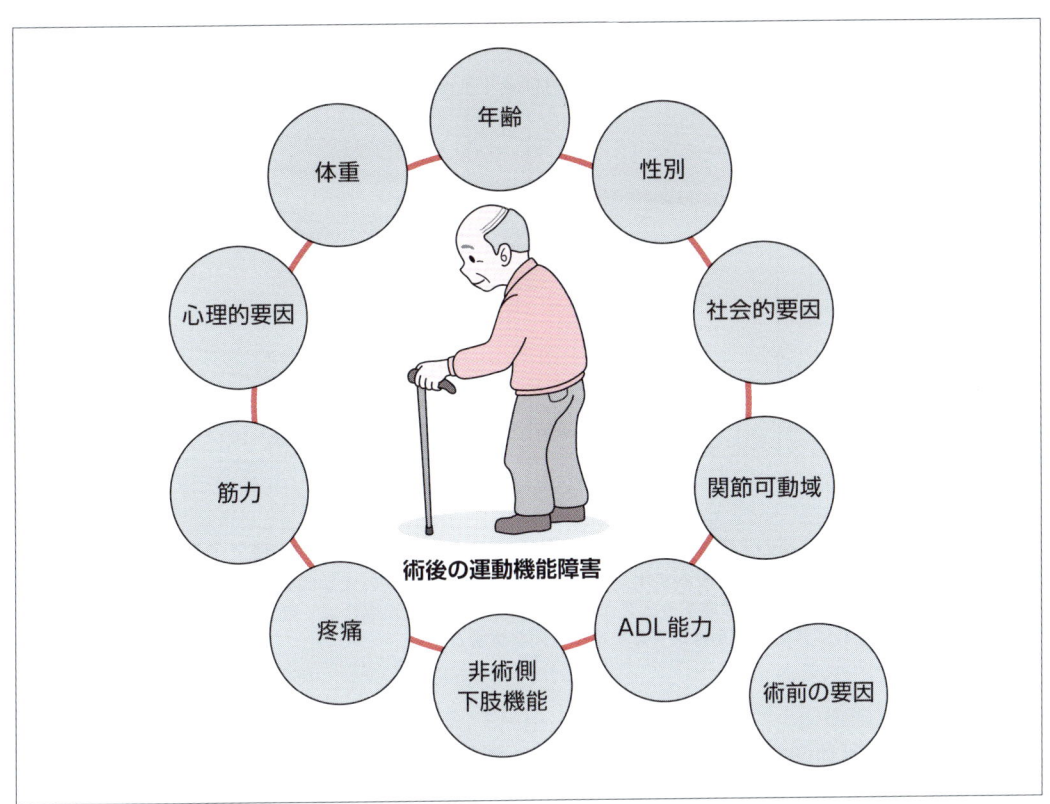

図1 術後の運動機能障害を同定する術前因子の模式図例
術後の運動機能に関連する術前の要因はさまざまであり，どの術前因子が術後の運動機能に強い影響を及ぼしているか明確にしていくことが重要となる．

な影響を与えているが，アウトカムを測定する時期によって異なる因子が抽出されることもわかってきている．TKA後の理学療法を行う際に重要なことは，術前の検査・測定結果から臨床症状を明確にして，その結果（予測因子）が術後の運動機能にどのように寄与しているか把握することである．術前より術後の運動機能を予測することによって，通常のクリティカルパスに準じた理学療法により効果を発揮できる患者，クリティカルパスに準じたアプローチでは効果が発揮できそうにない患者，退院後外来理学療法が必要になる患者などを判別するための一助になると考える．その結果，患者の状態に応じた適切な理学療法の処方やクリティカルパスより早く退院できる患者を発見することによって，入院期間の短縮や医療費削減にもつながってくる．また最も大切なことは，患者に対して，入院中に行われる理学療法の理由を説明する際にも役立つのではないかと考える．

3. 予測因子の基準値の設定

TKA後の運動機能を予測するために術前の身体機能や運動機能の予測因子を明確にするとともに，予測因子の基準値の設定が必要となってくる．術後の予測因子は抽出されているものの，それぞれの身体機能検査や運動機能検査の基準値が設定されていなければ，それらの検査値の持つ意味については不明になってしまう．玉利[4]は，運動機能障害の基

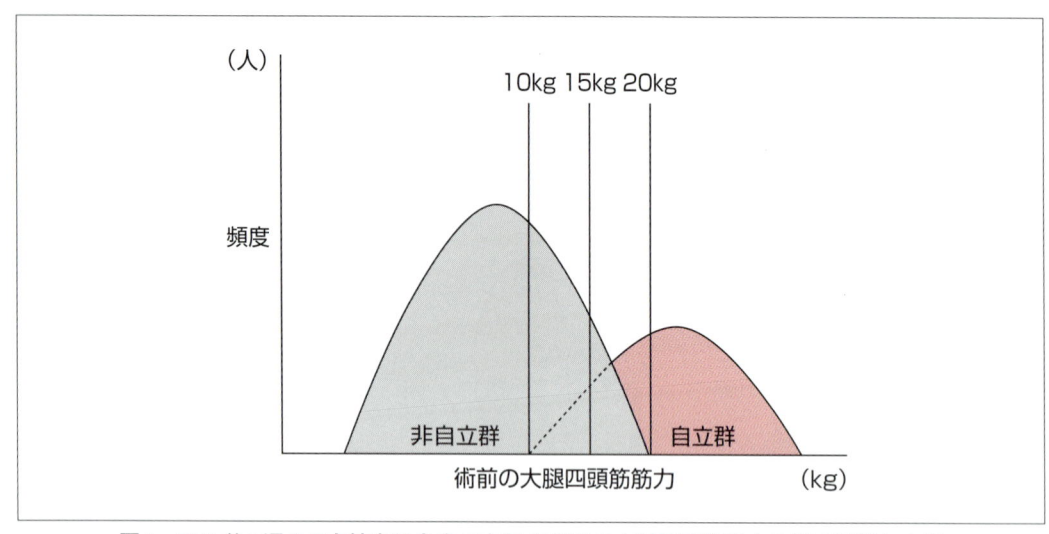

図2　TKA後2週のT字杖歩行自立の有無を術前の大腿四頭筋筋力の値で予測した例
仮にTKA後2週にT字杖歩行に難渋する症例を予測する要因として術前の大腿四頭筋の筋力が抽出された場合，カットオフ値をどこに設定するか考慮する必要がある．20kgに設定した場合は，自立群を除外するために有用な検査，10kgに設定すれば非自立群を確定するために有用な検査となる．

準値を提示し，運動機能障害が持つ診断特性を明らかにすることが重要であり，各予測因子の感度・特異度といった診断特性を算出しカットオフ値を設定する必要があることを述べている．例えば，TKA後2週間でT字杖歩行が自立するか自立しないかを予測した場合，術前の大腿四頭筋筋力が関連のある予測因子として抽出されたとする．その場合，大腿四頭筋の筋力がどの程度であれば，術後2週間でT字杖歩行が自立になるかというカットオフ値の設定が必要となってくる．図2に示すようにこのカットオフ値をどこに設けるかということが重要であり，カットオフ値を20kgに設定すれば自立群を除外する除外診断に有用な検査（感度の高い検査）となり，カットオフ値を10kgに設定すれば非自立群を確定する確定診断に有用な検査（特異度の高い検査）となる．あるいは感度・特異度ともに一定の水準を満たす必要がある場合は，その間にカットオフ値が設定される．このようにカットオフ値の設定はその検査が何を目的としているかによって異なってくるが，術前より術直後や長期的な運動機能障害を予測し，それぞれの検査値の基準値を設定していくことが必要となってくる．また，術後の生活の質や生活範囲などの運動機能障害以外のより患者の生活に密着したアウトカムを設定していくことも重要になってくる．

4. おわりに

TKA後患者に対して，術後にクリティカルパスや標準化された理学療法では改善の見込みが薄い患者や歩行獲得や退院に難渋する患者の影響を及ぼす因子を術前より把握することは重要である．また術後の運動機能障害を予測する際に，経験知のみだけではなく基準値を設定し数量化することにより，理学療法士の経験年数の有無にかかわらずより的確な予測が可能になってくると考える．しかしながら，TKA後の予測因子の抽出や検査の

基準値の設定を行うためには，大規模調査による多くの症例数のデータ蓄積が必要であり，単独施設のみだけではなく多施設共同研究によってデータを提示していくことが必要になってくると思われる．

●—文献

1) 内田茂博，玉利光太郎，横山茂樹，他：人工膝関節置換術後早期における運動機能予測因子の検討—術前身体・精神機能と退院前運動機能との関係—．理学療法学，38(6)：442-448，2011
2) Nunez M, Nunez E, del Val JL, et al：Health-related quality of life in patients with osteoarthritis after total knee replacement：factors influencing outcomes at 36 months of follow-up. Osteoarthritis Cartilage, 15(9)：1001-1007，2007
3) Judge A, Arden NK, Cooper C, et al：Predictors of outcomes of total knee replacement surgery. Rheumatology, 51(10)：1804-1813, 2012
4) 玉利光太郎：理学診断学構築の意義．吉備国際大学研究紀要，23：7-17，2013

3 TKA後における歩行から捉えた評価と治療戦略

森口晃一

> 人工膝関節全置換術（TKA）後，直ちに機能的な歩行動作が獲得されるわけではない．関節由来の疼痛から解放されても，さまざまな症状を有し，歩容に影響を及ぼしていることも少なくない．そのような各症例の症状を的確に把握し理学療法を展開するには，仮説の設定と検証作業をていねいに行う必要がある．社会的なテーマとなっている転倒予防の観点からもTKA後に機能的な歩行動作の獲得を目指すのは理学療法士として重要な役割であると考える．

TKA後の歩行に着目する意義とは

　TKA後は，関節由来の疼痛が消失し，歩行能力の向上ならびに生活の質（QOL）の向上が期待できる．一方で，高齢社会の進行に加えて，手術技術の向上やインプラントの改良により，対象がより高齢へと拡大されていることに伴い，転倒という問題も考えなくてはならない．臨床場面において，TKA後に関節由来の疼痛が消失しても長時間の歩行により下肢全体の疲労感や筋性の疼痛が生じてくる症例も存在している．さらにこのような問題がつまずきやすさなど転倒リスクにつながっている可能性もあり，本当の意味でQOL向上を獲得できていない症例も見受けられる．特にTKA後の転倒は，大腿骨顆上骨折の原因となり，整形外科でも大きな問題となっている[1]．そのような中で理学療法士の視点が，ただ「歩くことができたら良い」だとしたら，それは運動器障害の専門職としての役割を果たしているといえるだろうか．手術により，関節由来の疼痛から解放されたならば，患者と共により機能的な歩行動作の獲得を目指すことにより，理学療法が患者のQOLの向上や転倒リスク軽減への貢献につながるものと考える．

TKA後の歩行における問題とは

　TKA後の歩行の問題を抽出する場合には，術後の時期によって問題点が異なる．TKA後，一般的に可及的早期に歩行が開始される．そのため，術後早期においては，患部の炎症症状が歩行上の問題に影響を及ぼすと思われる．この時期の問題としては，疼痛を生じさせないために歩行周期全般にわたって膝関節に動きが生じないような戦略をとっている場合が多い．術後早期に疼痛が強い状態や自動運動能力が回復できていない状態で歩行を

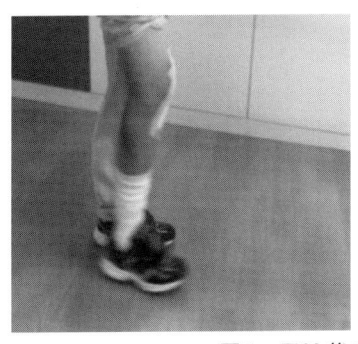

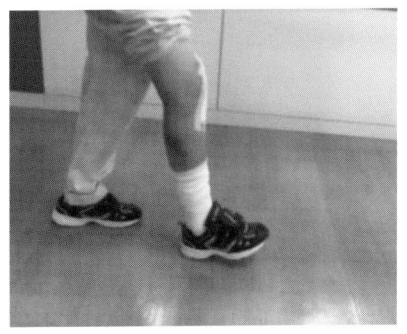

図1　TKA後の歩容の特徴の一例
歩行周期全体を通して，術側の膝・足関節の動きが乏しくほぼ一定の肢位を保つ．

開始することで，筋緊張のコントロールが適切に行いにくい状態を作りかねない．そのような状態は患部の炎症症状が改善した時期にも影響を与え，可動域や筋力などの基本的な機能が回復してもそれらを発揮できずに跛行を呈することがある．その一つの例としては，術側の膝・足関節がほぼ一定の肢位に保持された歩容を呈するといったものである（図1）．すなわち，適切な筋緊張のコントロールがなされずに，常に高い筋緊張状態を維持し，下肢関節の運動が生じにくいように対応しているため，このような場合は歩行距離が増大すると大腿外側部の疼痛や下腿後面の疼痛を訴えることがある．また，このような歩容では，立脚中期（mid stance：MSt）〜立脚終期（terminal stance：TSt）において下腿の前傾が不十分で，その結果を受けてフォアフトロッカーが機能せずに結果的にTStの足関節底屈不足が生じ，遊脚期では膝の屈曲が乏しくなりやすい．このような問題は，路面の変化や不意な外乱に対して適切な対応が困難となり，つまずきやすさなど転倒リスクが高い状態になると予想される．そのため，機能的な歩行動作の獲得を目指すことは大きな意義がある．

評価の進め方

　適切な評価・治療を行うためには，情報収集能力が要求される．情報には画像所見や問診，視診，触診，筋力，可動域などの理学所見，文献などがあるが，ただやみくもに情報を集めるのではなく，病期や患者の状態に応じて必要な情報を選定していくことが重要である．適切な情報を集めるための第一歩として，問診は最も重要な項目の一つである．歩行観察で確認された現象に対して，患者自身が身体をどのように感じているのかを聴き出すとともに，歩行に表出される結果との関連性を検討していく．すなわち，患者自身が感じていることが歩行に結びついているのか，それともあまり関連性がないのかを見極めることが必要となる．

　歩行から評価・治療へと展開していく場合，病期の段階としては，構造・病態管理が主である急性期を脱し，機能・能力管理が中心となる時期が適切である（図2）．よって，

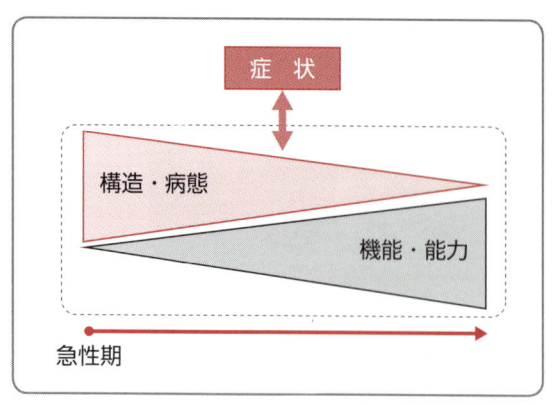

図2　リスク管理の考え方
急性期においては，構造や病態と症状との関連を重視し，徐々に機能・能力と症状との関連を考えていく．

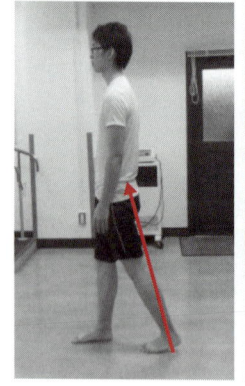

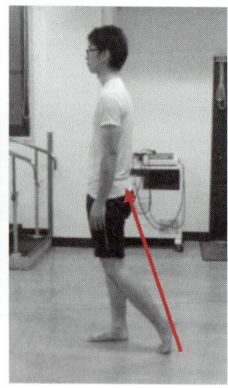

図3　TSt～PSw
歩行周期の中でフォアフットロッカーへと移行していく相．この時期に床反力が膝関節軸の後方を通ることにより遊脚期での膝関節屈曲へとつながる．

画像などの医学的情報よりも，身体の運動機能や環境，患者の心理的背景などの情報収集が中心となる．主な手順としては，歩行観察により運動機能不全を推測する．それとともに問診からどのような症状があるのかを確認し，問診での情報と歩行観察の結果から，より詳細な機能評価項目を選定し，治療へと結びつける．歩容への影響として患部の問題が大きいのか，それとも他の部位の問題なのか，身体全体のシステムとしての問題なのかを判別する必要がある．そのために適切な情報収集ならびに機能評価を行う．

> **Advice　歩行観察のポイント**
>
> 歩行を含め動作分析には運動学的分析だけでは問題点を抽出するうえで不十分であり，運動力学的な解釈は欠かせない．TKA後の歩行観察の一つのポイントしては，ロッカーファンクション[*2)]に着目すると良い．立脚期を通してロッカーファンクションは，足関節・足部ならびに下腿の動きにより順次ヒールロッカー，アンクルロッカー，フォアフットロッカーへと移行する．これに伴って膝関節も動きが生じる．特にフォアフットロッカーが生じるTSt～前遊脚期 (pre-swing：PSw) にかけて，通常，床反力は膝関節の後方を通り，これにより遊脚初期 (initial swing：ISw) に膝関節の屈曲が生じるが (図3)，TKA後に膝伸展筋の筋緊張が高い状態が続くと膝関節を伸展位に保つためにフォアフットロッカーを機能させていないことが多く，ISwで膝の屈曲不足が見受けられる．そのような症例では，結果的に立脚期全体を通してロッカーファンクションが働いていない．ロッカーファンクションが働く下肢機能ならびに身体環境が重要になると考えている．

仮説の設定とその検証-具体例

　ここでは，TKA 後の仮想症例を設定する．術後，炎症期を脱した時期と仮定し，歩行動作における現象を題材に，仮説の設定からその検証を行う過程を考えてみることにする．

1）問診からの情報
　患者の主要な訴えとしては，「荷重しても術側の膝関節に疼痛は生じないが，下肢全体が重く感じ，また歩行時に膝が屈曲すると疼痛が生じるような感じがある」であった．

2）歩行観察から得られた情報
　術側下肢は，MSt〜TSt にかけて下腿前傾が不足し，フォアフットロッカーに移行する以前に足底が離地し，ISw では膝の屈曲不足が特徴であった．

3）仮説を設定する
　1）の問診での「膝が屈曲するときに疼痛が生じる気がする」，2）の歩行観察の「ISw での膝の屈曲不足」という情報から，患部の疼痛と膝関節の屈曲 ROM が歩容に影響を及ぼしていると仮説を立てた．

4）仮説の検証のための評価
　仮説を基に，患部の疼痛評価と膝関節の屈曲関節可動域（ROM）測定を実施．その結果，屈曲 ROM は 120°であり，それ以上の角度では伸張痛が生じた．安静時痛はなく，weight shift や片脚立位を用いての荷重時痛の有無を確認したが，疼痛は生じなかった．

POINT
歩行観察での主観的評価と問診での患者の訴えから，患部の疼痛と屈曲 ROM が問題となって歩容に影響していると解釈し，評価を実施している．しかし，歩行動作における膝関節の屈曲 ROM は120°も必要ないことや疼痛評価の結果を踏まえると，歩容との関連性は少ない．よって再度仮説設定と検証作業が必要となる．これは，仮説の設定の際に患部の疼痛と膝 ROM にしか着目しなかったことが大きな問題である．果たして，「仮説設定は適切か？」「他に考えられる要因はないか？」と仮説設定の段階で，批判的な吟味となるべく多くの要因を想定し，公平に扱うことが重要である[3]．

5）仮説の再設定
「下肢全体が重い」「歩行時に膝が屈曲すると疼痛が生じる気がする」という問診情報をもう少し拡大して要因を推測してみる．考えられる要因としては以下のようなことが挙げられる．

①患部に，腫脹や軟部組織の滑走不全による症状（疼痛とは限らない）があるのではないか．

②下肢近位関節の安定性低下によるものではないだろうか．もしそうならば，股関節周囲の単関節筋の機能不全が疑われる．

③急性期の疼痛経験が招く機能不全かもしれない．屈曲すると痛みが生じた過去の経験

から膝関節周囲を固定してしまう反応の可能性もある．

さらに，歩行観察での「ISwでの膝関節屈曲不足」の要因としては以下のようなことが挙げられる．

④フォアフットロッカーが機能していない．それにより床反力ベクトルが膝関節の後方を通らずに膝の自動的な屈曲が生じにくいのではないだろうか．

⑤大腿四頭筋の持続的な緊張により床反力によって生じるISwの自動的な膝屈曲運動を妨げている可能性がある．

⑥初期接地（initial contact：IC）～荷重応答期（loading response：LR）のヒールロッカーが機能していないことがMst～TStに影響を及ぼしている可能性がある．その要因の一つとなる膝関節の伸展ROMは制限されていないだろうか．

POINT

> TKA後の歩容には，痛みとして認知されない問題や，痛みという表現では説明しにくい症状が表れていることがある．それらをいかに抽出し症例に応じた理学療法を展開するかがポイントである．

理学療法の紹介

仮説検証のために評価と治療を一体的に行っていく．設定した仮説に対して一つひとつ確認作業を行うこともあるが，より優先順位の高いと考えられる事項から行っていく方が効率的である．そのポイントとしては，患者の発する言葉や身体に触れた際のわずかな反応を見逃さずに手がかりとできるかである．例えば，前記の①の仮説のように，軟部組織の滑走不全などを有している場合，疼痛という形では表現されなくても何らかの症状を訴える要因になり得る．軟部組織の問題は，触診にて明らかに感じることのできるものから，詳細に評価を行うことで感じ得るものまでさまざまであり，後者のような場合こそ，患者の示す反応を十分に確認する必要がある．TKA後の軟部組織性の問題としては，術中に膝蓋下脂肪体を切除する処置が行われていることが多く，その結果，膝蓋腱の短縮が起こるという報告もある[4]．実際に，術後膝蓋下脂肪体部に何らかの症状を訴える症例も多く存在する．よって，この部位を中心に膝関節運動時の軟部組織の動態を把握するように努める必要がある．ここでは，前記の②～⑤のような要因が歩容への影響が大きいと判断した場合，その検証を行うために評価を踏まえての治療方法を紹介する．

● 下肢近位部の安定性を高める（②に対して：図4）

大腿部を一定の肢位に保持した状態で，膝関節の屈曲・伸展を円滑に行うことができるかを評価する．臨床上，大腿直筋によって股関節・膝関節の運動を制御している場合が多く，膝関節屈曲・伸展時に大腿部も同時に動いてしまう現象がよく見受けられる．大腿部が動かないように意識させながら膝関節の運動を行ってもらう．患者の状態に応じて背臥

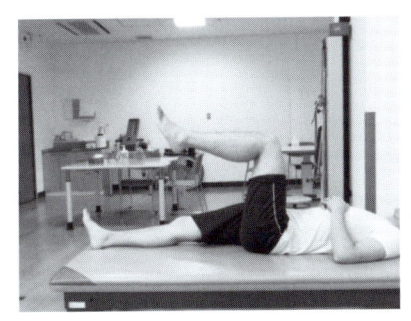

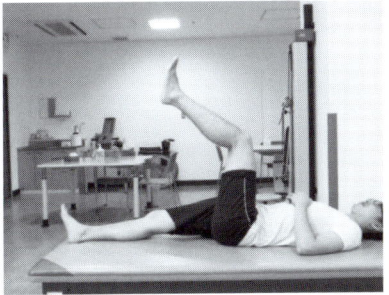

a：背臥位

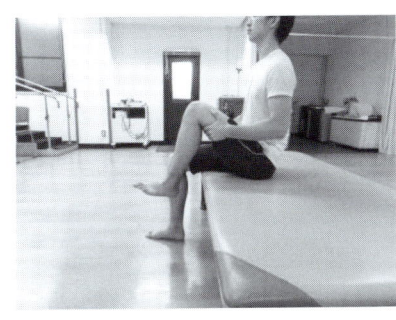

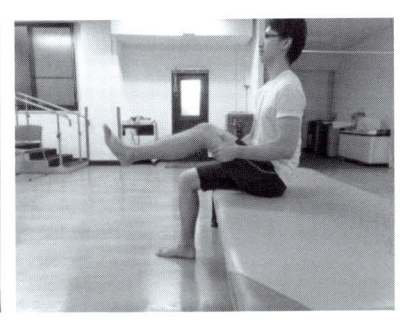

b：座位・大腿部介助

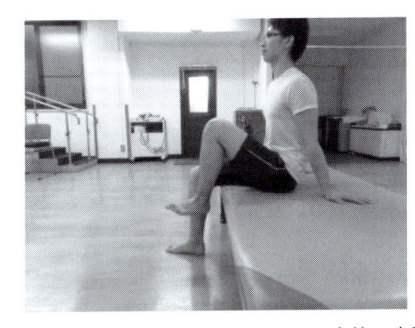

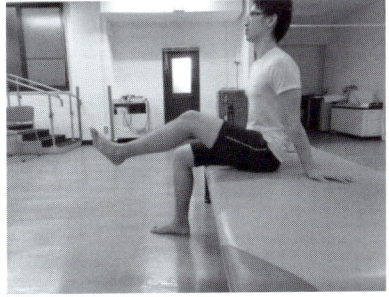

c：座位・大腿部介助なし

図4 下肢近位部の安定性向上のためのエクササイズ例
大腿部を空間上に屈曲位に保持して，膝関節の屈曲・伸展を繰り返す．このときに膝関節の動きに伴って大腿部に動きが生じないように注意する．患者の状態に応じて，肢位を決定する．

位や座位，また大腿部の介助の有無を決定する．
● ISwでの円滑な膝関節屈曲運動を作る（③～⑤に対して：図5）
　側臥位で足底の前方部分に抵抗を加える．抵抗を加える方向としては，歩行時のTSt～PSwにかけて床反力が通る向きをイメージする．患者には，足関節底屈と膝関節伸展によって抵抗に抗するように指示し，股関節伸展位，膝関節伸展位，足関節底屈位を誘導する．その肢位まで達すると大腿四頭筋の緊張を抜くように指示する．通常，大腿四頭筋の緊張を円滑に緩和できたならばセラピストの足底からの抵抗により膝関節が自動的に屈曲

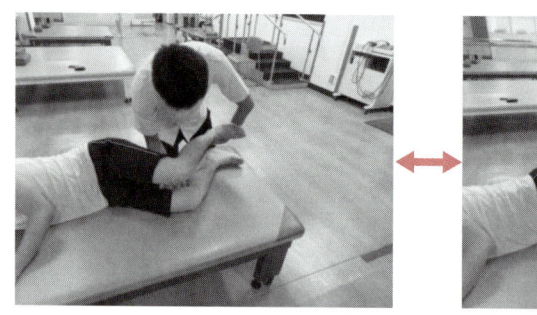

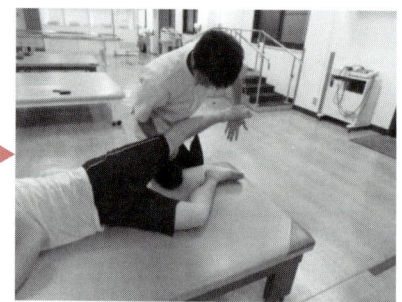

a：下肢屈曲位（開始肢位）　　　　　　b：下肢最大伸展位
図5　TSt～PSwにおける下肢関節運動の学習
aのように側臥位で股関節，膝関節屈曲位，足関節背屈位の肢位を作る．足部前方に足底部から抵抗をかける．抵抗の方向は膝関節軸の後方を意識する．患者にはこの抵抗に抗するように足関節底屈，膝関節伸展，股関節伸展するように指示する（b）．最大伸展位に誘導したら，大腿四頭筋の緊張を緩めるように指示する．これによって膝関節が自動的に屈曲する．a，bを繰り返すことで，TSt～PSwの下肢の動きを学習させる．

するが，大腿四頭筋の持続的な緊張が生じている症例や疼痛経験が身体機能不全を招いていると考えられる症例では，最初はこの運動を円滑に行うことが困難である．足底から与える抵抗や口頭指示などに配慮しながら徐々に大腿四頭筋の緊張が緩和することで床反力によって膝関節が自動的に屈曲することが可能であることを学習させる．

効果の判定は？

まずは，治療前後の患者の訴えの変化をしっかりと把握することである．それとともに歩行動作を十分に観察し，患者の訴え（症状の変化）との関連を考察する．治療後に患者の訴える症状が軽減し，さらに歩行動作の観察によって得られた結果が良好な場合（期待した動きが得られた場合）は，適切な治療が行えたと判断して良いと考える．これはあくまで即時効果ではあるが，持続効果を得るには，まず即時効果を得ることが必要である．即時効果を積み重ねることにより，患者自身が身体へ気づきを得るきっかけとなる．それによって，持続効果が期待できるようになる．また，歩行動作の観察においては，臨床場面で簡易的に評価できるデジタルカメラなどを使用すると良い．これによって，患者自身も歩容の変化を捉えやすく，モチベーションを上げることにもつながる．また，即時効果のみならず持続効果を評価するうえでも動画を用いることは有用である．

> **▶若手理学療法士へひとこと◀**
> TKA後の成績は，学会や論文などでは良好な報告が多いが，臨床場面では数字に表れない問題を抱えている症例も少なくない．そのため，TKA後の主な経過・成績については，論文などの報告はあくまで参考として位置付け，各症例ごとの生活背景を踏まえた上で，症状や身体機能について詳細に把握し，適切な対応を図る努力を怠ってはならない．

Further Reading

膝痛 知る診る治す　宗田　大 著，2007，メジカルビュー社
▶ 膝関節の疼痛をより深く考えるにあたって参考になる一冊である．

●—文献

1) 原田　繁：人工関節周囲骨折増加の背景・傾向．関節外科，32(8)：859-863，2013
2) Kirsten Gotz-Neumann：観察による歩行分析（月城慶一，他訳）．医学書院，pp47-80，2005
3) 長谷川　淳：クリニカルリーズニングのすすめ．徒手的理学療法，8(1)：21-24，2008
4) 占部　憲，他：人工膝関節全置換術時の膝蓋下脂肪体切除が術後の膝蓋腱長に与える影響．東日本整形災害外科，18(1)：7-10，2006

MEMO

歩行分析のポイント

田仲勝一

　変形性膝関節症（膝OA）は理学療法士が最も多く遭遇する疾患の一つであり，その評価として歩行分析を行う機会も非常に多いと思われる．対馬[1]は「歩行分析は日常診療では視診によって行われることが多く，観察により異常を検出し，異常に対する仮説を立て，そして仮説を検証するとこから成り立っている」と述べている．これら一連の作業には患者の障害像を見極めること，治療方法の選択，そして治療効果を検証することまでも含まれる．このように歩行分析は理学療法士にとっては必須の技術であり，治療技術を磨くのと同様に歩行分析の能力を磨くことも極めて重要である．本項では歩行分析のポイントについて考えてみたい．

1. 歩行に興味を持つ

　歩行分析を行うには正常歩行の知識と膝OA患者の歩行の知識は必須となる．正常歩行については成書[2,3]があり，膝OA患者の歩行の特徴については木藤[4]や石井[5]らの報告を参考にして正常歩行と膝OAの異常歩行の違いについて整理しておくと良い．膝OA患者の歩行を観察したときに，文献で読んだとおりの現象が起きていれば，「あの文献を読んで勉強したことが生かされる．勉強した甲斐がある．もっと文献を読めばもっと生かされる」などと思えれば歩行に対する興味が増え，この興味を持つことこそが，歩行分析力を高める第一歩になる．

2. 観察力を高めるために

　筆者が学生時代に出会ったある理学療法士が，「昔はよく先輩に駅に連れていかれて歩行分析をさせられた」と言っていた．多くの人々が行きかう場所で，歩行を見るということは，それだけ多くの歩行パターンを観察することができる．また先輩といることで自分が気づいていないことを教えられたりもする．多くの歩行パターンを観察することや第三者と意見を交わすことも歩行分析のトレーニングになる．歩行に興味を持てば，いつかなる場所でも歩行を観察することは可能である．不審者扱いされない程度に街行く人々の歩行を観察することで歩行に対する観察力は強化され，歩行分析力の向上につながるのではないかと考える．

3. 異常歩行は異常？

　歩行分析は観察により異常を発見するところから始まる．しかし，多くの歩行パターンを観察していると健常人でも異常と思われる歩行様式をとっていることがある．また膝関節内反変形が著しく，明らかに膝OAと思われる歩行様式でも医療機関を訪れているとは限らない．膝OA患者が医療機関を訪れるのは疼痛などの臨床症状が出現するからであ

る．理学療法士はこの臨床症状に目を向けることが大切であり，歩行が正常か異常で診るのではなく，歩行周期中の異常が臨床症状にどのように関係しているかを考えなくてはならない．そのためには問診により患者が訴える症状をよく聞いたうえで歩行観察を行い，臨床症状と異常歩行との関係を明らかにすることが重要である．

4. いくら考えてもみえてこない．アウトプットしよう．

臨床症状と異常歩行との関係を明らかにすることは頭ではわかっていても新人・若手の理学療法士には難題である．膝OAや歩行に関する文献を何度も読み返し，録画しておいたビデオを何度見直しても症状と異常とを関連づけられないことも多々ある．一人でいくら考えてもわからないものはわからない．こんな時は第三者の意見を聞くことも大切である．特に新人のうちは先輩理学療法士と議論することで自分の診えていなかった歩行の異常や見逃していた臨床症状の出現状況などに気づくことがある．失敗を恐れずに，周囲に自分の見方や考え方をアウトプットして，フィードバックを受けてみよう．独りよがりで考え続けても自身の歩行分析力は向上しない．また患者もよくならない．アウトプットすることにより殻に閉じこもった自分から解放されよう．

5. 木も見て森も見る

「木を見て森を見ず」は，英語の「You cannot see the wood for the trees.」の訳で，物事の一部分や細部に気を取られて，全体を見失うこととされる．膝OA患者の歩行分析にたとえると膝関節の異常のみにとらわれて，他の関節の異常には目を向けていないといったことが挙げられる．いわゆる運動連鎖的な観点で膝関節以外の異常が診えていないということになる．しかし，運動連鎖にばかり気を取られていると，膝OA患者の歩行分析をしているのに，膝関節の問題を見過ごしてしまうこともある．「木も見て森も見る」とは，膝OA患者の歩行分析に置き換えると，「膝関節の機能障害をきちんと把握して，なおかつ膝関節以外の機能障害にも目を向ける」ということであり，忘れてはいけない点である．

6. みえないものをみる

歩行分析の際に注意しなければならないのは，膝OA患者の日常生活の場ではないということである．理学療法士が働いている場所で行っている．そこでは平地で安定した接地面が確保されている．しかし，膝OA患者が生活している場所はさまざまである．屋内には敷居が多数あり，床が滑りやすいかもしれない．坂道を登ったところに家があり，帰るためには坂道をどうしても登らなくてはならない．畑の中を歩くことも考えられる．理学療法士の思考力は職場重視となってしまってはいないだろうか．膝OA患者が坂道を登り，畑で野菜を摘んでいる姿を想像しているだろか．生活の場の歩行を診てこそ理学療法士の歩行分析といえるのではないだろうか．

● 文献

1) 対馬栄輝：歩行分析の基礎［internet］http://www.hs.hirosaki-u.ac.jp/~pteiki/research/balance/analysis/［accessed 2013-08-15］

MINI LECTURE

2) Neumann DA：筋骨格系のキネシオロジー（嶋田智明，平田総一郎監訳）．pp547-593，2005，医歯薬出版
3) Neumann KG：観察による歩行分析（月城慶一，他訳）．pp5-77，2005，医学書院
4) 木藤伸宏，山崎貴博，西岡奈津子，他：変形性膝関節症の理学療法における運動制御・学習理論の応用に対する理学療法．理学療法，26(7)：849-862，2009
5) 石井慎一郎：変形性膝関節症―歩行解析からみた理学療法の可能性―，理学療法学，38(8)：639-641，2011

III. 変形性膝関節症に対する術後理学療法

4 HTO後における評価と治療戦略

福田 航

　高位脛骨骨切り術 (high tibial osteotomy：HTO) は，内側型変形性膝関節症 (膝OA) において膝関節の内反を矯正し，膝関節内側に集中した荷重応力を外側へ分散させる．さらに歩行中の外部膝関節内反モーメントを減少させることで疼痛緩和と関節修復を促す術式であり，理学療法では術式を理解したうえで円滑な機能回復を図る必要がある．また，HTO後は歩行中の膝関節伸展不良や他関節の疼痛などが出現することもあり，膝関節を含めた全身の調整も重要となる．

はじめに

　HTOの術式にはclosed wedge法とopen wedge法がある (図1)．一般的には，矯正角度が15°以下でopen wedge法，それ以上の矯正でclosed wedge法が選択される．open wedge法は外側骨皮質を温存し，下腿内側に強固な固定材料を用い，骨切り開大部へ人工骨を充填することで初期固定力を上げ，術後早期の部分荷重 (partial weight bearing：PWB) 歩行を可能にしている．当院のプロトコールを表1に示す．本項では，open wedge法を用いたHTO術後の理学療法を中心に述べる．

ステップ1　患者に関する臨床的な問題は何か？

HTO後に遭遇しやすいケースとその問題点を以下に挙げる．
①ケース1：術後の歩行練習中に下腿外側部の荷重時痛が出現する．
②ケース2：術後に膝関節伸展制限が生じる．歩行立脚期に膝関節の伸展が困難である．
③ケース3：術後の歩行中に手術した関節以外の関節痛が出現する．

ステップ2　問題を解決するための情報検索

●HTOによる膝関節周囲への影響について

　HTO後の歩行練習中に下腿外側部の荷重時痛が出現することに関しては，HTOによる膝関節周囲の影響を調べる必要がある．そのためにHTOの手術手技やHTO後の歩行分析に関する報告を検索した．

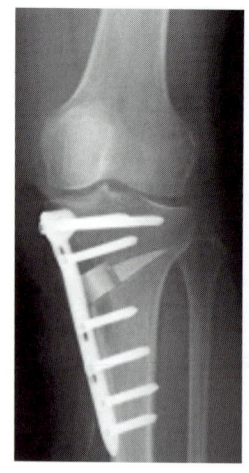

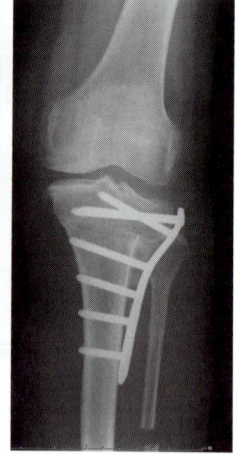

a：open wedge法　　b：closed wedge法

図1　HTO後のX線像

open wedge法（a）では，locking screw機構を持つTomofix plateが固定に用いられている．また，closed wedge法（b）と比べると腓骨の骨切りがなく，外側骨皮質が温存されている．

表1　当院におけるHTO（open wedge法）後のプロトコール

	理学療法内容
術前（手術前日）	術前評価（筋力・ROMの評価，歩容チェック）および荷重歩行練習，セッティングなどの膝関節伸展運動実施
手術当日	
術後1日目	健側運動，患側下肢の足関節運動開始
術後2日目	車いす移乗，患側下肢のROM運動，セッティング，SLR開始
術後3～4日目	平行棒内にて起立・歩行練習開始（toe touch～1/3PWB）
術後5日目～	両松葉杖歩行練習開始（1/3PWB）
術後2週～	荷重量1/2PWBに変更，エルゴメータ運動開始
術後3週～	荷重量2/3PWBに変更，片松葉杖歩行練習開始
術後4週～	全荷重許可，ステッキ歩行練習開始 ADL（床上動作，階段昇降）練習開始 ADL安定し退院

- HTO後では歩行中の外部膝関節内反モーメントが減少した[1]．
- HTO後105膝中61膝（58％）において，再生軟骨の良好な被覆を認めた[2]．
- 内反矯正が不十分であった患者は術後の臨床成績が低かった．また，術後の臨床成績が低い患者は外部膝関節内反モーメントが大きかった[3]．
- HTOでは手術中に正確な矯正が求められるが，術中ナビゲーションを用いて矯正を行っても術後の立位X線像との相関は低かった[4]．
- HTOにおいて，外側皮質骨折が104膝中26膝（25％）で発生した[5]．

● HTO後の膝関節運動と歩行能力について

　HTO後における歩行分析の報告から，歩行立脚期の膝関節角度について調べた．また，HTO後の膝関節運動と膝関節伸展制限に影響する脛骨の後傾角度の変化についても検索した．

- HTO後24膝において，膝関節可動域（ROM）は屈曲146±5.9°，伸展2.2±3.8°と術前（屈曲142±10°，伸展3.5±5.7°）よりも改善し，17膝（71％）が正座可能となった[6]．
- HTO後158膝で脛骨の後傾角度が平均3.6°増大した．脛骨の後傾角度の増大と膝関節伸展可動域には相関を認めなかった[7]．
- 脛骨の後傾角度の増大は膝関節を完全伸展するために，より大きな大腿四頭筋の筋力が必要となる[8]．
- HTOの術前と術後1年時における歩行立脚期の膝関節屈曲角度は健常群と比べて小さく，健常群との差は初期接地（initial contact：IC）と立脚終期（terminal stance：TSt）の膝関節伸展ピーク角度の差である[9]．
- HTO後2.4年経過した20肢において，術前18肢に認めた歩行中のラテラルスラストは術後7肢に減少した．また，膝関節の最終伸展域における運動解析では術前に3つの運動パターン（スクリューホームムーブメント，逆スクリューホームムーブメント，回旋なし）を認めたが，術後にスクリューホームムーブメントは消失した[10]．

● HTO後の他関節への影響について

　HTO後における歩行分析の報告から，手術した関節以外の影響について調べた．また，HTOによって生じる骨形態変化についても検索した．

- HTO後13肢において脛骨は7.1mm延長（$p<0.005$）した[11]．
- HTO後は歩行中に体幹の側方傾斜が減少し，toe-out angleが大きかった[12]．
- 変形性足関節症（足OA）を伴う膝OAに対するHTO後16肢において，距骨傾斜角は18°から6°に改善し，足関節の臨床成績も改善した[13]．

ステップ3　情報の整理

● HTOによる膝関節周囲への影響について

　HTO後では歩行中に外部膝関節内反モーメントが減少していることから，関節内側に偏った力学的負担が減圧できていることが考えられる．再生軟骨が関節内側に被覆されることも関節内側に偏った力学的負担の減圧を証明している（図2）．しかし，HTOでは術中ナビゲーションを使用して膝関節内反の矯正を行っても術後の立位X線像との信頼性は低く，ミクリッツ線が関節内側から65～70％とされる至適矯正にならないこともある．HTO後の内反矯正不足は外部膝関節内反モーメントの減少が小さく，日常生活活動（ADL）も低くなると報告されている．以上のことから，HTOによって至適矯正が行えれば，膝内側関節面の荷重時痛は消失すると考えられる．しかし，矯正不足の場合は膝OA

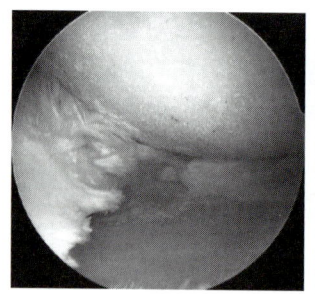

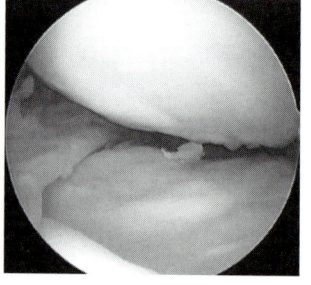

a：術前　　　　　　　　b：抜釘時
図2　HTO前後の軟骨再生
術前（a）と抜釘時（b）の膝関節内側部分の内視鏡所見である．術前は軟骨下骨が露出しているが，術後は線維軟骨で被覆されている．

の症状が残存，もしくは早期に再発する可能性がある．

一方，手術後急性期で遭遇しやすいのは下腿外側の痛みである．HTOでは膝外側関節面に損傷がないことを適応とするため，歩行中に膝外側関節面の荷重時痛が出現するとは考えにくい．HTOでは手術中に脛骨の外側皮質骨折が発生すると報告されている．これは骨開大の影響によって生じるものであり，術後の脛骨外側部分の骨癒合が得られないうちに過荷重を繰り返すと，術後にも外側皮質骨折が生じることがある．最悪の場合には，膝関節の再内反を起こしてしまうため注意する必要がある（図3）．

● HTO後の膝関節運動と歩行能力について

HTO後は脛骨の後傾角度の増大が確認されている．脛骨の後傾角度の増大は膝関節の完全伸展に対して不利に働くとされている一方，脛骨の後傾角度の増大と膝関節伸展制限に相関を認めなかったとする報告もあり，まだ一定の見解には至っていない．しかし，歩行分析ではHTOの術前後ともに立脚期の膝関節伸展ピーク角度が健常群と比べて不良であることから，HTO後の歩行では膝関節伸展不全が生じることが予想される．この原因は，HTO後の脛骨の後傾角度の増大や大腿四頭筋の筋力低下，術前からの膝関節伸展不全の影響が残存していることが考えられる．特に，HTO後に外側スラストが残存するケースが認められていることから，術前の歩容は術後の歩容を検討するうえで重要である．

逆に，歩行中の膝関節屈曲運動は良好である．これは，手術侵襲が膝関節外であること，脛骨の後傾角度の増大が有利に働くこと，術前の膝関節屈曲可動域が良好な場合が多いことなどから推測できる．

メモ　脛骨の後傾角度について

脛骨の後傾角度はX線側面像で脛骨近位軸の垂線と関節面のなす角度である（図4）．

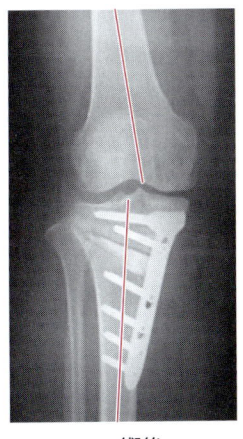

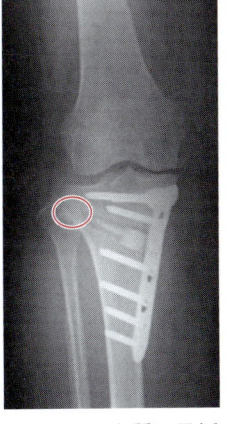

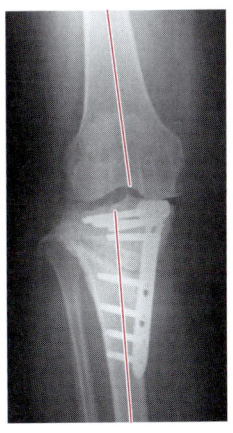

a：術後　　　b：外側骨皮質の骨折　　c：膝関節の再内反
　　　　　図3　HTO後の外側皮質骨折と膝関節再内反
56歳，女性．身長158cm，体重95kg．開大角11°の矯正を行い，骨切り開大部奥に気孔率75%の人工骨，開大部前方に60%の気孔率の人工骨を充填しlocking screw機構を持つTomofix plate（Japanese）を用いて固定（a）．術後2ヵ月時に外側皮質骨折が認められたため（b），荷重制限を行うことで疼痛軽減するが，術後5ヵ月時に疼痛増悪しX線写真でscrewの折損と膝関節再内反を認める（c）．

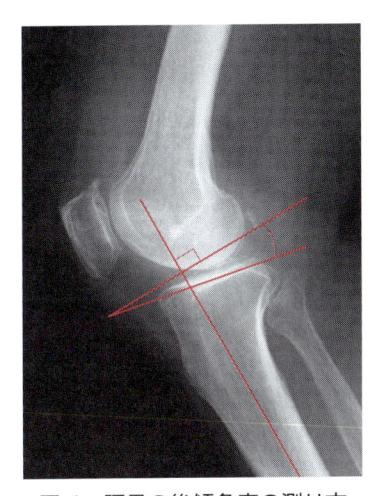

図4　脛骨の後傾角度の測り方

● HTO後における他関節への影響について
　HTO後は脛骨長の延長が生じる．脛骨長の延長に対する他関節の影響を報告したものはなかったが，立位時の脚長調整としては手術側の膝関節屈曲や，非手術側の骨盤下制に対して脊柱が手術側に立ち直る代償が生じると推測できる．
　また，HTO後は歩行時立脚期の術側への体幹側屈が減少する．体幹側屈は，膝OAに特有の症状である大きな外部膝関節内反モーメントを減少させるための代償と考えられ

る．つまり，手術によって外部膝関節内反モーメントが減少した結果，代償である体幹側屈も減少すると考えられる．

さらに，術後は歩行時立脚期のtoe-out angleが大きくなると報告されており，術後の膝関節伸展筋力の低下や脛骨長延長に伴う腓腹筋の短縮が影響していると推測できる．その他，足OAを伴う膝OAに対するHTO後では，距骨傾斜角が改善することが確認されている．以上のことからHTO後は足関節にかかる荷重応力にも影響が生じると推測できる．

ステップ4　理学療法戦略

●荷重歩行練習は何に注意しながら行うべきか？

HTO後では過荷重による外側皮質骨折の発生に注意し，荷重量を調整して歩行練習を行わなくてはならない．具体的には，下腿外側部の荷重時痛と圧痛を確認しながら歩行練習を行うとよい．また，先に述べたプロトコールはあくまでも目安であり，術式，あるいは患者の特徴などから，個々のケースで荷重について判断できる能力が必要である．

POINT

> **荷重量を考えるうえでの情報収集**
> 矯正角度量，開大部へ移植した人工骨の気孔率，体重量，糖尿病などの合併症の有無，骨癒合状況などの把握が荷重量を検討するうえで必要な情報である．理学療法士はこれらの情報を確認したうえで，歩行状態を評価し，主治医と連絡を取りながら荷重歩行を進めることが重要である．

●HTO後の膝関節運動と歩行能力向上のための理学療法

HTO後は歩行時立脚期に膝関節伸展が不良になると予測できる．これは，術前からの影響，手術による脛骨の後傾角度の増大や脛骨長の延長の影響（脚長調整の影響や腓腹筋短縮の影響），大腿四頭筋の筋力低下の影響など，さまざまな要因が考えられる．したがって，術前から膝関節伸展可動域や愁容のチェックを行うとともに，膝関節伸展位での足関節背屈運動や，大腿四頭筋の筋力トレーニングおよび膝関節伸展運動を行う（図5）．

●HTO後における他関節への理学療法

脛骨長の延長に対しては脊柱での立ち直りが円滑に行えるように体幹の柔軟性の確保が必要である．体幹の柔軟性が低く腰痛が出現する場合や，膝関節屈曲による代償が強く出現している場合は補高を検討する．また，脛骨長の延長に伴う腓腹筋の短縮によって歩行中に足関節痛を訴える場合は，膝関節伸展位，足関節中間位での足関節背屈運動を行い，足部の柔軟性を拡大させる（図6）．足関節応力の変化に対する適応不全として足関節痛が出現する場合は，荷重量を調整し，足関節応力の変化に徐々に適応させる．

歩行時立脚期の術側への体幹側屈については外部膝関節内反モーメントを減少させる必

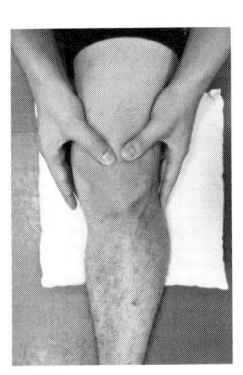

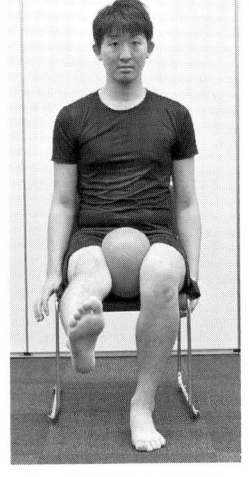

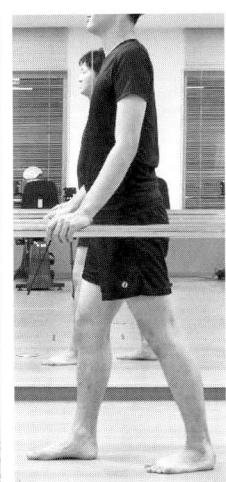

a：セッティング　　b：座位での膝関節　　c：立位での膝関節
　　　　　　　　　　　　伸展運動　　　　　　　　伸展運動

図5　膝関節伸展運動の具体例
a：術前からセッティングをていねいに指導する．患者は股関節などで代償しないように注意し，膝蓋骨の動きを確認しながら行う．
b：座位での膝関節伸展運動は骨盤後傾にならないように指導する．ボールを挟むことで内側広筋の活動を高めながら行う．
c：立位では股関節伸展，膝関節伸展，足関節底屈を同時に促し，歩行時立脚期の効率的な動きを学習させる．

要がなくなるため，歩容の観点からも改善が望ましい．術前の影響が残存するケースもあるため，術後は股関節外転筋を機能させた歩行練習を行い歩容の改善を図る．また，このためには体幹や骨盤帯へのアプローチの併用も検討する（図7）．

ステップ5　理学療法効果の評価

　HTO後における歩行時立脚期の外部膝関節内反モーメントの減少と膝関節の疼痛緩和は手術効果であり，理学療法の効果は下腿の前額面アライメント変化に対して膝関節を含めたその他の関節を円滑に適応させることと考える．具体的には，術後の歩容などの変化と疼痛管理の面から評価するとよい．

▶若手理学療法士へひとこと◀

　HTO後の理学療法では，術式の理解，術前の身体機能評価が重要である．術式は骨切り方法，固定方法など術者によって異なることから急性期理学療法のプログラムを検討するうえで重要であり，術前評価は理学療法の効果を検討するうえで重要である．

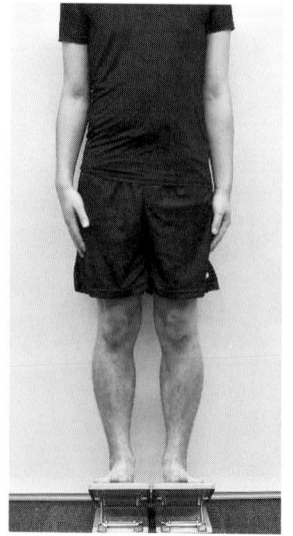

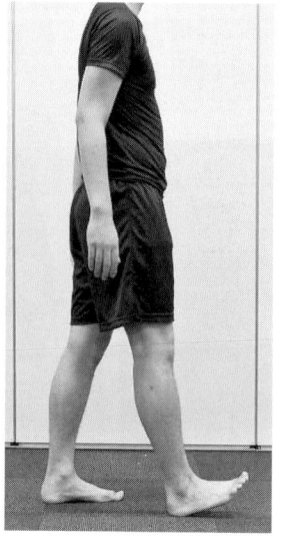

a：膝関節伸展位での　　　b：立位での足関節
　足関節背屈伸張　　　　　　背屈運動

図6　足部柔軟性へのアプローチ

1/2PWBの時期から起立台にて足関節中間位での足関節背屈の伸張を行う(a)．足関節背屈可動性を高めたうえで，歩行初期接地時の足関節背屈を意識させる(b)．

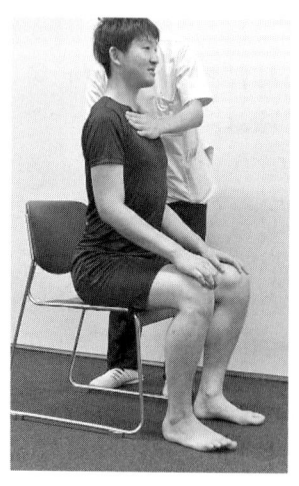

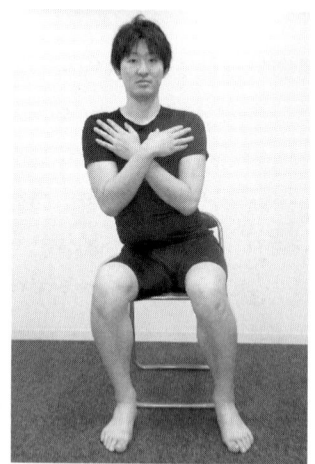

a：骨盤の前傾運動　　　　b：重心の側方移動運動

図7　体幹・骨盤帯へのアプローチの具体例

骨盤の前傾運動(a)では，胸椎の後彎を抑制した状態で腰椎の動きから骨盤の前後傾運動を行う．骨盤の前傾が無意識下に保持できるようになってくれば身体重心の側方移動を促す(b)．この際に，重心移動側の肩が下がらないように注意する．

Further Reading

変形性膝関節症に対する保存的治療戦略　山田英司 著, 三輪書店, 2012
　▶ 変形性膝関節症に対する評価と治療方法を詳細に記載しており, HTO後の理学療法を考えるうえでもに十分参考になる.
老いを内包する膝　井原秀俊 編, 全日本病院出版会, 2010
　▶ 腰部・股関節機能や足の機能から変形性膝関節症に対する治療方法を記載しており, HTO後においても十分に参考になる.
膝関節外科の要点と盲点　黒坂昌弘 編, 文光堂, 2005
　▶ HTOについての記載は少ないが, HTOの手術方法についての理解を深めるにはよい.

●─文献

1) Lind M, McClelland J, Wittwer JE, et al：Gait analysis of walking before and after medial opening wedge high tibial osteotomy. Knee Surg Sports Traumatol Arthrosc. 21(1)：74-81, 2013
2) 五味徳之, 二宮太志, 松浦一平：Opening wedge HTO術後の関節軟骨修復に関する検討. JOSKAS. 38(3)：588-594, 2013
3) Briem K, Ramsey DK, Newcomb W, et al：Effects of the amount of valgus correction for medial compartment knee osteoarthritis on clinical outcome, knee kinetics and muscle co-contraction after opening wedge high tibial osteotomy. J Orthop Res, 25(3)：311-318, 2007
4) Lee DH, Nha KW, Park SJ, et al：Preoperative and postoperative comparisons of navigation and radiologic limb alignment measurements after high tibial osteotomy. Arthroscopy, 28(12)：1842-1850, 2012
5) Takeuchi R, Ishikawa H, Kumagai K, et al：Fractures around the lateral cortical hinge after a medial opening-wedge high tibial osteotomy：a new classification of lateral hinge fracture. Arthroscopy, 28(1)：85-94, 2012
6) Takeuchi R, Umemoto Y, Aratake M, et al：A mid term comparison of open wedge high tibial osteotomy vs unicompartmental knee arthroplasty for medial compartment osteoarthritis of the knee. J Orthop Surg Res, 5(1)：65, 2010
7) 五味徳之, 二宮太志, 松浦一平：当科におけるOpening wedge HTOの短期成績と問題点. JOSKAS, 37(3)：612-618, 2012
8) Agneskirchner JD, Hurschler C, Stukenborg-Colsman C, et al：Effect of high tibial flexion osteotomy on cartilage pressure and joint kinematics：a biomechanical study in human cadaveric knees. Arch Orthop Trauma Surg, 124(9)：575-584, 2004
9) Ramsey DK, Snyder-Mackler L, Lewek M, et al：Effect of anatomic realignment on muscle function during gait in patients with medial compartment knee osteoarthritis. Arthritis Rheum, 57(3)：389-397, 2007
10) Takemae T, Omori G, Nishino K, et al：Three-dimensional knee motion before and after high tibial osteotomy for medial knee osteoarthritis. J Orthop Sci, 11(6)：601-606, 2006
11) Kendoff D, Lo D, Goleski P, et al：Open wedge tibial osteotomies influence on axial rotation and tibial slope. Knee Surg Sports Traumatol Arthrosc, 16(10)：904-910, 2008
12) Birmingham TB, Giffin JR, Chesworth BM, et al：Medial opening wedge high tibial osteotomy：a prospective cohort study of gait, radiographic, and patient-reported

outcomes. Arthritis Rheum, 61(5) : 648-657, 2009
13) Takeuchi R, Saito T, Koshino T : Clinical results of a valgus high tibial osteotomy for the treatment of osteoarthritis of the knee and the ipsilateral ankle. Knee, 15(3) : 196-200, 2008

MEMO

ミニレクチャー

関節可動域運動のコツ

折尾龍作

　筆者が理学療法士になったばかりの頃を今になって思い返せば，膝関節をプラモデルの関節部分のように考えていたのではないかと思う（図1）．open kinetic chain（OKC）で動くようになれば十分で，後はどのような場面でも自然に改善していくと思い込んでいた．

　実際には予想どおり改善する人もいれば，改善しない人もいて，その原因は治療技術の精度だと考えていた．OKCでの膝関節の可動性は改善したはずなのに，なぜ動作の中で発揮できないのか？　そこで，どうすれば動作の中での関節可動域（ROM）運動が改善するのか？　ROM運動について今の自分の考えを振り返ってみたいと思う．

1. まずは確認してみよう

　背臥位で，股関節・膝関節を屈曲位にして足底をしっかり床につけてみよう．
・足関節-膝関節-股関節が一直線上に並んでいるだろうか？（図2）
・この状態から足底を保持して頭側に真っ直ぐ押してみよう．
・足関節-膝関節-股関節は一直線の状態を保持したまま屈曲していくだろうか？

　これらができていない場合，股関節・足関節の動きが膝関節に影響を及ぼしている可能性が考えられる．

2. 膝の動きを解剖学の原則に従い引き出すには？

　膝関節は原則的に自由度1（屈曲-伸展）の関節である．したがって，背臥位で足底を頭側に他動的に押すと，前額面上で一直線の状態を維持したまま屈曲していくはずである．

　しかし，膝に障害のある症例では一直線の状態を維持したまま屈曲しない場合が多い．足底から入力される頭側方向の力で膝関節が真っ直ぐに屈曲しないということは，足底からの力が適切に下腿に伝わっていない，または支点となっている股関節が適切に機能していないということではないだろうか？　OKCでの膝関節の可動性が正常でも，動作の中で膝関節が正しく機能しない可能性は考えられないだろうか？

3. 股関節・足関節の正しい（適切な）機能が必要なのでは？

　下肢は荷重下での活動が主体である．床からの反力は立位時でも歩行時でも，足底から足関節を介してほぼ身体重心に向かって作用する．上半身の重心は股関節を介して床面に垂直に加わる．つまり，外力は常に股関節と足関節を介して膝関節に伝えられる．

　足関節，もしくは股関節が適切に機能していなかったら，膝関節にどのような影響があるだろうか？　これらの影響を考慮しながらROM運動を行っていかなければ，動作の中での膝関節のROM運動を変えることはできないのではないだろうか？

MINI LECTURE

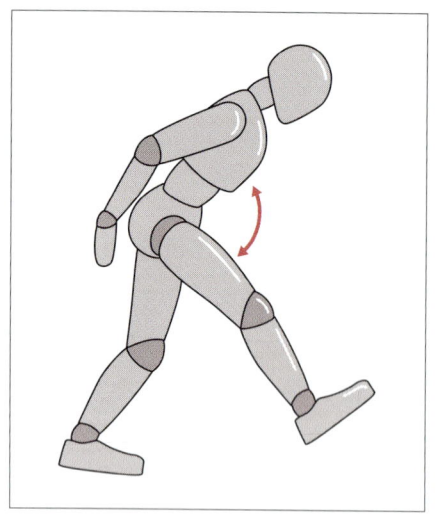

図1　プラモデルの関節

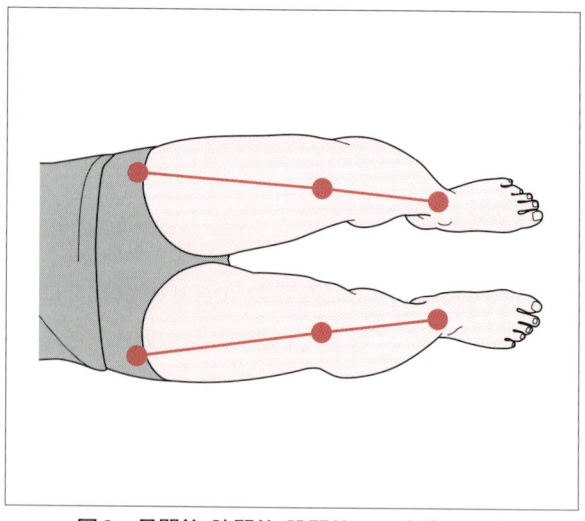

図2　足関節-膝関節-股関節の一直線の並び

4. 大腿と下腿と足部の相対的な位置関係と可動性をみてみよう

　股・足関節の影響を取り除けたら膝関節をもう一度観察してみてほしい．空間的な位置関係だけではなく，相対的な位置関係も同様に観察してほしい．
・大腿に対して下腿，下腿に対して足部はどのような位置にあるだろうか？
・大腿に対して下腿，下腿に対しての足部の捻れはどうだろうか？
・大腿に対しての下腿，下腿に対しての足部は動作の中でどう変化していくだろうか？
・関節面は適合できているだろうか？
・股関節からか？　膝関節からか？　足関節からか？　どこからきているのだろうか？

　関節面の影響かもしれないし，上下の関節の影響を受けているのかもしれない．荷重位置が変位した状態で長年動作を行っていたからかもしれない．それらの要素を考慮しながらROM運動を行わなければ，荷重下では適切に機能してくれないのではないだろうか？

5. おわりに

　膝関節自体のROM運動の方法や，アプローチ方法はさまざまな文献で紹介されている．その知識・技術を活かすために，このような考えが必要なのではないかと考えている．症例は疼痛を回避するために，または残存能力で効率的に動くためにそのような動作を行っている人がほとんどである．ROMが低下している原因だけでなく，ROM低下の利点も合わせて考えられるようになると理学療法の幅が広がるのではないだろうか？

　理学療法は確立された学問とは言い難いのが現状である．しかし，確立されていないからこそ，楽しいと筆者は考える．われわれ，理学療法士を頼ってくれる患者のためにも絶え間ない自己研鑽を繰り返していきたいと思う．

MINI LECTURE

5 運動イメージ・運動観察を利用した治療戦略

松尾 篤

理学療法における運動イメージの治療的応用とは，自身の身体運動を伴わずに目的とする運動を想像し，その運動の心的シミュレーションを行いながら運動機能の向上を目指すことである．同様に，運動観察の治療的応用については，他者が実施している運動を観察することによって，あたかも自身でその運動を実行しているような脳活動が生成されるといわれており，それを利用して運動機能向上を図る戦略を指す．運動イメージ，運動観察ともに実際の身体的練習に先行して実施することで，運動学習効果を促進する利点が提案されている．これらの治療を変形性関節症（OA）の理学療法に応用することで，脳の機能的システムの観点から身体運動や身体イメージを捉えることが可能となり，OAに対する理学療法の可能性がさらに開拓されると考える．

変形性膝関節症（膝OA）患者の痛みと機能障害について

● 膝OAの痛み

OAは，関節およびその周囲組織の起こる退行性炎症所見を有する疾患である[1]．しかし，骨の構造的変化がX線写真で確認された人々において，症状や障害を認めないことがしばしばみられる[2]．このOAにおける構造学的病理変化と症状の間における希薄な関係は強く示されており，構造学的な病理学的異常以外の他の要因がOA患者の痛みに関係していることが推察される[3,4]．OAばかりでなく，複合性局所疼痛症候群（complex regional pain syndrome：CRPS）や腰痛などの他の慢性疼痛疾患においても，脳機能における変化が関係しているとされており，特に皮質再組織化として説明されるような一次体性感覚皮質における細胞の反応特性の変化に関係することが証明されている[5,6]．

OAの痛みを脳機能の側面から捉える際の重要なポイントとしては，一次体性感覚皮質の再組織化の程度が，痛みの強度や持続時間，触覚感受性に関係することを考えておかなくてはいけない．実際，膝OAにおいて，関節位置覚の有意な低下を認め，それはOA側の下肢だけではなく両側性に影響を受けることが知られている[7]．この体性感覚皮質の再組織化と疼痛の関係性を考察することで，有効な治療とそれによる成功が導かれる可能性がある．したがって，単に骨の構造学的問題に目を向けるのではなく，脳神経科学の知見を基盤にした痛みのメカニズムを考慮に入れてOAの痛みを捉える必要がある．

膝OAの機能障害は，変形，痛み，関節可動域（ROM）制限，筋力低下などが一般的に

は挙げられる．これらの機能障害は，一般的な理学療法評価において検査・測定を実施し，その機能障害の程度や予後などを判断し，activity limitationとの因果関係をつけていくことになる．さらには，これらの機能障害に対して運動療法や物理療法，動作訓練を適応し，基本的動作能力の回復を図っていくことになる．しかしながら，これまでの理学療法評価には十分に含められてこなかった問題がある．

● 痛みと脳の関係

　膝OAは，その疾患病理を考えると経年的に関節が退行変性していき，徐々に変形，痛み，ROM制限などの機能障害を引き起こす．この退行変性過程は，関節や筋などの末梢器官でのみ出現しているわけではなく，実はこれら末梢器官からの求心性入力を受けている脳にもOAの影響が出現していることがわかっている．脳の再組織化メカニズムに破綻をきたした結果，OA患者はしばしば，自己の身体イメージが変容することになると考えられる．この身体イメージについては，関連用語として「身体図式」「身体の構造的描写」などさまざま存在しており[8]，その用語の定義に関しては一定せず，医学のみならず心理学，認知科学，哲学などの学術領域を横断する形で使用されている場合が多い．例えば，身体図式とは頭頂葉5野を中心とした身体の空間的な位置関係に関係し，脳卒中後の失行患者などでも障害されることが知られている[9]．これら身体図式や身体イメージなどの神経メカニズムに関しては，頭頂葉が重要な機能的役割を果たしていると考えられており，これらの身体表象は脳内ボディマップとして再現されている．ボディマップとは，身体各部位に対応した形で脳内にも体部位局在性を反映して形成されており，実際の身体の大きさと大脳皮質における再現は関係せず，顔面，手指などが拡大した形で形成される（図1）．このボディマップは非常に可塑性に富んでおり，損傷，経験，訓練によって再編成が行われることが知られている．つまり，個人の経験や行動に応じて脳は機能的・組織的結合を変化させていると考えられ，これによって個人の身体イメージは変容することが予測される．

> **メモ　身体イメージ**
>
> 身体イメージは健常者でも変化する必要がある．日常生活の中で外部環境に一致させて身体を適切に使用する必要がある．例えば，雨の日に傘をさして歩くことを想像してみよう．普段歩く際の身体イメージに，傘を追加して傘の大きさや幅をイメージに含めなければ，周囲の物や人に接触してしまう．このように，身体イメージは容易に変化する．

　OA患者においては，単に関節が変形し，痛みやROM制限を引き起こすという病理にとどまらず，それらの末梢器官の変化やそれに伴う行動変化によって，個人の脳内ボディマップは歪められる．実際，OAではないが末梢の関節を固定した後の運動イメージ鮮明度を検証した報告がある．足部を2〜4週間ギプス固定することによって，運動イメージの鮮明度が有意に低下することを示しており，末梢における不動化が運動イメージを変化させることを示している[10]．このことから，OA患者の機能障害は関節の変形や痛み，

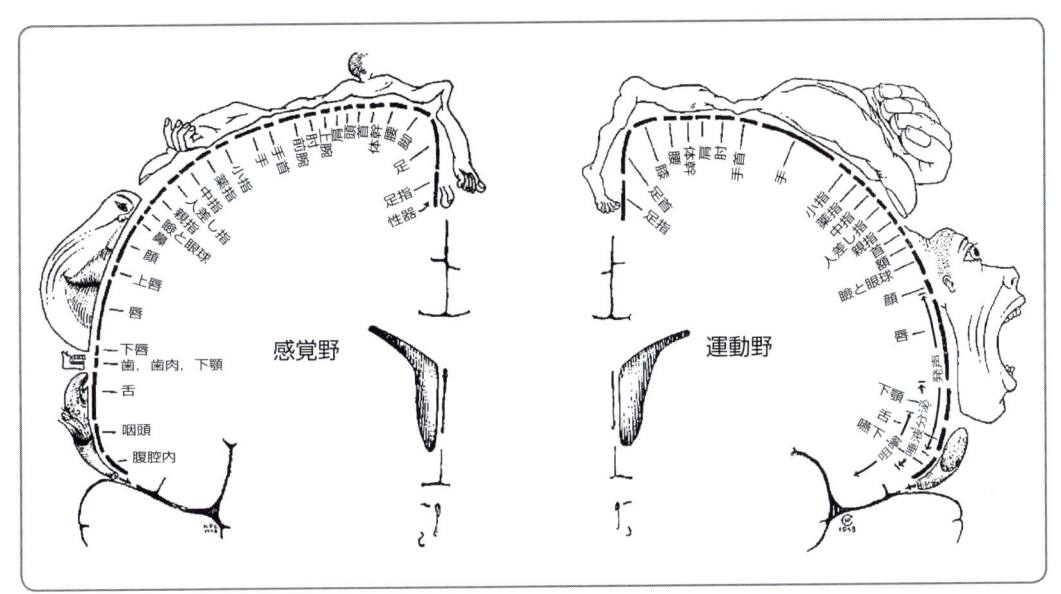

図1 ペンフィールドのホムンクルス

「Penfield W, Rasmussen T：Somatic Sensation and Movemant, The Cerebral Cortex of Man, pp214-215, 1950, Macmillan, New York」より改変して引用

ROM制限や筋力低下などにとどまらず，健常から逸脱した身体イメージを保有している可能性がある．

運動イメージと運動観察の神経機構とは

運動イメージの神経機構

　運動イメージとは，運動出力なしで，心的にリハーサルされるときの動的状態と定義される[11]．この運動イメージには2種類存在することが定義されており，筋感覚的運動イメージまたは1人称的運動イメージと，視覚的運動イメージまたは3人称的運動イメージである．前者は，あたかも自身で運動を行っているような運動イメージであり，後者は他者の運動を観察しているような運動イメージとして分類される．これらは，実際の運動とは異なり，実際の運動を伴わないため，運動イメージの客観的評価や定量化が困難な場合があり，運動イメージ実施者の内省に依存する部分も多くある．

　運動イメージに関連する脳活動の検証は，脳イメージング研究の隆盛によって数多く報告されている[12,13]．運動イメージ中の脳活動としては，運動前野，補足運動野，体性感覚野，上・下頭頂小葉などが報告されており，一次運動野の活動に関しては一定の見解はない．また，1人称的運動イメージと3人称的運動イメージを比較すると，前者の方がより運動関連領域の活動が大きいことが示されている[14]．また，図2に示したように，運動イメージと運動実行を比較した脳内ネットワークにおいて，1人称的運動イメージは運動実行とある程度類似した神経ネットワークを示すことが知られている．

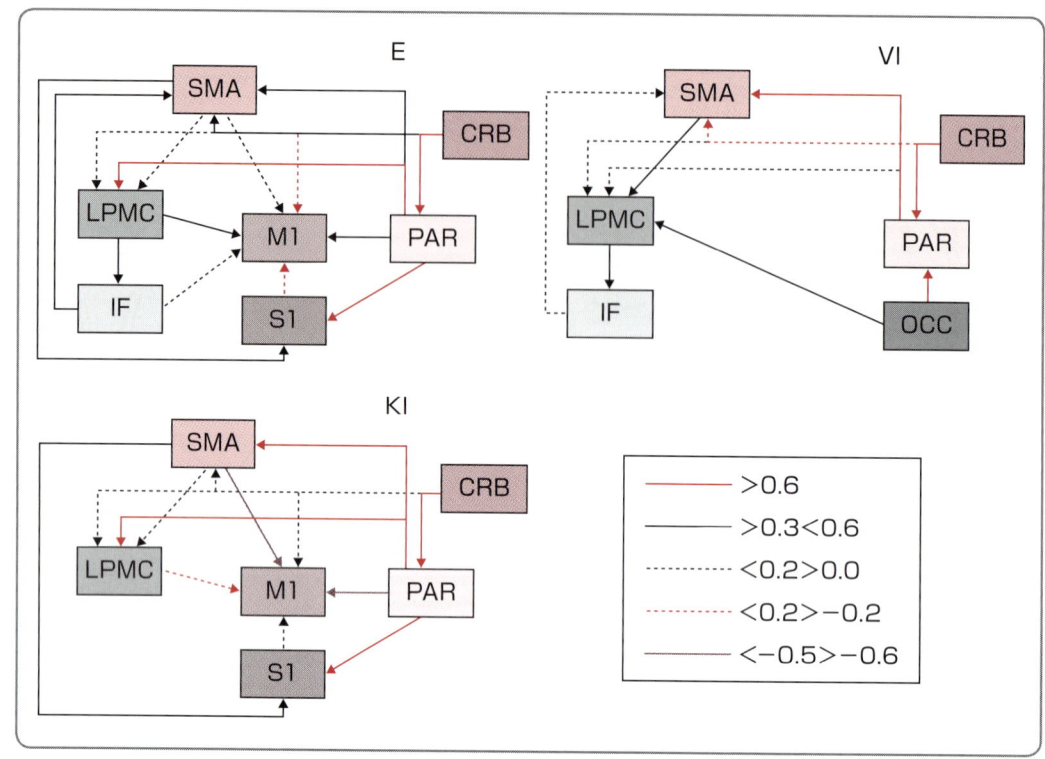

図2 運動実行中と運動イメージ中の神経ネットワーク

運動実行では，上頭頂小葉から背側運動前野，一次体性感覚野への結合，小脳から上頭頂小葉への結合が強く認められた．1人称的運動イメージでは，運動実行のネットワークに類似しており，さらに補足運動野への強い結合が認められた．3人称的運動イメージでは，視覚野と上頭頂小葉，背側運動前野の結合が認められている．
E：運動実行，VI：3人称的運動イメージ，KI：1人称的運動イメージ
SMA：補足運動野，LPMC：背側運動前野，M1：一次運動野，IF：下前頭回，S1：一次体性感覚野，CRB：小脳，PAR：上頭頂小葉，OCC：視覚野
「Solodkin A, Hlustik P, Chen EE, et al：Fine modulation in network activation during motor execution and motor imagery. Cereb Cortex, 14(11)：1251, 2004」より引用

メモ 脳内ネットワーク

脳活動は単一領域の単独活動によって完成するわけではなく，各領域が相互補完的に線維結合しており，ネットワークを構成して機能的な活動へとつながっていく．単一領域の活動の増減のみではなく，この領域間の結合の強さがどの程度なのかを捉える試みが近年の脳イメージング研究で積極的に行われている．

● 運動観察の神経機構

運動観察の神経機構としては，ミラーニューロンあるいはミラーニューロンシステム（mirror neuron system：MNS，図3，4）が深く関係する．このMNSは，腹側運動前野，下頭頂小葉，上側頭溝からなる神経システムであり，これらの領域間の相互作用が運動観察に関連する基本的神経機構となる．MNSの基本的な作用メカニズムは，観察した運動・行為を自分自身で実施する際に，観察から得られた感覚情報を目的とする運動様式に変換することにより，他者の運動・行為を解読することが可能となる[15,16]．そして，行為の意

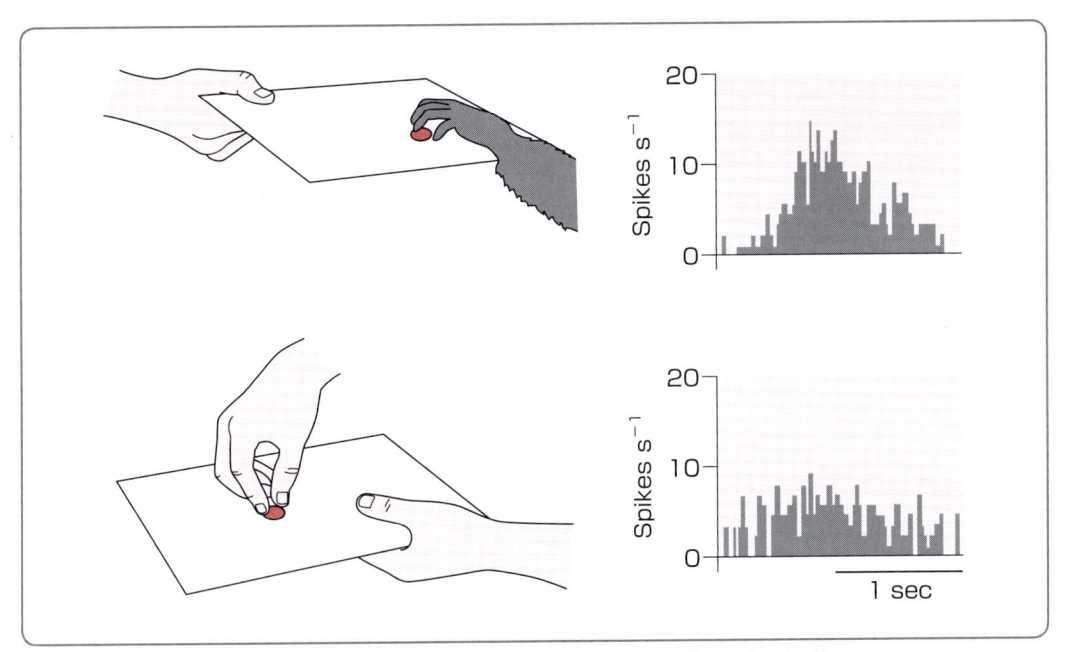

図3 運動観察時のサルのミラーニューロン（F5野）の活動
上段：サル自身が食べ物に手を伸ばす際の活動
下段：実験者がサルの前方で食べ物に手を伸ばすのを，サルが観察している際の活動

「Lacoboni M, Dapretto M：The mirror neuron system and the consequences of its dysfunction, Nat Rev Neurosci, 7（12）：944, 2006」より改変して引用

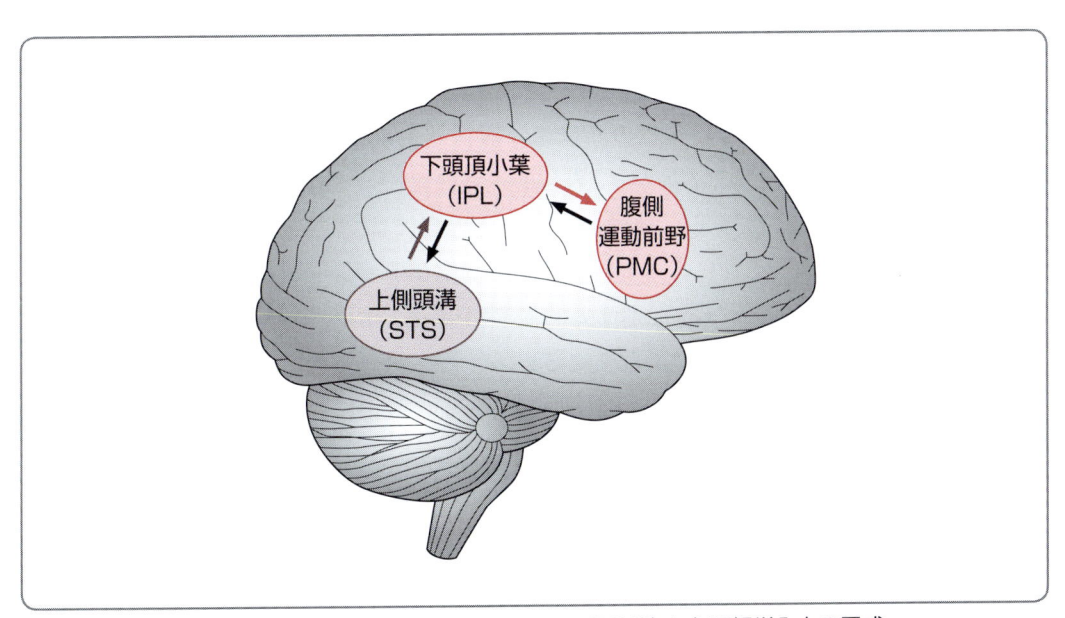

図4 ヒトのミラーニューロンシステム（MNS）と主要視覚入力の図式
茶色矢印：STSからMNSへの視覚入力，赤矢印：頭頂葉MNSから前頭葉MNSへの情報の流れ，黒矢印：運動の遠心性コピーを示す（予測される運動感覚と観察した運動の視覚情報間の適合を行うためにSTSへ情報を送る）．

「Lacoboni M, Dapretto M：The mirror neuron system and the consequences of its dysfunction, Nat Rev Neurosci 7（12）：943, 2006」より引用，著者訳

5 運動イメージ・運動観察を利用した治療戦略

味または目的をコード化することによって，他者が行っている行為の目的を推論するような，より高次の認知過程を経由せずに，内的に理解することが可能となる．また，このMNSは単に他者の行為を読み取るだけではなく，その行為の意図までを含めて機能するといわれており，観察者は行為の中に含まれる目標や意味までも推論しながら行為を観察しているのである．よって，運動観察を臨床応用していくためには，意味のある合目的な機能的動作を使用することが重要であり，無意味で目標指向的でない動作を観察することだけではMNSの作動はなく，治療効率は低くなる可能性がある．

MNSに関する初期の報告で，Fadigaら[17]は経頭蓋磁気刺激（transcranial magnetic stimulation：TMS）を使用し運動観察の効果を検証している．彼らは運動観察中の被験者の運動皮質をTMSで刺激し，皮質脊髄路の興奮性を運動誘発電位（motor evoked potentials：MEP）で評価しており，運動観察によってMEP反応が増大することを証明している．運動観察を行うことによって，目的運動に関連する筋群，およびその筋活動パターンの時間的一致性を高めるようにMNSが機能的に作動し，実際の運動実行に役立てていると解釈できる[18]．実際に自身で運動を実行することと，他者の運動を観察することの両方で，同様の運動関連神経機構に興奮性変化を引き起こすという事実から，運動観察による運動システムネットワークの調整は，身体運動と同様のメカニズムによって引き起こされる可能性がある[19]．

他者の運動を観察する際，観察者の視点によっても脳活動やパフォーマンスの修正や回復に影響する可能性がある[20]．観察の視点とは，他者の動作を観察する際に対象者と同じ向きから観察させる場合（1人称的視点）と，他者と対面する形式で対象者に動作を提示する場合（3人称的視点）の両方がある．それぞれの視点による他者動作の観察時の脳活動を比較すると，1人称的視点での観察の際には，腹側運動前野，縁上回，補足運動野などMNSを含んだ運動関連領域の活動が，3人称的視点に比較して有意に増加することが明らかとなっている．このことから，運動観察の実施の際には，1人称的視点の方がMNSの動員により有利に働き，それによって目的運動の脳内シミュレーションが容易になる可能性があり，運動学習がより一層促進する可能性がある．観察者の視点によっても，パフォーマンスや脳活動に差が認められることから，臨床場面でも単なる運動観察を行うという治療ではなく，その運動観察の条件を対象者ごとに最適に設定したうえで理学療法に応用する必要がある．

臨床応用を考えた場合，運動イメージと運動観察を組み合わせた際に，より効果的な理学療法戦略になるかどうかも興味深い．機能的MRIを使用した研究において，運動観察のみの条件と運動観察と運動イメージを組み合わせた条件中の脳活動を比較検討している[21]．運動観察のみの条件では両側頭頂葉，後頭葉を含む対称的な脳活動パターンを示したが，運動観察と運動イメージを組み合わせた条件では，両側小脳，尾状核，運動前野，補足運動野など広範な領域に脳活動の増大効果を認めた．このことから，他者の動作を観察することを単独で実施するよりも，運動観察後に対象者がその目的運動を心的にイメー

ジする過程を組み込むことで，より広範囲に運動関連脳領域を賦活させることが可能であり，このような運動イメージと運動観察を組み合わせた治療的介入も有用である可能性が示唆される．

膝OA理学療法に運動イメージ・運動観察を取り入れるために

●運動イメージの測定法

運動イメージを理学療法に応用するためには，身体運動を伴わず心的に実行される運動シミュレーションの成功が必要となってくる．まずは，対象者自身が有している運動イメージ能力が重要となってくる．この運動イメージ能力を測定する方法はいくつかあるが，臨床で比較的簡単に使用できる方法を紹介する．

1）心的時間測定法（mental chronometry）

運動課題を心的に実行し，その際の実行時間を測定する方法であり，実際の運動課題の実行時間と対比させて，時間の一致性で評価する測定法である．例えば，10m歩行を実際に実行する場合と心的に10m歩行する場合との時間を測定すると，健常者ではその誤差は1秒前後であるといわれている．この時間の誤差，すなわち時間の一致性が高いほど，運動イメージ能力が高いと判断することができる．

2）メンタルローテーション（mental rotation）

メンタルローテーションでは，まず左右の手や足の写真を前後面におけるさまざまな角度から撮影した画像を準備する．その画像を対象者に提示し，対象者はその手や足の左右を可能な限り早く回答する課題である．提示された写真を見た後に，手や足の左右を心的に判断する過程において，対象者は心的に手や足を回転させながら提示された写真と比較する（図5）．すなわち，手や足の左右を判断する過程を通して，身体運動を心的に実施していることになり，運動イメージを実行していると考えることができる．その結果は判断の正答率や反応時間で表され，通常は写真の回転角度に依存して難易度が高くなり，高齢者ほど成績が低下することが知られている．

POINT

メンタルローテーション
PC画面上に手や足の写真を表示して，ボタンを押して右か左かを回答する方法を作成すると自主トレーニングとしても使用できる．また，手や足の写真と裏面に右か左の回答を記載したカードやノートを作成しても使用しやすい．

●PETTLEPモデル

個人の運動イメージ能力以外にも考慮すべきポイントがある．HollmesとCollinsは，運動イメージを効果的に作用させるためのPETTLEPモデル（図6）を提唱している[22]．彼

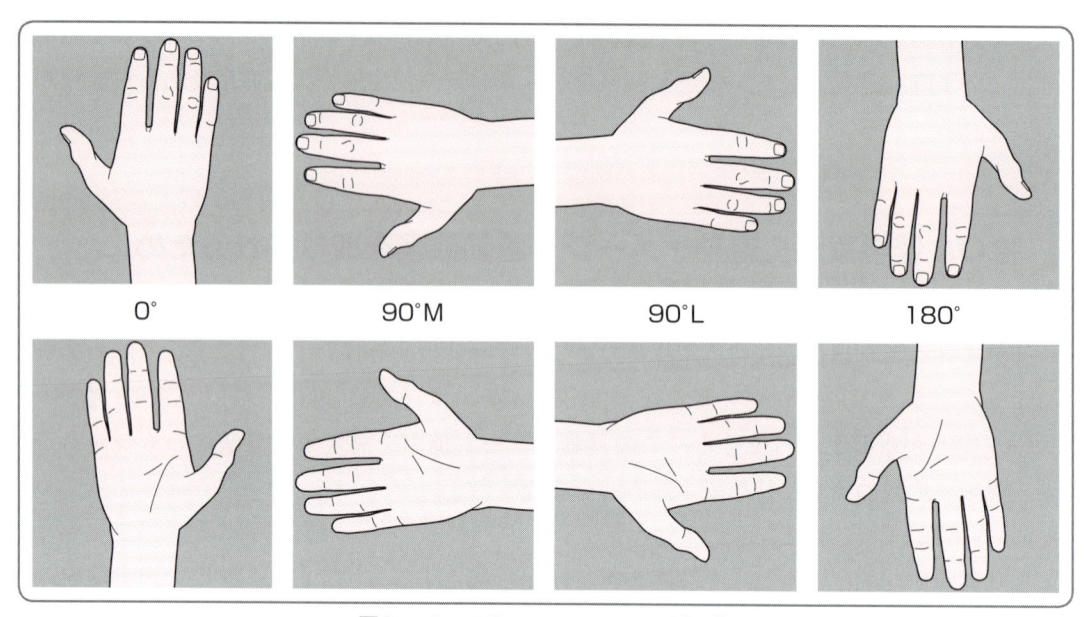

図5 メンタルローテーション（右手）
上段：背側面，下段：掌側面，M：内側，L：外側

「Saimpont A, Pozzo T, Papaxanthis C：Aging affects the mental rotation of left and right hands, PLoS One, 4（8）：e6714, 2009」を参考に作成

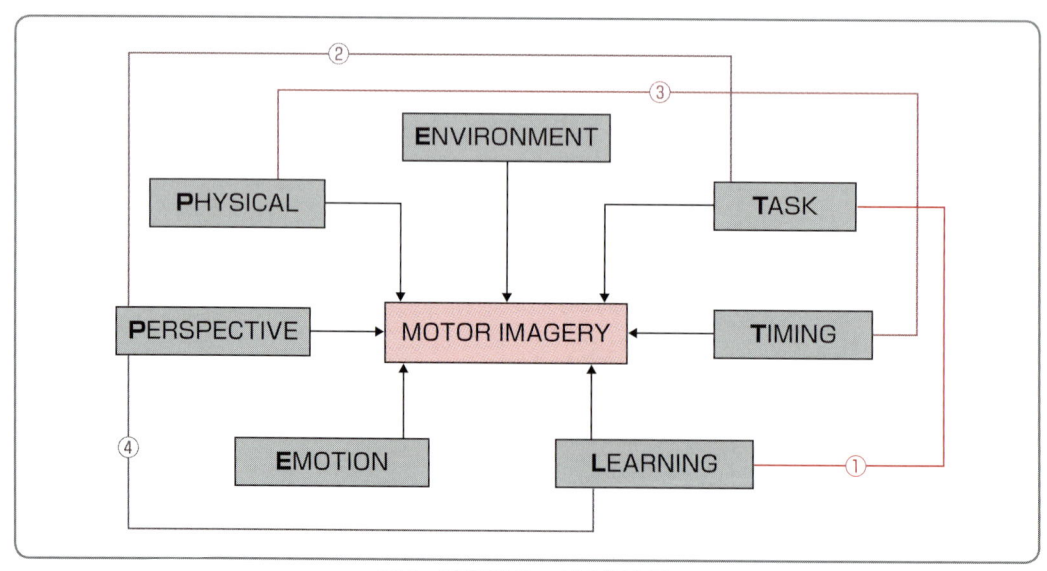

図6 PETTLEPモデル概念図

PHYSICAL：身体，ENVIRONMENT：環境，TASK：課題，TIMING：タイミング，LEARNING：学習，EMOTION：情動，PERSPECTIVE：志向性

「Holmes PS, Collins DJ：The PETTLEP Approach to Motor Imagery：A Functional Equivalence Model for Sport Psychologists, J of App Sport Psychol, 13（1）：70, 2001」より一部改変して引用

らは「PHYSICAL（身体）」「ENVIRONMENT（環境）」「TASK（課題）」「TIMING（タイミング）」「LEARNING（学習）」「EMOTION（情動）」「PERSPECTIVE（志向性）」の7つの要素をモデルに組み込んで運動イメージを説明しており，ここではその解釈を考えてみる．「身体」とは運動イメージの前のリラクセーションを指しており，身体への意識がイメージを鮮明化させると述べている．次に「環境」とは，運動イメージを鮮明にするための刺激や環境提示を意味している．「課題」「タイミング」については，運動イメージ課題の内容や性質を指しており，さらには運動実行と運動イメージ間の時間的一致性を考慮することを述べている．「学習」に関しては，身体練習と同様に運動学習過程を考慮に入れて運動イメージを実践することを提案しており，「情動」とは運動イメージにかかわる，あるいは課題や環境に依存した自律神経系の反応を指している．最後に「志向性」とは，状況に合わせた視覚的イメージの応用を指しており，運動観察を含めた3人称的運動イメージも積極的に利用することを意味していると考えられる．

　膝OA患者に対して運動イメージを取り入れた治療を計画する際にも，単に「身体をイメージしましょう」「運動をイメージしましょう」という直接的に運動イメージを促進するような治療計画をデザインしても実際は困難であることが予測される．実際，高齢者は運動イメージが困難であり，特に1人称的運動イメージが困難となるという研究報告もある[23]．よって，PETTLEPモデルを参考にして，運動イメージ治療のデザインを考案することが必要である．また，運動観察に関しても同様であり，単に他者の動作を観察することだけで観察者の運動パフォーマンスが向上するわけではなく，この場合でもPETTLEPモデルを応用して課題や環境設定を行いながら，治療計画を立てるべきである．

膝OAに対する運動イメージ・運動観察の理学療法戦略

●運動イメージ

1）メンタルローテーションを使用した方法

　先に紹介したメンタルローテーションを治療として実施する方法であり，足の写真を提示し，その左右を問う課題になる．これによりOA患者は，下肢の運動イメージを操作することになり，身体イメージの改善やそれによる痛みの軽減にも関連する可能性がある．実際，Moseleyは段階的運動イメージプログラム（graded motor imagery program：GMI）を作成し，CRPS type1に対する治療を行っている[24]．GMIは3段階の治療プログラムに分かれており，その第1段階として設定されているのがメンタルローテーションである．その後，運動イメージ課題を実施し，そして第3段階で後述するミラーセラピーを実施している．このGMIに関する治療セットにはさまざまな工夫がされており，メンタルローテーションに関しては，NOI group（http://www.noigroup.com/）からスマートフォンなどのアプリとしても比較的安価で販売されている（図7）．

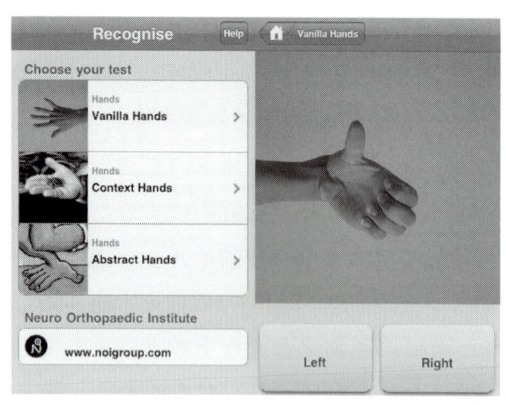

図7　メンタルローテーションのアプリ一例
（http://www.noigroup.com/より）

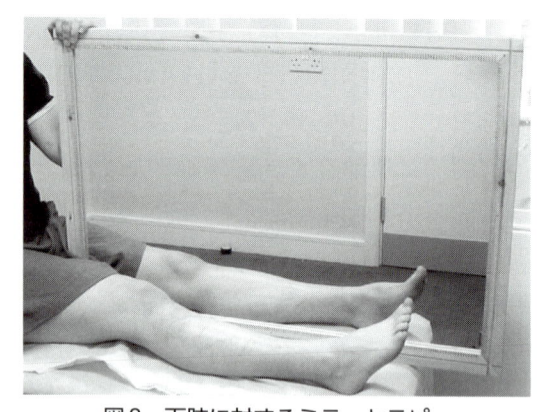

図8　下肢に対するミラーセラピー
「McCabe CS, Haigh RC, Ring EF, et al：A controlled pilot study of the utility of mirror visual feedback in the treatment of complex regional pain syndrome（type 1）. Rheumatology（Oxford）, 42（1）：98, 2003」より引用

2）鏡を使用した方法

　ミラーセラピーとして知られている方法がある．これは元々，切断患者の幻肢痛治療として紹介された方法である．求心性感覚情報が消失しているにもかかわらず喪失した四肢の痛みを訴える幻肢痛に対して，切断側に一致して設置した鏡に健側肢を映し，視覚的錯覚入力を行う方法として知られている（図8）[25]．錯覚によって運動感覚を生成させ，身体および運動イメージを再構築することにより，幻肢痛が軽減するというメカニズムが考えられている．その後，CRPS type1患者にも応用され，その成果が報告されている[26]．

　運動イメージを使用するプログラムでは，身体に関する視覚情報と体性感覚に基づく身体イメージ情報の不一致が痛みや異常感覚を誘引しているという仮説から，その視覚と体性感覚情報の不一致を修正するための方法として，メンタルローテーションやミラーセラピーなどを実施することになる．当然，膝OAにおいても身体イメージと運動イメージの関係性が重要となってくると思われ，単なる関節炎症状による痛みや機能不全だけではない，脳システムにおける機能異常も考慮に入れておくべきである．

● 運動観察

　膝OAに対する運動観察の有効性を検証した報告は見当たらない．しかしながら，股関節骨折や股関節・膝関節人工関節置換術後の患者に対する運動観察の効果を検証した報告がある．参加者に通常の理学療法に加えて，下肢や体幹動作に関連する日常生活活動（ADL）のビデオ映像の観察と身体運動を組み合わせた理学療法を行い，ADL評価スコアの改善を明らかにしている[27]．

　運動観察は運動イメージと同様に，他者の運動を観察することによって，運動の意図を推測し，運動関連皮質の興奮性を導くことができるという観点から，運動イメージと類似の効果が期待できる．ここでは，われわれが開発した脳卒中後の運動障害に対する運動観察治療を紹介する．まず患者は，具体的かつ目標指向的な日常生活に関連する運動場面を

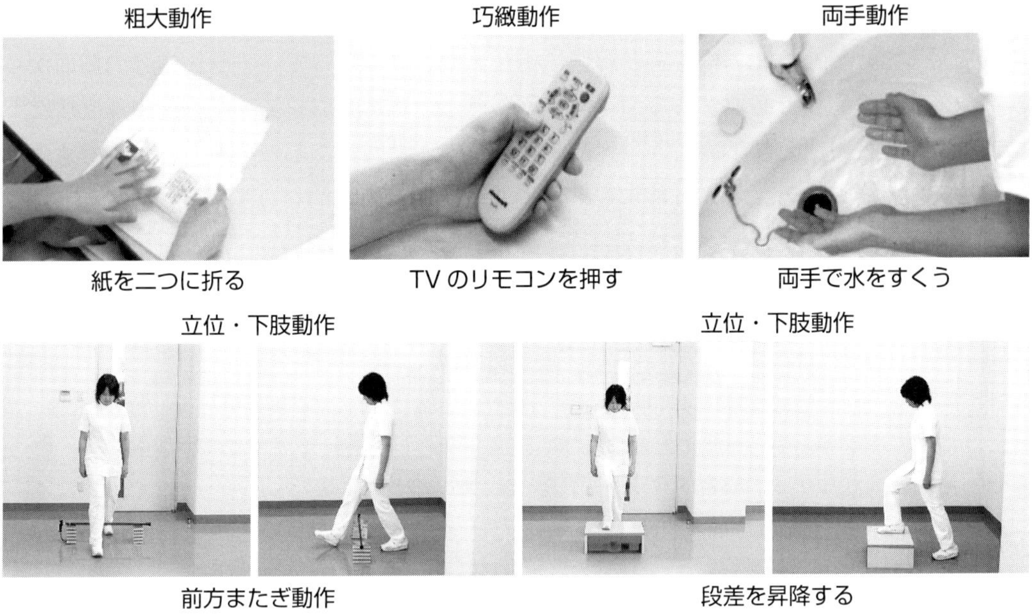

粗大動作　　　　　　　　巧緻動作　　　　　　　　両手動作

紙を二つに折る　　　TVのリモコンを押す　　両手で水をすくう

立位・下肢動作　　　　　　　　　　　立位・下肢動作

前方またぎ動作　　　　　　　　　　段差を昇降する

図9　運動観察治療用DVDの内容
上段：上肢運動課題，下段：下肢運動課題
「畿央大学健康科学部理学療法学科　松尾　篤　作成」

撮影したDVD映像を観察する（図9）．この際，理学療法士が注意の持続や焦点化を促進するような口答指示を与え，その運動を模倣する意図を持って観察させることが必要であり，それによってMNSの活性化が促進すると予測される．2分間観察した後に，今度は実際に観察した運動を自身で実行する運動練習に移行する．運動練習を単独で実行する前に，見本情報を提示し，運動イメージを生起し，脳の準備状態を作ることで，実際の運動練習の効率を高めることが期待できる．膝OA患者にとっても，他者の運動を観察することにより，運動イメージの生成を促進することによって，運動機能や身体運動パフォーマンスの向上につながるのではないかと思われる．

まとめ

　最近，アメリカ医師会雑誌『JAMA』に，膝OAの痛みに対する外側楔状足底板の効果を否定するメタ分析の結果が報告された[28]．この外側足底板療法は，筋力増強運動などとともに臨床場面でも比較的積極的に実践されているかもしれない．しかしながら，12件の臨床試験，885例の被験者を含んだこのメタ分析では，外側足底板療法が痛みを有意に減少させるかどうかには疑問が残り，その臨床使用を十分には支持できないと結論している．膝OAに対する，運動治療や装具療法などの理学療法に一定の成果があることは事実である．最近のレビューでも，運動治療や運動指導による効果が報告されている[29]．しか

し，痛みや変形などの運動器レベルでの機能障害を身体運動学，生体力学などの側面からのみ捉えるだけでなく，末梢器官と綿密に相互連絡を取り合っている脳・神経の側面からも機能障害を解釈する必要がある．そうすることで，運動治療や装具療法，物理療法などの末梢レベルに対する理学療法と，運動イメージや運動観察などの中枢レベルに対する理学療法を組み合わせることが可能になり，より系統的で組織的なOA治療プログラムが提案できると考える．

> **▶若手理学療法士へひとこと◀**
> 日本では高齢社会を迎え，理学療法の場面では複合的な疾患や障害を有している症例が多数かと思う．膝OAの場合でも脳・脊髄といった中枢神経の存在と役割を考慮に入れながら，総合的な視点で障害を捉えることが大切だと思う．

Further Reading

Principles of Neural Science, Fifth Edition　Eric Kandel et al, McGraw-Hill Professional, 2012
　▶神経科学の名著であり，神経科学に関する膨大な量の情報が詰まっている．
The Neurophysiological Foundations of Mental and Motor Imagery　Aymeric Guillot, Christian Collet, Oxford University Press, 2010
　▶運動イメージに関して書かれた書物であり，運動イメージの神経基盤に関すること，リハビリテーションに関することも紹介されている．
イメージの科学―リハビリテーションへの応用に向けて　森岡　周，松尾　篤 編，三輪書店，2012
　▶運動イメージを中心にして，その基礎とリハビリテーション臨床応用について述べられた書籍である．

●―文献

1) Staud R：Evidence for shared pain mechanisms in osteoarthritis, low back pain, and fibromyalgia. Curr Rheumatol Rep, 13(6)：513-520, 2011
2) Szebenyi B, Hollander AP, Dieppe P, et al：Associations between pain, function, and radiographic features in osteoarthritis of the knee. Arthritis Rheum, 54(1)：230-235, 2006
3) Stanton TR, Lin CC, Smeets RJ, et al：Spatially-defined disruption of motor imagery performance in people with osteoarthritis. Rheumatology, 51(8)：1455-1464, 2011
4) Arendt-Nielsen L, Nie HL, Laursen MB, et al：Sensitization in patients with painful knee osteoarthritis. Pain, 149(3)：573-581, 2010
5) Flor H, Braun C, Elbert T, et al：Extensive reorganization of primary somatosensory cortex in chronic back pain patients. Neurosci Lett, 224(1)：5-8, 1997
6) Pleger B, Ragert P, Schwenkreis P, et al：Patterns of cortical reorganization parallel impaired tactile discrimination and pain intensity in complex regional pain syndrome. Neuroimage, 32(2)：503-510, 2006
7) Garsden LR, Bullock-Saxton JE：Joint reposition sense in subjects with unilateral osteoarthritis of the knee. Clin Rehabil, 13(2)：148-155, 1999

8) Schwoebel J, Coslett HB : Evidence for multiple, distinct representations of the human body. J Cogn Neurosci, 17(4) : 543-553, 2005

9) Buxbaum LJ, Giovannetti T, Libon D : The role of the dynamic body schema in praxis : evidence from primary progressive apraxia. Brain Cogn, 44(2) : 166-191, 2000

10) Malouin F, Richards CL, Durand A, et al : Effects of practice, visual loss, limb amputation, and disuse on motor imagery vividness. Neurorehabil Neural Repair, 23(5) : 449-463, 2009

11) Decety J, Grèzes J : Neural mechanisms subserving the perception of human actions. Trends Cogn Sci, 3(5) : 172-178, 1999

12) Munzert J, Lorey B, Zentgraf K : Cognitive motor processes : the role of motor imagery in the study of motor representations. Brain Res Rev, 60(2) : 306-326, 2009

13) Jackson PL, Lafleur MF, Malouin F, et al : Potential role of mental practice using motor imagery in neurologic rehabilitation. Arch Phys Med Rehabil, 82(8) : 1133-1141, 2001

14) Ruby P, Decety J : Effect of subjective perspective taking during simulation of action : a PET investigation of agency. Nat Neurosci, 4(5) : 546-550, 2001

15) Rizzolatti G, Fogassi L, Gallese V : Neurophysiological mechanisms underlying the understanding and imitation of action. Nat Rev Neurosci, 2(9) : 661-670, 2001

16) Fogassi L, Ferrari PF, Gesierich B, et al : Parietal lobe : from action organization to intention understanding. Science, 308(5722) : 662-667, 2005

17) Fadiga L, Fogassi L, Pavesi G, et al : Motor facilitation during action observation : a magnetic stimulation study. J Neurophysiol, 73(6) : 2608-2611, 1995

18) Small SL, Buccino G, Solodkin A : The mirror neuron system and treatment of stroke. Dev Psychobiol, 54(3) : 293-310, 2012

19) Ray M, Dewey D, Kooistra L, et al : The relationship between the motor system activation during action observation and adaptation in the motor system following repeated action observation. Hum Mov Sci, 32(3) : 400-411, 2013

20) Watanabe R, Higuchi T, Kikuchi Y : Imitation behavior is sensitive to visual perspective of the model : an fMRI study. Exp Brain Res, 228(2) : 161-171, 2013

21) Nedelko V, Hassa T, Hamzei F, et al : Action imagery combined with action observation activates more corticomotor regions than action observation alone. J Neurol Phys Ther, 36(4) : 182-188, 2012

22) Holmes PS, Collins DJ : The PETTLEP Approach to Motor Imagery : A Functional Equivalence Model for Sport Psychologists. J of App Sport Psychol, 13(1) : 60-83, 2001

23) Mulder T, Hochstenbach JB, van Heuvelen MJ, et al : Motor imagery : the relation between age and imagery capacity. Hum Mov Sci, 26(2) : 203-211, 2007

24) Moseley GL : Graded motor imagery is effective for long-standing complex regional pain syndrome : a randomised controlled trial. Pain, 108(1-2) : 192-198, 2004

25) McCabe CS, Haigh RC, Ring EF, et al : A controlled pilot study of the utility of mirror visual feedback in the treatment of complex regional pain syndrome (type1). Rheumatology (Oxford), 42(1) : 97-101, 2003

26) Cacchio A, De Blasis E, Necozione S, et al : Mirror therapy for chronic complex regional pain syndrome type 1 and stroke. N Engl J Med, 361(6) : 634-636, 2009

27) Bellelli G, Buccino G, Bernardini B, et al : Action observation treatment improves recovery of postsurgical orthopedic patients : evidence for a top-down effect ? Arch Phys

Med Rehabil, 91(10) : 1489-1494, 2010
28) Parkes MJ, Maricar N, Lunt M, et al : Lateral wedge insoles as a conservative treatment for pain in patients with medial knee osteoarthritis : a meta-analysis. JAMA, 310(7) : 722-730, 2013
29) Davis AM, Mackay C : Osteoarthritis year in review : outcome of rehabilitation. Osteoarthritis Cartilage, 21(10) : 1414-1424, 2013

MEMO

6 術後の筋緊張・動作パターンから捉えた評価と治療戦略

山田英司

> 変形性膝関節症（膝OA）の術後では，中枢神経障害に類似した筋緊張の異常や共同運動が認められる．これは疼痛や術後の身体イメージの急激な変化により起こっていると考えられ，中枢神経障害の運動機能回復メカニズムを参考にした病態の把握が重要である．今後，運動器疾患においても，中枢神経系に及ぼす影響を考慮し，理学療法を展開していくことが重要であると考える．

膝OAと筋緊張

　筋の過緊張や異常な共同運動は中枢神経障害の症状として捉えられることが多く，これまで膝OAに対する理学療法においてあまり重要視されてこなかった．しかし，近年，筋力などの出力系だけではなく，感覚情報の入力，それを処理する中枢神経，そして出力としての筋の反応などを一つのシステムとして捉え，アプローチする治療概念が着目され始めている[1]．姿勢や動作を制御するための基本的な機能である筋緊張の制御は，運動発達と深い関係性を持っており，統合された成人においても，加齢，疼痛，恐怖などの条件により大きく変化する[1]．よって，膝OAの術後においても，感覚運動システムの異常による筋緊張や共同運動の影響を考慮することが重要である．本項では，術後における筋緊張や共同運動，動作パターンの視点から展開する理学療法について述べる．

何が問題か？

　図1[2]に人工膝関節全置換術（TKA）後患者の仰臥位，端座位，立位姿勢を示す．仰臥位では術側は内反尖足位で安静時にもかかわらず大腿四頭筋と内転筋群の収縮が認められる．端座位でも膝伸展筋が収縮しており，膝を屈曲することができない．また，内反尖足も仰臥位と同様に認められる．端座位では座圧は右殿部に偏位しており体幹は右凸の側屈を呈し，左の骨盤がわずかに挙上している．立位では左下肢を骨盤挙上により引き上げ，右肩甲帯を挙上させている．

　下肢だけに注目すると内反尖足，膝伸展，股関節内転，骨盤挙上といわゆる中枢神経疾患の下肢伸展パターンとほぼ同様である．もし，このままの状態で膝関節の関節可動域（ROM）練習を施行すれば，どのような反応が起こるであろうか？　膝関節の伸展筋群の

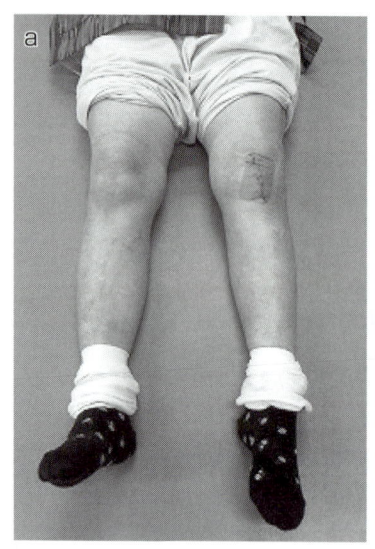

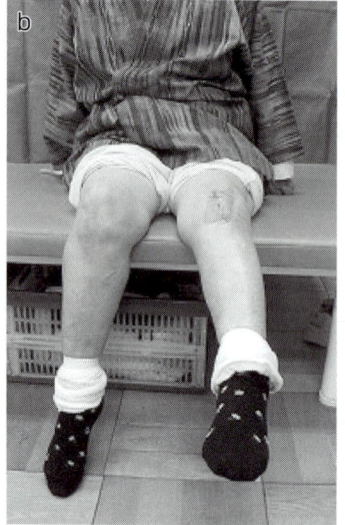

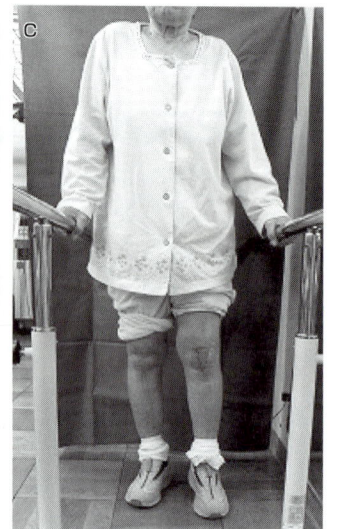

図1 人工膝関節全置換術後患者の姿勢
a：仰臥位，b：端座位，c：立位での姿勢を示す．

　筋緊張が高いまま他動的に膝関節の屈曲を強要すれば，膝伸展筋の遠心性収縮が起こり，疼痛を惹起し，ROMの制限因子となることは容易に想像できよう．また，このような立位姿勢から歩行を行えばどのような歩行様式になるであろうか？　いわゆるstiff-knee gaitとなり，下肢全体を一つの塊として操作し，股関節ではなく，骨盤の挙上，回旋を用いた振り出しを行い，膝の屈伸運動の非常に乏しい歩行になるであろう．

　このように術後の患者の姿勢，運動パターンには，程度は異なるが中枢神経疾患と類似した筋緊張の異常，共同運動が出現しており，これらの異常に対して理学療法を用いて対応することが重要であると考える．

なぜ筋緊張は高まるのか？

　疼痛などの侵害刺激に対する脊髄反射に屈曲反射がある．屈曲反射は，皮膚などの末梢組織に加わった侵害刺激によって一次侵害受容ニューロンが興奮し，脊髄後角の介在ニューロンを介して，屈筋のα運動ニューロンに伝えられ，屈筋が収縮するといった多シナプス性の反射回路からなる．しかし，侵害刺激の強度が増加すると反射の拡散が起こるため，刺激を受けた肢の多くの屈筋が同時に収縮してしまう[3]．よって，術後の疼痛が存在する場合には，常にα運動ニューロンが刺激されており，屈筋群の筋収縮が持続しやすい状態となる．

　また，手術による急激な身体の変化も筋の過緊張や共同運動に影響を及ぼしていると考えられる．これは脳卒中に代表される中枢神経障害の運動機能回復のメカニズム[4]を考えると理解しやすい．脊髄レベルでの運動ニューロンを制御するためには，上位中枢による

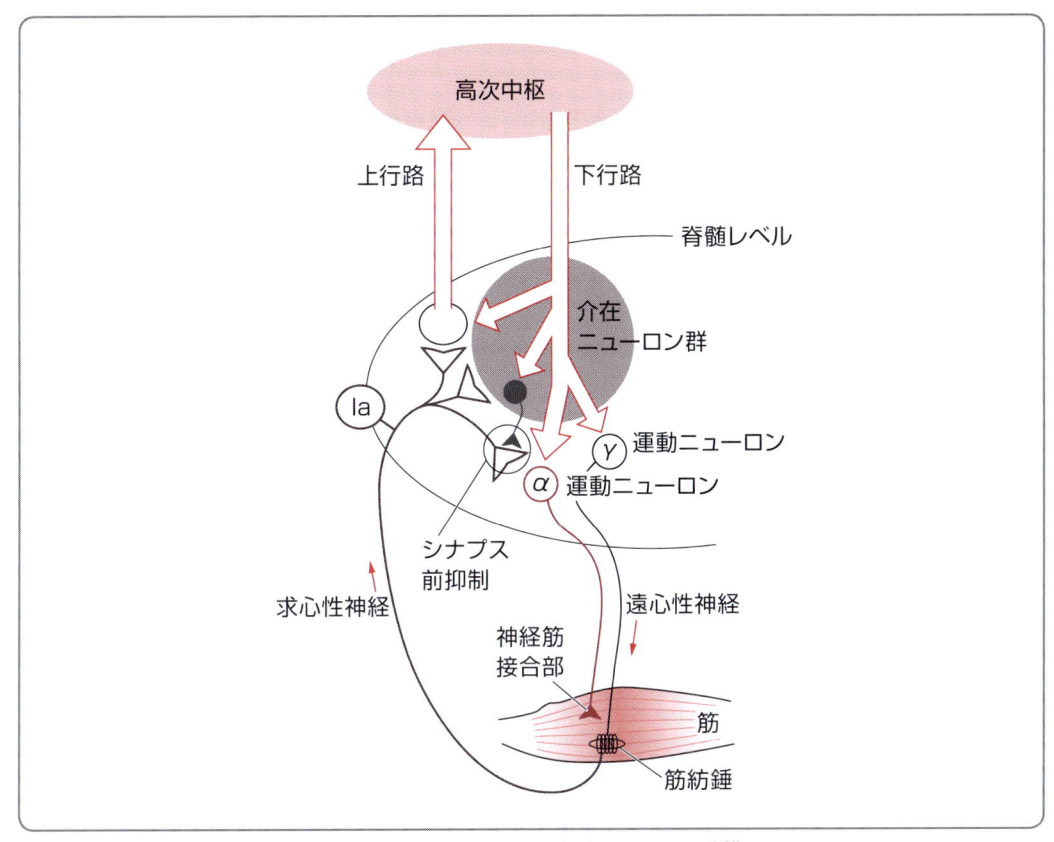

図2 伸張反射における脊髄レベルでの制御
「木塚朝博：4章 随意運動に伴う反射活動の調節，運動と高次神経機能，西平賀昭 他（編），p126，2005，杏林書院」より引用

関与が不可欠である．中枢からの制御を失うと痙性や病的な共同運動が出現するのは周知の事柄である．筋紡錘からIa群線維を伝わる求心性の信号は，シナプスを介して運動ニューロンへと伝達される．このとき，Ia群線維のシナプス前終末に介在ニューロンが働きかけ，Ia群線維から運動ニューロンへと伝達される信号量を低減させるシナプス前抑制が起こる．すなわち，運動ニューロンの興奮を抑制するためには，上位中枢が，下行路を介してシナプス前終末に作用する介在ニューロンを賦活させ，伝達される信号量を低減させる必要がある．特に，能動的な運動時にはシナプス前抑制が起こり，重要性の低い感覚入力を効果的に抑制していると考えられている（図2）[5]．これらのことを考慮すると，**膝関節術後においては，何らかの理由で，上位中枢からの抑制が減少した結果，筋の過緊張になっていると考えられる．**

中枢神経障害の場合には器質的な障害が原因となるが，膝関節術後において，なぜ，上位中枢の抑制が減少するのであろうか？ このような制御は運動開始前，すなわち運動の準備段階から行われるが，これには刺激に対する予測が影響することが報告されている．**術後早期では，急激な身体の変化に対して，身体イメージが適切に再構築されていない**

考えられる．「他人の足みたい」とか「足が重い」という言葉は術後，患者から多く聞かれる訴えである．

正常な身体運動では，運動の意図が発生すると，脳の中で遠心性コピー，すなわち，運動の指令と同時に運動後に知覚されるであろう感覚フィードバックの予測が生まれる．そして，実際の運動時に得られた求心性フィードバックである運動結果と比較照合することで，その誤差を検出し，誤差を修正することで学習が行われる[6]．しかし，術後では，身体イメージが正確に再構築されておらず，間違ったイメージを用いて遠心性コピーを作成してしまい，運動結果とあまりにも誤差が大きいため，上記のような違和感，すなわち身体帰属感や運動主体感の異常を感じるのではないかと考えている．そして，遠心性コピーと異なる運動結果が繰り返し入力された結果，上位中枢が機能低下を起こし，抑制が減少するのではないかと考えている．

> **メモ 身体帰属感と運動主体感**
>
> 自分の身体は自分のものであるという感覚を身体帰属感，運動を引き起こしたのは自分であるという感覚を運動主体感という．これらの感覚が正常であることが運動が適切に実行される基盤となる．運動前野と頭頂葉の働きが機能的に解離すると障害されるといわれている．

どのように理学療法を行うか？

特定の筋の過緊張による共同運動パターンに対する理学療法の目的は独立した関節運動を獲得することである．独立した関節運動は近隣の関節に及ぼす影響が少なく，運動のバリエーションが多い．上記の2つのメカニズムを考慮すると，治療戦略として脊髄レベルでの筋緊張の抑制と上位中枢からの抑制を増加させる必要があると考えられる．

● 独立した関節運動の獲得

1）脊髄レベルでの個々の筋に対する筋緊張の抑制

まずは脊髄反射レベルでの筋緊張の抑制を行う．Ia, Ib, 反回抑制などの脊髄反射を利用し，過緊張である筋を抑制し，分離運動が可能となる環境を構築する．膝関節術後では，過緊張となりやすい大腿直筋，大腿筋膜張筋，ハムストリングス，腓腹筋，後脛骨筋などを対象とし，他動運動，自動介助運動，自動運動の順に施行していく．他動運動では最も抵抗が少ない，すなわち筋が正常な筋緊張を保ったままで動かせる範囲を評価し，その可動域を拡大する．他動的に関節を動かすと筋がすぐに収縮してしまう，**すなわち緊張の高い筋がある場合には，無理矢理動かすと抵抗運動となってしまい，逆に筋を過緊張させてしまう可能性が高くなる．**そのようなときには，抵抗のない範囲で，他動的な運動を繰り返し行うことによって，徐々に緊張が低下してくる場合が多い．

自動運動では，負荷の大きさが重要である．強い負荷では，主動作筋だけではなく，過

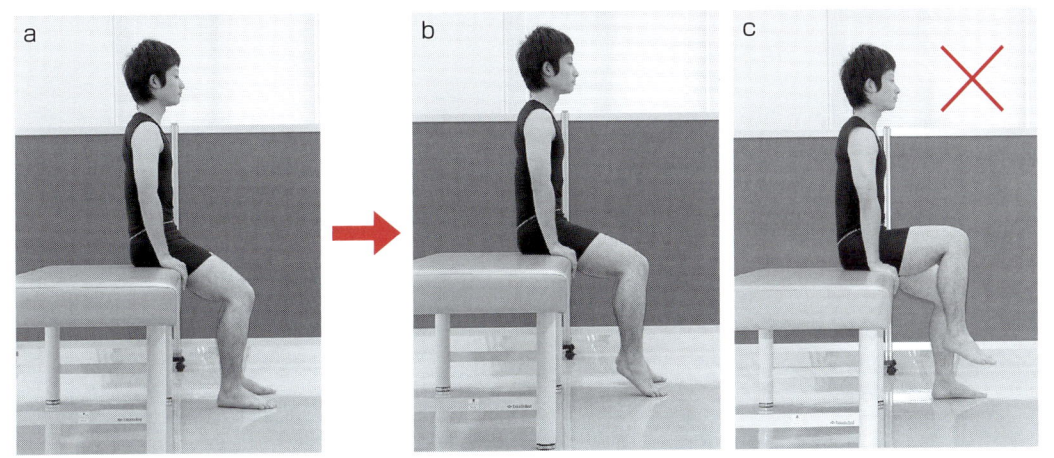

図3 股関節屈曲運動における自重を補助した運動
a：開始前，b：開始後，c：自重のみでの運動

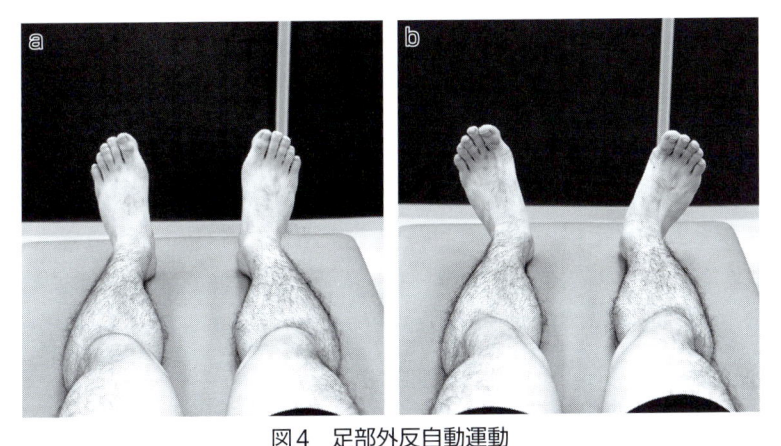

図4 足部外反自動運動
a：開始前，b：開始後．外反する際に，膝関節や股関節が動かないように注意する．

緊張となりやすい共同筋を動員しなくては運動を遂行することができない．よって，自動介助運動まで筋緊張を抑制することができても，自動運動で負荷が大きすぎると，せっかく抑制した筋緊張を再度，亢進させることになってしまう．よって，股関節などでは，いきなり抗重力運動を行うのではなく，自重を補助した運動から行い，徐々に負荷量を増加させていく（図3）．足部では外反方向の自動運動を繰り返すことで，膝，股関節の筋緊張が低下することが多い（図4）．しかし，これらの脊髄反射を用いた抑制効果は一時的であり，次に述べる上位中枢からの抑制が増加しなければ，長期的な筋緊張の抑制は行えない．

2）上位中枢からの抑制を増加させる

上位中枢，特に運動野からの抑制を増加させるためには，身体イメージを再構築することと感覚フィードバックが重要である．身体をどのように認識するかということは，感覚

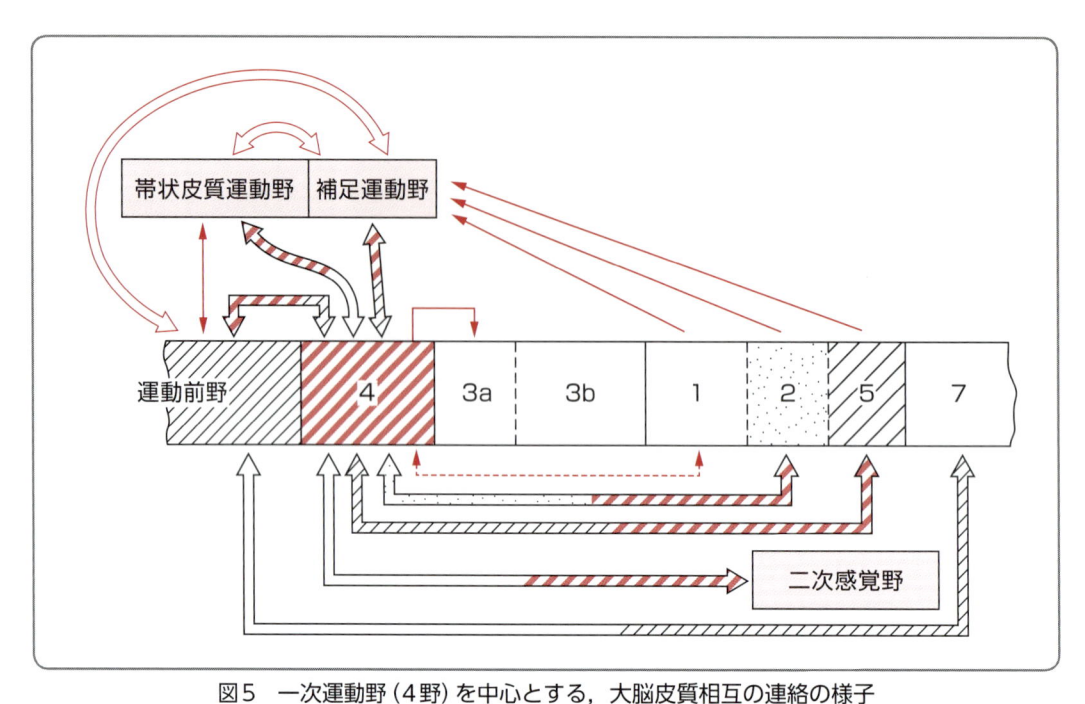

図5　一次運動野（4野）を中心とする，大脳皮質相互の連絡の様子
「丹治　順：第三章 大脳の一次運動野，脳と運動，大村　裕 他（編），p32，1999，共立出版」より引用

フィードバックをどう捉えているかということである．身体に関する感覚は，まず，ブロードマンの脳地図における3，1，2野である一次体性感覚野で処理される．情報の処理には3→1野，あるいは，3→1→2野という階層性があり，3野と4野には直接的な機能連結はない．すなわち，一次体性感覚野から4野へ投射されるためには1野あるいは2野を経由しなければならない（図5）[7]．詳細は成書に譲るが，1，2野は感覚の入力ではなく，注意の影響を強く受けるため，他動的な運動には反応せず，能動的に身体と外部環境との関係性を知覚（探索）しようとする際に反応する．

　また，これらの階層処理は，運動イメージや身体知覚の形成に関する相互連絡がある[7,8]．したがって，感覚入力により4野の機能を高めるには，他動運動のみでは不可能であり，そこに注意を向けたり，探索課題を行わなくてはならないことに注意する必要がある．仰臥位での他動運動の際には，口頭指示にて，「今，股関節や膝関節が動いているのかわかりますか？」「どのくらい曲がっていますか」などを聞くことにより，他動運動において，目的とする関節に注意を向けさせ，能動的な要素を加えていく．先に述べたような，健側に座圧を移動している特徴的な端座位の姿勢に対しては，まず，殿部の下に両手を入れて坐骨を触ってもらい，その形を探索させる．多くの患者は，患側の坐骨が「わかりにくい」とか「形がぼやっとしている」と訴えることが多い．その状態で，坐骨がはっきりわかるまで能動的に殿部を動かして坐骨を手で探すよう指示すると，数分後に坐骨がはっきりわかるようになる．そのときの座位姿勢は座圧がほぼ均等となり，患側の腰方形筋の過緊張が低下している場合が多い（図6）．

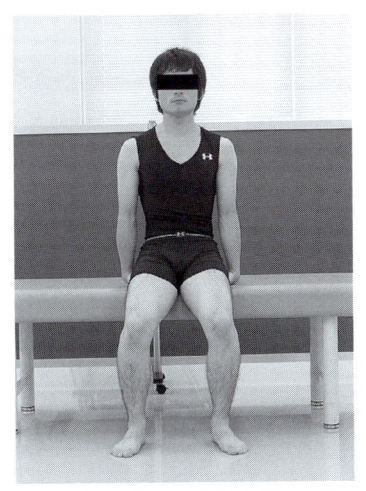

図6　端座位での坐骨の探索運動

　このように，感覚に注意を向け，感覚フィードバックを利用することで，身体イメージが適切に形成され，上位中枢からの抑制が増加することにより，筋緊張が正常化し，その効果が持続していくと考える．

> **POINT**
>
> **疼痛の原因**
> 疼痛の原因には侵害受容性，神経障害性，心因性がある．患者の疼痛の原因を探求することが，理学療法を施行するうえで非常に重要である．疼痛は，情動，認知などの機能を変化させるため，特に慢性疼痛を有する患者においては詳細な評価が必要である．

理学療法の効果とその限界

　あらゆる運動療法を開始する前に，まず，筋緊張を可能な限り正常化しておくことが，効果的な治療結果を出すために非常に重要である．膝関節疾患は，画像所見や筋力，可動域などの構築学的な問題や出力系の問題に着目されがちであるが，手術による身体の急激な変化や疼痛は入力系や処理系にも影響を及ぼすことを忘れてはならない．

　今回述べた部分には，まだ，科学的に解明されていない点も多くあるため，現段階では推測の域を出ない．よって，今後，運動器疾患を対象とした中枢神経系の変化に関する研究が必要であると考える．

> ▶若手理学療法士へひとこと◀
>
> 　疼痛は脳が判断する．同じ刺激量でも疼痛を感じる人と感じない人がいる．同じ人でも時間，場所，環境などによって，疼痛を感じる条件は異なる．疼痛を扱うことの多い理学療法士は，疼痛について学び，患者の声をしっかり聞いてあげることがもっと必要なのではないか？　多忙な業務の中で器質的な部分に着目してしまいがちだが，目に見えない部分にも患者を救える貴重な情報が多いのではないかと考える．

Further Reading

ヤンダアプローチ　マッスルインバランスに対する評価と治療　Phil P, Clare CF 他著，小倉秀子 監訳，三輪書店，2013
- ▶ 感覚運動システムとして身体運動を捉え，段階的に理学療法をすすめる概念を提唱した一冊である．非常に理解しやすく重要な視点が含まれている．

●─文献

1) Phil P, Clare CF, et al：ヤンダアプローチ マッスルインバランスに対する評価と治療（小倉秀子監訳）．2013，三輪書店
2) 山田英司：理学療法士列伝 変形性膝関節症に対する保存的治療戦略．pp2-40，2012，三輪書店
3) 石井邦雄，他：脊髄反射．人体機能生理学 改訂第4版（杉　晴夫編）．pp136-144，南江堂，2003
4) Sharma N, Cohen LG：Recorvery of motor function after stroke. Dev Phychobiol, 54(3)：254-262, 2012
5) 木塚朝博：4章 随意運動に伴う反射活動の調節．運動と高次神経機能（西平賀昭，他編），p126，2005，杏林書院
6) 内藤栄一：ヒトの身体像の脳内再現と身体運動制御との関係．現代思想，34：163-173, 2006
7) 丹治　順：第三章 大脳の一次運動野．脳と運動（大村　裕 他編），p32，1999，共立出版
8) 岩村吉晃：タッチ．神経心理学コレクション．2001，医学書院

ミニレクチャー

認知機能を利用した理学療法のコツ

前田真依子

1. 理学療法士のジレンマ

　臨床場面において，運動療法や装具療法，さらには手術などの物理的介入がなされた後でも歩容やパフォーマンスに変化がみられない患者に遭遇することがある．また，練習中には身体の問題点が改善されていても，理学療法室から一歩出た途端に元に戻ってしまう患者や，日課のように病院へ通ってきては「痛い，痛い，何をやっても痛い．この部分を取り換えてほしい」と訴える患者を担当することもある．そのたびに理学療法士は，診断書に記載されている身体部位に着目するだけでは不十分であることを痛感する．

　これらのエピソードは，中枢神経疾患患者のみならず，本来脳に器質的変化がないとされる多くの運動器疾患患者にも当てはまる．このような問題に対してわれわれは何をするべきだろうか．

2. 身体を「システム」として捉える

　上記の患者の「取り換えてほしい」という訴えが叶ったとしても，おそらく疼痛から解放されるわけでも歩容が改善するわけでもないだろう．身体は，部品の集合体ではなく，各々が個別の機能を果たしながら目的を持った行為を創り出すことが最大の目的である[1]．

　膝関節を例にとって考えると，膝関節は屈曲，伸展する働きだけではなく，大腿と下腿の連結や，歩行の際に床からの衝撃を緩衝するといった身体運動を構築するうえで重要な役割を有している．理学療法では，単一の運動を改善するだけではなく運動機能の回復を考慮する必要がある．

3. 運動機能の組織化

　運動機能は，関節などの機械機構や，筋に代表される実行機構，さまざまな感覚受容器をはじめとする情報機構といった末梢レベルと，知覚，注意，記憶，判断，思考，イメージ，予測，言語などの認知プロセス（中枢レベル）を統合させてこそ「運動機能」と呼ぶことができる[2]．ここで重要な点は周囲の環境に応じてそれらを統合させることである．身体は，運動することと環境（状況）を知覚することで成り立っている．

　例えば，雨の日，待ち合わせ時間に急いで目的の場所に向かっている場合，膝関節の屈伸を円環的に繰り返すことが重要だろうか．濡れた路面で滑らないように地面をとらえる知覚が重要だろうか．それとも，できるだけ雨に濡れないような経路を選択することが重要だろうか．これらはすべて重要であり，運動が地面の性質，歩行スピードなど周囲の環境と自身の判断に応じて調整されている．つまり，主体の行為を運動と感覚，認知プロセ

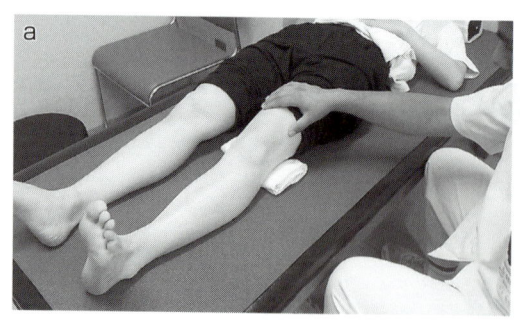

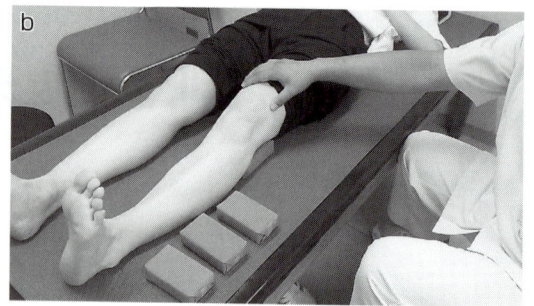

図1 大腿四頭筋に対する運動療法

スに分離することは困難なのである．

4. 環境に応じて運動を変える

例に挙げた歩容は，天候や待ち合わせまでの時間，路面の状態など周囲の環境によって変化する可能性を持っている．理学療法の現場では，これらの環境をすべて網羅する設定で練習することは困難である．それは，理学療法室で15cmの段差を超える練習をしたところでその事実は生じるが，16cmは，17cmは，20cmではどうか…となるからである．それでは，理学療法士として実際にどのようなアプローチが必要となるだろうか．

図1は，大腿四頭筋に対する運動療法である．aは大腿四頭筋セッティング（quadriceps setting, patella setting）であり，免荷時や膝関節術後の筋力を維持，改善させるために行われる練習である．その際，理学療法士は大腿四頭筋が収縮していることを確認する必要があるが，一方で，「膝の下のタオルを押しつぶしてください」と理学療法士に言われた対象者が，筋収縮以外に要求されているものは多くないだろう．運動器疾患において「病的要素が取り除かれたにもかかわらずパフォーマンスに変化がみられない」原因がここにあると考えられる．

bは，膝窩に硬さの異なるスポンジを挿入しその差を識別している．収縮運動としてはaと変わらないが，スポンジの硬さを識別するために筋収縮を自ら調整し，差を答えるために疼痛以外の情報を知覚し，その情報に注意を向け，記憶する必要がある．同じ運動でも認知プロセスを含む「運動機能」に対してアプローチしていることがわかる．これらの練習は，単に感覚を識別させるだけでなく，下肢の運動を取り戻すだけでもない．下肢をあらゆる課題に適合させるために行われる[3]．すなわち理学療法士は，対象者に変化する環境下で，行為の目的に応じた運動を理解させる役割を担っている．

5. おわりに

恩師の座右の銘に「Give a man a fish and you feed him for a day, teach him how to fish and you feed him for a lifetime.（人に魚を与えれば一日食べさせられる，彼に魚の釣り方を教えれば一生食べさせられる）」がある．理学療法士として対象者と向き合うならば，「治療する」ことに執着したいものである．

MINI LECTURE

●── 文献

1) Perfetti C, 他：触覚から空間へ. 認知運動療法（小池美納 訳）, pp49-62, 1998, 協同医書出版社
2) Perfetti C, 他：膝の病態と認知運動療法. 脳のリハビリテーション[2]整形外科的疾患（小池美納 訳）, pp151-186, 2007, 協同医書出版社
3) 宮本省三：股関節の機能と認知運動療法. 認知神経リハビリテーション, 12：23-62, 2012

付録

Pain Catastrophizing Scale (PCS) 日本語版

この質問紙では，痛みを感じている時のあなたの考えや感情についてお聞きします．以下に，痛みに関連したさまざまな考えや感情が13項目あります．痛みを感じている時に，あなたはこれらの考えや感情をどの程度経験していますか．あてはまる数字に○をつけてお答え下さい．

	全くあてはまらない	あまりあてはまらない	どちらともいえない	少しあてはまる	非常にあてはまる
1．痛みが消えるかどうか，ずっと気にしている．	0	1	2	3	4
2．もう何もできないと感じる．	0	1	2	3	4
3．痛みはひどく，決して良くならないと思う．	0	1	2	3	4
4．痛みは恐ろしく，痛みに圧倒されると思う．	0	1	2	3	4
5．これ以上耐えられないと感じる．	0	1	2	3	4
6．痛みがひどくなるのではないかと怖くなる．	0	1	2	3	4
7．他の痛みについて考える．	0	1	2	3	4
8．痛みが消えることを強く望んでいる．	0	1	2	3	4
9．痛みについて考えないようにすることはできないと思う．	0	1	2	3	4
10．どれほど痛むかということばかり考えてしまう．	0	1	2	3	4
11．痛みが止まって欲しいということばかり考えてしまう．	0	1	2	3	4
12．痛みを弱めるために私にできることは何もない．	0	1	2	3	4
13．何かひどいことが起きるのではないかと思う．	0	1	2	3	4

「松岡紘史，坂野雄二：痛みの認知面の評価：Pain Catastrophizing Scale日本語版の作成と信頼性および妥当性の検討，心身医学47（2），p.102，2007」より許諾を得て転載

日本語版FABQ (FABQ-J)

(The Fear-Avoidance Beliefs Questionnaire, Japanese version)

以下は，腰痛に関する考え方についての質問です．それぞれの設問について，<u>身体の動作</u>（前屈みになる，持ち上げる，歩く，運転するなど）があなたの腰痛にどれだけ影響するか，もしくは影響する可能性があるか，0から6のなかで，<u>最もあてはまる数字に一つだけ</u>○をつけてください．

	全くそう思わない	.	.	どちらともいえない	.	.	全くそのとおりである
1. 私の腰痛は身体の動作が原因で生じた	0	1	2	3	4	5	6
2. 身体の動作は，私の腰の痛みを悪化させる	0	1	2	3	4	5	6
3. 身体の動作は，私の腰に悪い影響を与えるかもしれない	0	1	2	3	4	5	6
4. 私の腰痛を悪化させる（悪化させるかもしれない）ような身体の動作をすべきでない	0	1	2	3	4	5	6
5. 私の腰痛を悪化させる（悪化させるかもしれない）ような身体の動作はできない	0	1	2	3	4	5	6

ここからは，あなたの普段の仕事がどの程度あなたの腰痛に影響するか，もしくは影響する可能性があるかに関する設問です．

	全くそう思わない	.	.	どちらともいえない	.	.	全くそのとおりである
6. 私の腰痛は，仕事のせいで，あるいは仕事中のハプニング（偶発的な出来事）が原因で生じた	0	1	2	3	4	5	6
7. 私の腰痛は，仕事によりさらに悪化した	0	1	2	3	4	5	6
8. 私の腰痛に対して，私は補償を請求する権利がある	0	1	2	3	4	5	6
9. 私にとって，私の普段の仕事は重労働すぎる	0	1	2	3	4	5	6
10. 私の普段の仕事は，私の腰の痛みを悪化させる，もしくは悪化させる可能性がある	0	1	2	3	4	5	6
11. 私の普段の仕事は，私の腰に悪い影響を与えるかもしれない	0	1	2	3	4	5	6
12. 現在の腰痛を抱えたまま，私の普段の仕事をすべきでない	0	1	2	3	4	5	6
13. 現在の腰痛を抱えたまま，私の普段の仕事はできない	0	1	2	3	4	5	6
14. 私の腰痛が治るまで，私の普段の仕事はできない	0	1	2	3	4	5	6
15. 3ヶ月以内に私の普段の仕事に復帰できるとは思わない	0	1	2	3	4	5	6
16. もう二度と私の普段の仕事に復帰できるとは思わない	0	1	2	3	4	5	6

「松平 浩，犬塚恭子，菊池徳昌，寒河江千鶴，有阪真由美，磯村達也：日本語版 Fear-Avoidance Beliefs Questionnaire（FABQ-J）の開発─言語的妥当性を担保した翻訳版の作成，整形外科62（12），p.1305，2011」より許諾を得て転載

日本語版 TSK（Tampa Scale for Kinesiophobia），（TSK-J）

それぞれの質問をよく読み，あなたの考えや気持ちとして最もよく当てはまる数字に○をつけてください．

	少しも そう 思わない	そう 思わない	そう思う	強く そう思う
1．運動すると体を傷めてしまうかもしれないと不安になる	1	2	3	4
2．痛みが増すので何もしたくない	1	2	3	4
3．私の体には何か非常に悪いところがあると感じる	1	2	3	4
4．運動したほうが私の痛みはやわらぐかもしれない	1	2	3	4
5．他の人は私の状態のことなど真剣に考えてくれていない	1	2	3	4
6．アクシデント（痛みが起こったきっかけ）のせいで，私は一生痛みが起こりうる体になった	1	2	3	4
7．痛みを感じるのは，私の体を傷めたことが原因である	1	2	3	4
8．私の痛みが何かで悪化しても，その何かを気にする必要はない	1	2	3	4
9．予期せず体を傷めてしまうかもしれないと不安になる	1	2	3	4
10．不必要な動作を行わないよう，とにかく気をつけることが，私の痛みを悪化させないためにできる最も確実なことである	1	2	3	4
11．この強い痛みは私の体に何か非常に悪いことが起こっているからに違いない	1	2	3	4
12．私は痛みがあっても，体を動かし活動的であれば，かえって体調は良くなるかもしれない	1	2	3	4
13．体を傷めないために，痛みを感じたら私は運動をやめる	1	2	3	4
14．私のような体の状態の人は，体を動かし活動的であることは決して安全とはいえない	1	2	3	4
15．私はとても体を傷めやすいので，全てのことを普通の人と同じようにできるわけではない	1	2	3	4
16．何かして私が強い痛みを感じたとしても，そのことでさらに体を傷めることになるとは思わない	1	2	3	4
17．痛みがある時は，誰であっても運動することを強要されるべきではない	1	2	3	4

＊短縮版（TSK-11）は，1，2，3，5，6，7，10，11，13，15，17の11項目である．

「松平　浩，犬塚恭子，菊池徳昌，寒河江千鶴，有阪真由美，磯村達也，Robert P. Miller：日本語版 Tampa Scale for Kinesiophobia（TSK-J）の開発：言語的妥当性を担保した翻訳版の作成，臨床整形外科48（1），p.17，2013」より許諾を得て転載

欧文索引

A

ACL 10
ADAMTS 20
A disintegrin and metalloproteinase with thrombospondin motifs 20
advanced glycation end products 23
AGEs 23
AMI 14
amplitude 39
arthrogenic muscle inhibition 14
ASLR 194

B

BMI 153
BML 25
bone marrow lesion 25

C

center of pressure 181
CKC 131
clinical reasoning 158
closed kinetic chain 131
closed wedge法 225
constrained型 197, 199
COP 181
coronary rotation 36, 37
CPM 55
CR型 67, 197, 198
cruciate retaining型 67

D

delayed gadolinium-enhanced MRI of cartilage 26
dGEMRIC 26
double knee action 150, 206
Duchenne徴候 182

E

EBM 47
extension lag 39, 156, 202
external knee adduction moment 120

F

femorotibial angle 158
frontal rotation 36, 37
FTA 60, 114, 158

H

high tibial osteotomy 225
HTO 225
Hunter管 33
hypermobility 96
hypomobility 96

I

impingement 40

J

joint play 98
joint stiffness 77

K

KAM 120
Kellgren-Lawrence分類 92
Kellgren & Lawrence分類Ⅱ 158
K-L分類 92
knee-spine syndrome 178

L

leg extension 202
locomoter unit 94

M

March Test 97
matrix metalloproteinase 19
mental chronometry 243
mental rotation 243
mirror neuron system 240
MNS 240
mobile bearing design 197
mobile型 197, 198

N

non-constrained型 199

O

OAの危険因子 3
OARSI 49
OKC 131
One Leg Standing 97
open kinetic chain 126, 131
open wedge法 225
opening wedge法 60

265

P

passenger unit　94
patella setting　127, 260
PCL代償機能　198
PETTLEPモデル　243
post-cam機構　198
posterior cruciate retention
　　design　197
posterior stabilized型　67
posterior stabilizer design　197
postural set　117
PS型　67, 197, 198

Q

QOL　154

quadriceps setting　260

R

reversed action　132
RICE　203
rollback motion　198

S

sarcopenia　15
screw home movement　126,
　　132
SHM　132
Snijders　100
stiff-knee gait　191
stiffness　6
STJ　133

T

T2 mapping　26
TENS　53
tentacle activity　117
TKA　197, 251
Trendelenburg徴候　182

W

walking joint stiffness　76
Weight Shift Test　97

X

X線画像　36, 65, 115

和文索引

あ

アイスパック　44
アウトカム　210
アウトプット　223
アグリカン　18
足ポンプ運動　203
圧縮応力　200, 201
圧痛　31
圧痛部位　32
アポトーシス　21
アライメント　10

い

異常歩行　222
痛み　167
1人称的運動イメージ　239

う

運動イメージ　146, 238, 239
運動学習　146, 165
運動観察　240
運動器疾患　259
運動機能障害　211
運動ニューロン　252

え

エビデンス　47
遠心性コピー　254
遠心性収縮　157, 252

お

横靱帯　40
温熱　54

か

外在的フィードバック情報　147
回旋不安定性　30, 36
外側スラスト　30, 35, 79, 80, 81, 151
外側皮質骨折　226
ガイドライン　126
外部膝関節内反モーメント　81, 82, 83, 86, 120, 200
開放性運動連鎖　131
カウンター理論　141
踵接地　124
下行性疼痛調節系　173
下行性疼痛抑制系　173
下肢関節間シナジー　84
荷重応答期　121
荷重伝達　95, 118
仮説　217
鵞足炎　35
下腿振り子運動　203
カットオフ値　212
果部捻転　134
感覚運動システム　251
感覚識別課題　168
感覚情報の統合　146
寛骨後方移動テスト　97
寛骨の後傾運動　95
観察　147, 222
干渉電流刺激　53
関節位置覚　169, 170
関節シナジー　84
関節動揺性　6
関節軟骨　2
感度　212
寒冷療法　54, 57
関連痛　31

き

逆作用　132
急性痛　167
強化学習　165, 166
胸郭　141
教師あり学習　165
共同運動　252
距骨外側への傾き　115
距骨下関節　122, 133
筋緊張　125, 255
筋性疼痛　42
筋組織変化　16

く

屈曲拘縮　36, 38, 39, 203
屈曲反射　252
クラスター形成　21
クリアランス　87

け

脛骨神経　41
脛骨長の延長　229
脛骨内彎　133
脛骨捻転　134
脛骨の後傾角度　227
ケイデンス　153
経皮的神経電気刺激　44
経皮的電気刺激　52

こ

高位脛骨骨切り術　60, 225
後十字靱帯　122
後十字靱帯温存型　197
後十字靱帯代償型　197

後方変位　112
硬膜外ブロック　203
股関節外転筋力　155
股関節周囲筋力　14
股関節内外旋運動　203
コクラン共同計画　49
骨棘　4
固定制御　199
固有受容感覚　10
コールドパック　44

さ

細胞死　21
サスペンションポイント　183
サルコペニア　15
3人称的運動イメージ　239

し

システマティックレビュー　48
システム　259
膝OA　131
膝蓋下脂肪体　38, 39, 218
膝外側角　60
膝蓋大腿関節　36
膝窩筋　40
膝関節再内反　229
膝関節伸展モーメント　150
膝関節内側コンパートメント　120
膝関節内反モーメント　150
膝完全伸展　205
シナジー　87
収縮距離　39
術後早期　214
術前因子　210
衝撃吸収機能　150
症候的膝OA　7
情報収集　216
初期接地　121
神経因子　193

神経筋電気刺激　57
人工膝関節全置換術　67, 251
人工膝単顆置換術　63
身体イメージ　167, 170, 238, 251
身体イメージの変質　168
身体図式　146
診断特性　210
心的時間測定法　243
深部温熱療法　45

す

水中運動療法　50
スキーマ理論　148
スタビリティー　194
スパイナルマウス　188
スリング　183

せ

星状神経節　46
正の転移　147
生理学的要因　192
前後動揺性　8
前十字靱帯　10, 122
剪断応力　200, 201
剪断力　100
仙腸関節　96

そ

装具療法　55
足圧中心　181
即時効果　220
足底外側の2点識別感覚　114
足底板　55
足部位置覚　114
足部位置覚の内反変位　115
足部体性感覚　116

た

第1列　135
第5列　135
体幹側屈運動　154
代償戦略　193
大腿骨のrollback　67
大腿四頭筋　126, 218
大腿四頭筋setting　203
大腿四頭筋筋力　14
大腿四頭筋セッティング　260
大腿四頭筋不全　203
大腿神経ブロック　203
多施設共同研究　213
段階的運動イメージプログラム　245

ち

遅延相軟骨造影MRI　26
中心靱帯系安定化機構　122
超音波療法　52
直線偏光近赤外線療法　46
治療段階　201

て

低出力レーザー療法　46
転倒リスク軽減　214

と

動的負荷　8
特異度　212

な

内外側膝蓋支帯　36
内外側膝蓋大腿靱帯　37
内外反動揺性　6
内在的フィードバック情報　147

内側広筋　157
内側側副靱帯　40
内側縦アーチ　122
内反アライメント　121
内反膝　133
内反変形　153
内反モーメント　8
内腹斜筋　99
軟骨下骨　23
軟骨基質　19
軟骨再生　228

に

Ⅱ型コラーゲン　18
認知プロセス　259

は

バイオマーカー　26
破局的思考　171, 172, 173
跛行　215
抜重効果　164
発症率　3
パルス電気刺激　53
半月膝蓋靱帯　40
半月大腿靱帯　40
半月板　40, 124
半膜様筋　40

ひ

腓骨神経　41
膝装具　55
非症候的膝OA　7
皮膚神経支配領域　33
肥満症　154
表在温熱療法　44
ヒールスライド　206

ふ

不安回避思考　171, 172, 173
フィードバック　223
複合運動　103
伏在神経　33, 41
伏在神経膝蓋下枝　34
負の転移　147

へ

閉鎖性運動連鎖　131
変形性膝関節症　131
ペントシジン　24

ほ

縫工筋　34
歩行器の高さ　207
歩行器歩行　206
歩行周期　223
歩行速度　124, 153
歩行パターン　206
歩行分析　191
歩行練習　164
ホットパック　44
歩幅　124
ポリエチレン摩耗　200, 201

ま

マルアライメント　35
慢性痛　167

み

ミラーセラピー　246
ミラーニューロンシステム　240

む

無作為化比較対照試験　48

め

メカニカルストレス　26, 27, 28, 74, 120
メタアナリシス　48
メンタルローテーション　243

ゆ

有酸素運動　174

よ

横アーチ　145
予後予測　210
予測因子　211

り

力学的loosening　200, 201
力学的要因　192
陸上運動療法　49
リリース　98
臨床推論　158

れ

連結様式　99

ろ

ロコモティブシンドローム　90
ロッカーファンクション　216

検印省略

臨床思考を踏まえる理学療法プラクティス
極める変形性膝関節症の理学療法
―保存的および術後理学療法の評価とそのアプローチ―

定価（本体 5,200円＋税）

2014年5月29日　第1版　第1刷発行
2018年10月11日　同　　第7刷発行

編集者　斉藤　秀之・加藤　浩・山田　英司
発行者　浅井　麻紀
発行所　株式会社 文 光 堂
　　　　〒113-0033　東京都文京区本郷7-2-7
　　　　TEL （03）3813-5478（営業）
　　　　　　（03）3813-5411（編集）

© 斉藤秀之・加藤　浩・山田英司, 2014　　　印刷・製本：真興社

乱丁，落丁の際はお取り替えいたします．
ISBN978-4-8306-4508-2　　　　　　　　　Printed in Japan

・本書の複製権，翻訳権・翻案権，上映権，譲渡権，公衆送信権（送信可能化権を含む），二次的著作物の利用に関する原著作者の権利は，株式会社文光堂が保有します．
・本書を無断で複製する行為（コピー，スキャン，デジタルデータ化など）は，私的使用のための複製など著作権法上の限られた例外を除き禁じられています．大学，病院，企業などにおいて，業務上使用する目的で上記の行為を行うことは，使用範囲が内部に限られるものであっても私的使用には該当せず，違法です．また私的使用に該当する場合であっても，代行業者等の第三者に依頼して上記の行為を行うことは違法となります．
・JCOPY〈出版者著作権管理機構　委託出版物〉
本書を複製される場合は，そのつど事前に出版者著作権管理機構（電話 03-3513-6969, FAX 03-3513-6979, e-mail：info@jcopy.or.jp）の許諾を得てください．